EKZEMA INFANTUM
UND
DERMATITIS SEBORRHOIDES

KLINIK UND PATHOGENESE

VON

DR. ERNST MORO
PROFESSOR DER PÄDIATRIE IN HEIDELBERG

MIT 126 ABBILDUNGEN

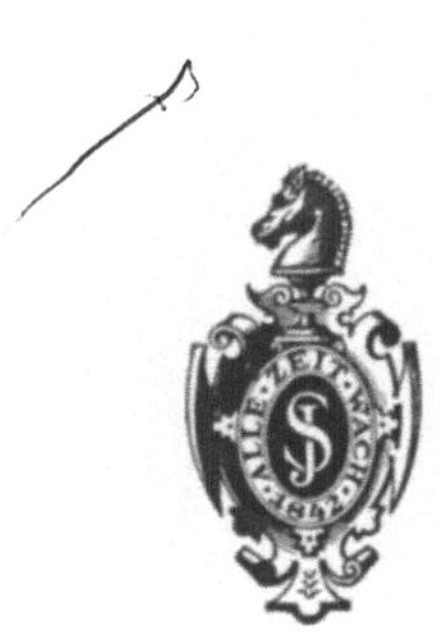

Springer-Verlag Berlin Heidelberg GmbH
1932

ISBN 978-3-662-27317-3 ISBN 978-3-662-28804-7 (eBook)
DOI 10.1007/978-3-662-28804-7

Ursprünglich erschienen bei Julius Springer in Berlin 1932
Softcover reprint of the hardcover 1st edition 1932

PAUL GYÖRGY
WALTER KELLER
ANNI NOLL

FÜR WERTVOLLE MITARBEIT
ZUM DANK

Vorwort.

Im Herbst 1928 entsprach ich der Aufforderung des damaligen Vorstandes der Deutschen Gesellschaft für Kinderheilkunde das pädiatrische Ekzemreferat für den nächsten Kongreß (Wiesbaden, April 1929) zu übernehmen. Die Aufgabe war schwierig; denn zu „referieren" gab es wenig, da der Zuwachs an positivem Wissen pädiatrischerseits sehr gering war. Um so mehr sah ich mich gezwungen, im dermatologischen Grenzgebiet Umschau zu halten. Dabei durfte ich die freudige Genugtuung empfinden, wenn auch nur als Dilettant, so doch manches gelernt zu haben. Die natürliche Folge war eine mehr dermatologische Einstellung zum Thema.

Mit Bedauern mußte ich feststellen, daß die von dieser Seite geleistete Riesenarbeit der pädiatrischen Ekzemforschung bisher fast in keiner Weise dienstbar gemacht wurde. Andererseits ist nicht zu leugnen, daß sich die Bearbeitung der frühkindlichen Dermatosen, besonders jener der ersten Säuglingszeit, dermatologischerseits nicht immer jener Sorgfalt zu erfreuen hat, wie sie ihr angesichts der Bedeutung des Gegenstandes zukommen sollte. Wenn es mir gelingen könnte, den, vielleicht — aber gegebenenfalls gänzlich unnötigerweise — unter dem Einfluß der Diathesenlehre, etwas gelockerten Kontakt beider Disziplinen im Interesse der gemeinsamen Sache wiederum mehr zu festigen, so wäre ein Ziel meiner Bemühungen erreicht.

Die schicksalsreiche Geschichte der Lehre vom Ekzem legt es nahe, die Ansprüche von vornherein bescheiden zu gestalten. Vieles mußte hypothetisch bleiben, und manches Bekenntnis rein subjektiv. Beides kann fruchtbar wirken, wenn auch nur insofern, als da und dort zum Widerspruch herausgefordert wird.

Weiterhin aber gab das Ekzemreferat den Anstoß zu umfangreichen Untersuchungen experimenteller Art, mit denen sich unsere Klinik seit jenem Zeitpunkt unausgesetzt und in intensivster Weise beschäftigt hat. Zum großen Teil werden ihre Ergebnisse hier erstmalig mitgeteilt.

Die vorliegende Broschüre trägt den Charakter von „Abhandlungen". Sie stellt keine Monographie dar. Dementsprechend wurde auch auf die Wiedergabe ausführlicherer Literaturhinweise und auf die Ausarbeitung eines besonderen therapeutischen Abschnittes verzichtet.

Der klinische Teil und die ersten Abhandlungen zur Pathogenese waren bereits fertiggestellt, bevor ich die Überzeugung von der wesentlichen Bedeutung der Allergie für die Genese des Ekzema infantum gewann. Es darf mit Befriedigung konstatiert werden und spricht für die solide Führung rein klinischer Beobachtung, daß an dem Text auch nachträglich (außer einigen Kürzungen im Abschnitt über die Crusta lactea) nichts geändert zu werden brauchte. Trotzdem auf diese Weise der Eindruck einer gewissen Inhomogenität erweckt werden kann und bei solchem Vorgehen auf die Schönheit der Darstellung

„aus einem Guß“ verzichtet werden mußte, ergab sich dabei ein bemerkenswerter Nutzeffekt: Die Aufzeigung der Tatsache nämlich, daß die verschiedensten Anschauungen miteinander vereinbar sind. In der Medizin verhält es sich nämlich kaum jemals so, daß nur einer recht hat und die andern alle unrecht.

Die Durchführung dieser Arbeit wurde uns durch Unterstützungen der Gesellschaft der Freunde der Universität Heidelberg ermöglicht, wofür an dieser Stelle der ergebenste Dank abgestattet werden soll.

Der hervorragenden Leistungsfähigkeit des Verlages Julius Springer, Berlin verdanke ich die ausgezeichnete Reproduktion der zahlreichen Abbildungen und die fabelhafte Promptheit der Veröffentlichung.

Heidelberg, den 7. Oktober 1931.

MORO.

Inhaltsverzeichnis.

Klinik.

Pathogenese.

Klinik.

Versuch einer Entwicklung des klinischen Ekzembegriffes durch elementare Anschauung.

Unter Intertrigo (Dermatitis intertriginosa) verstehen wir sinngemäß nur solche entzündliche Rötungen, die durch Reibung zweier sich eng berührender Hautpartien zustandekommen. Lokalisation demnach vor allem: Ad nates (zirkumanal, zwischen den Backen, in der Gesäßoberschenkelfalte) in den Falten des Halses, in den Beugen (Abb. 1).

Verliert die entzündliche Rötung ad nates ihren intertriginösen Charakter oder tritt sie dort von vornherein flächenhaft in breiter Ausdehnung auf, dann spricht man vielfach von Erythema glutaeale. Gegen die Bezeichnung der Dermatose als ,,Erythem" sind berechtigte Einwände erhoben worden, da die entzündlichen Erscheinungen im Vordergrund stehen. Wir wollen dafür den zutreffenderen Ausdruck Dermatitis erythematosa glutaealis gebrauchen. Wie aus Abb. 2 ersichtlich, greift die intensive Rötung meist auf die Beugeseite der Beine über.

Besteht, wie so häufig, außerdem Intertrigo in der Leiste, im Nacken, in den Halsfalten, in einer oder anderen Gelenkbeuge (bes. axillar), dann ist in der Regel reichlichere Schuppenbildung am behaarten Kopf nachweisbar (Abb. 3). Die Dermatitis zeigt ausgesprochene Tendenz zur Desquamation und Ausbreitung. Erfolgt solches Fortschreiten in anscheinend gesundes Hautgebiet in Form kreisrunder oder ovaler Inseln, dann resultieren sehr charakteristische Bilder (Abb. 4, 5, 6). In Abb. 4 ist die Schuppenbildung deutlich erkennbar. Beseitigt man, etwa durch Ölumschläge, die Schuppen, dann tritt sofort die tiefrot glänzende erythematöse Grundlage hervor (Abb. 5). Abb. 6 zeigt den gleichen Fall nach dreiwöchiger Behandlung.

Die Dermatose wird in der Regel als ,,Ekzema seborrhoicum" bezeichnet. Sie ist aber, wie schon aus der raschen und restlosen Abheilung hervorgeht, bestimmt kein ,,Ekzem" und streng genommen auch keine reine ,,Seborrhoe". Also kann die Bezeichnung schon deshalb allein nicht passen.

Im vortrefflichen Atlas von Finkelstein-Galewsky sind mehrere solche Fälle abgebildet und gleichfalls als ,,Ekzema seborrhoicum" signiert. Indes darf den Autoren daraus kein Vorwurf gemacht werden; denn daß diese Dermatose mit dem von Unna in so ausgezeichneter Weise beschriebenen Krankheitsbild mannigfache Züge gemein hat, darüber besteht kein Zweifel. Gegen die ,,Diagnose" wäre also in diesem Sinne nichts einzuwenden. Unbedingt zu bemängeln ist nur die Namengebung. Um als Außenseiter mit diesem Urteil nicht anmaßend zu erscheinen, zitiere ich einen Meister der älteren Dermatologie, Besnier, der sich darüber folgendermaßen geäußert hat:

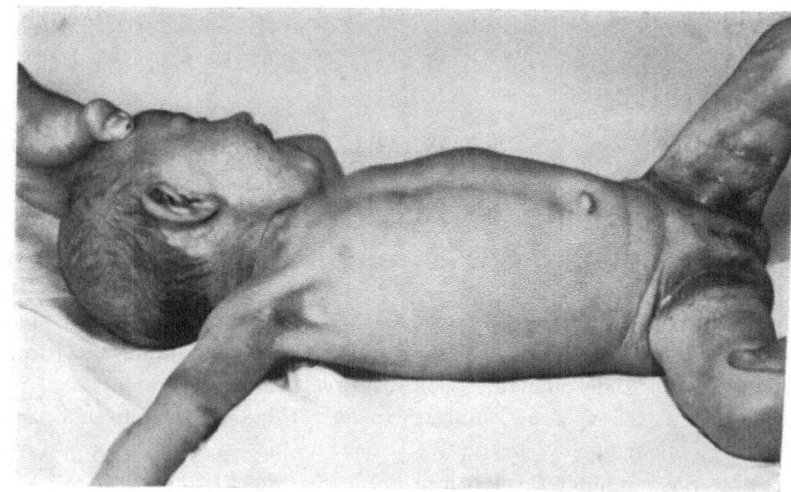

Abb. 1. F. B. 4 Mon. Dermatitis intertriginosa.

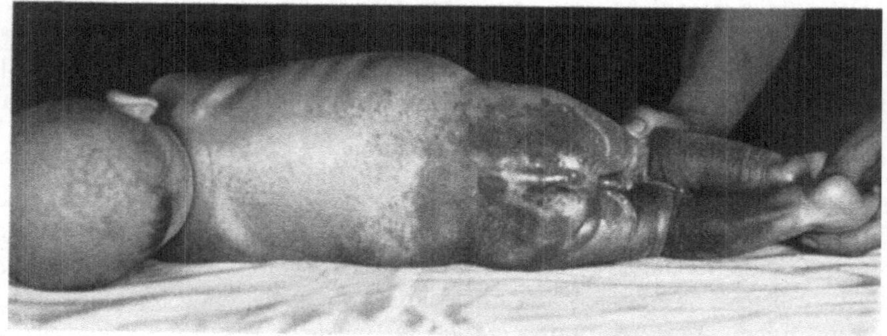

Abb. 2. H. G. 3 Mon. Dermatitis erythematosa glutaealis.

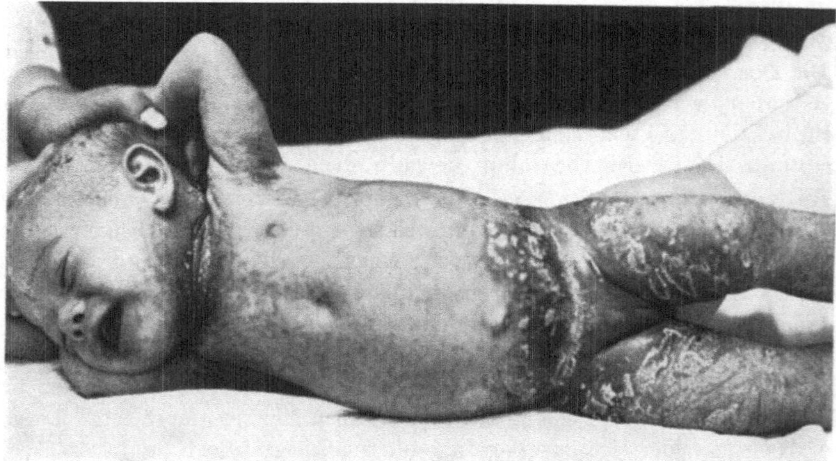

Abb. 3. U. Sch. 10 Woch. Dermatitis erythematosa seborrhoides.

„Das Ekzema seborrhoicum UNNAs ist weder ein Ekzem, noch eine seborrhoische Dermatose und der von UNNA gewählte Ausdruck bedeutet somit

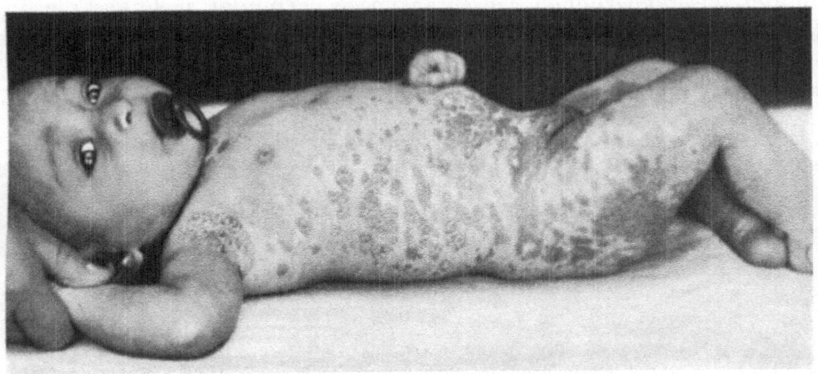

Abb. 4. E. N. 4 Mon. Dermatitis seborrhoides.

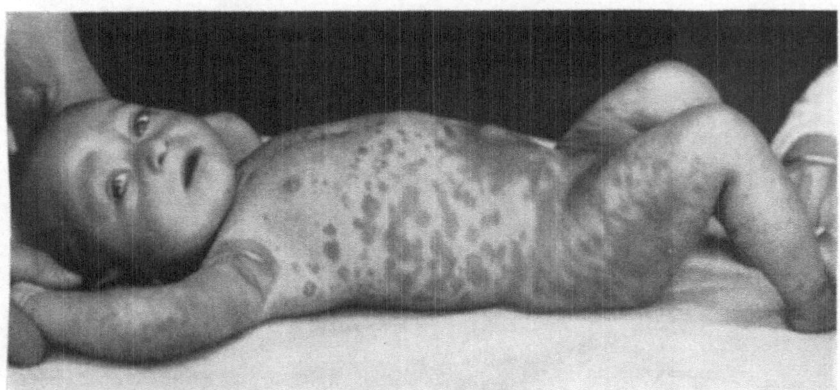

Abb. 5. Nach Ölumschlägen.

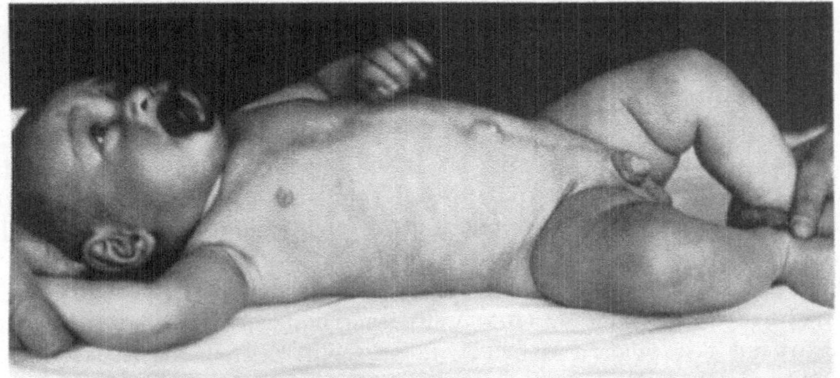

Abb. 6. Nach dreiwöchiger Behandlung.

einen doppelten Irrtum; nichtsdestoweniger soll man ihn beibehalten. 1. Weil er bequem ist und 2. weil er es erspart, in die Dermatologie einen neuen Namen einzuführen.“

Nun kann sich solches die Fachdermatologie leisten, die über all diese Dinge Bescheid weiß und mit dem Ausdruck „Ekzema seborrhoicum“ bereits von vornherein die erforderlichen Einschränkungen verbindet, nicht aber die Kinderheilkunde, die sich vom Wortlaut solcher, von autoritativer Seite stammender Bezeichnungen täuschen läßt und etwas in seiner Literatur als „Ekzem“ fortschleppt, was klinisch kein Ekzem ist. Und deshalb möchte ich empfehlen,

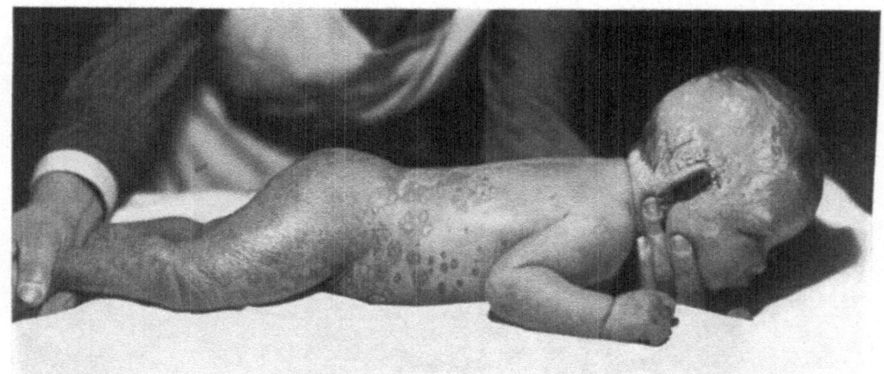

Abb. 7. L. N. 10 Woch. Dermatitis psoriasoides.

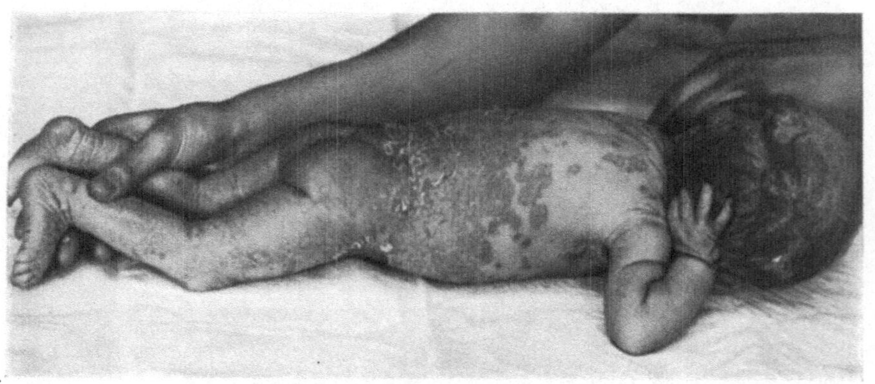

Abb. 8. J. Sch. 10 Woch. Partielle Erythrodermie.

sich mit dieser Bezeichnung, die der Dermatologie schon soviel zu schaffen gemacht hat, nicht mehr weiter zu belasten und sie zumindesten für die Benennung einschlägiger Dermatosen des frühen Kindesalters grundsätzlich zu vermeiden.

Wir bezeichnen diese Hautaffektion als Dermatitis erythematosa seborrhoides oder kurz als **Dermatitis seborrhoides.** Damit wird die Ähnlichkeit mit den „seborrhoischen Prozessen“ beim Erwachsenen zum Ausdruck gebracht, die eigenartige Reaktionslage berücksichtigt, und in Anbetracht des immer noch sehr umstrittenen Seborrhoebegriffes doch jede aprioristische Festlegung vermieden.

In manchen Fällen weist aber diese gleiche Dermatose noch nähere Berührungspunkte auf mit der Psoriasis.

Zu Abb. 7. Die Dermatose reicht anamnestisch in die 3. Lebenswoche zurück. Glutaealgegend rosarot, trocken, feingefältelt. An der Grenze mehrere kreisrunde, stark schuppende, reinweiße, psoriatiforme Scheiben. Besonders am behaarten Kopf, im Nacken, an den Schläfen und Augenbrauen zeigen die dichten Schuppenlagen silberigen Asbestglanz.

In Analogie mit obiger Benennung bezeichnen wir die vorliegende Variante als Dermatitis (erythematosa) psoriasoides.

Schreitet die Dermatitis noch weiter vor, so werden schließlich breite Gebiete des Rückens, der Brust und der Extremitäten von einer fast kontinuierlichen, intensiv schuppenden Rötung ergriffen und wir haben jenes Bild vor uns, das wir als Erythrodermie bezeichnen. Solche Erythrodermie kann mit ziemlich scharf marginaler Abgrenzung partiell bleiben (Abb. 8) und geht dann bei entsprechender Behandlung und Pflege bald zurück oder sie kann generalisieren. Die Generalisierung erfolgt entweder mehr allmählich, im Laufe von Wochen oder aber brüsk, eruptiv, sozusagen von heute auf morgen.

Die Erythrodermia desquamativa Leiner ist eine universelle Erythrodermie mit großlamellöser Abblätterung.

Zu Abb. 9, 10. S. V., $2^3/_4$ Monate. Beginn im Alter von 6 Wochen mit intensiver Rötung am Gesäß und starker Schuppung an der Stirn. Die Dermatitis erythematosa glutaealis schreitet binnen weniger Tage abwärts bis an die Waden und aufwärts bis ans Kreuz fort. Mit 7 Wochen Intertrigo in den Achselhöhlen und Halsfalten. Gleichzeitig Hervorschießen zahlreicher stecknadelkopfgroßer „Pickeln" besonders am Rücken und an der Brust. Allmählich weitere Ausbreitung der Rötung. Nässende Stellen hinter den Ohren. Dichte, grünlichgraue, fettige Schuppenlager am Kopf. Vor 14 Tagen dünnere Stühle, zuletzt „in jeder Windel", Generalisierung der erythematösen Entzündung mit großlamellöser Schuppung.

Abb. 11 betrifft den gleichen Fall 5 Wochen später. Die Dermatose ist so gut wie abgeheilt, nur am Kopf dauert der Abblätterungsprozeß noch fort. Die banale Beobachtung zeigt, daß der Haarboden der Abheilung des Prozesses am hartnäckigsten widersteht. Kein Wunder, daß er sich hier auch während des Verlaufes am deutlichsten manifestiert und der sog. Schuppenpanzer am Kopf zu den obligaten Zeichen der Erythrodermie gehört.

Zweifellos entspringt die Leinerform dem gleichen Mutterboden, der Dermatitis erythematosa seborrhoides resp. psoriasoides. Morphogenetisch stellt sie demnach nichts weiter dar als den Höhentypus der frühinfantilen Erythrodermiegruppe. Klinisch hingegen besitzt sie eine stark betonte persönliche Note (s. S. 31 u. 159).

Jadassohn und Tachau haben bekanntlich für die ganze Gruppe die Bezeichnung „Psoriasoid" vorgeschlagen. Sie hat den Vorteil, daß damit die — wenn auch nur für einen Teil der Fälle geltenden — verwandtschaftlichen Beziehungen zur Psoriasis zum Ausdruck gebracht werden; hingegen den Nachteil, daß sie dem markantesten klinischen Merkmal, d. i. der erythematösen Entzündung — der Rothaut — nicht genügend Rechnung trägt.

Wir wollen uns zunächst damit begnügen, die Dermatitis seborrhoides als Ausdruck eines krankhaften Zustandes der Haut zu betrachten, dessen klinische Erscheinungen durch Reize mannigfacher Art ausgelöst und unterhalten werden. In der ersten Lebenszeit sind die Reizantworten, wie wir gesehen haben, meist diffus, später mehr isoliert, abgegrenzt, auf besonders bevorzugte

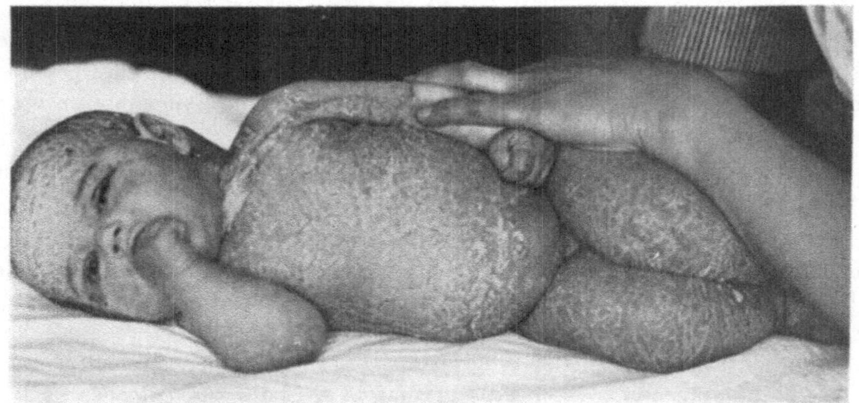

Abb. 9. S. V. 3 Mon. Erythrodermia desquamativa Leiner.

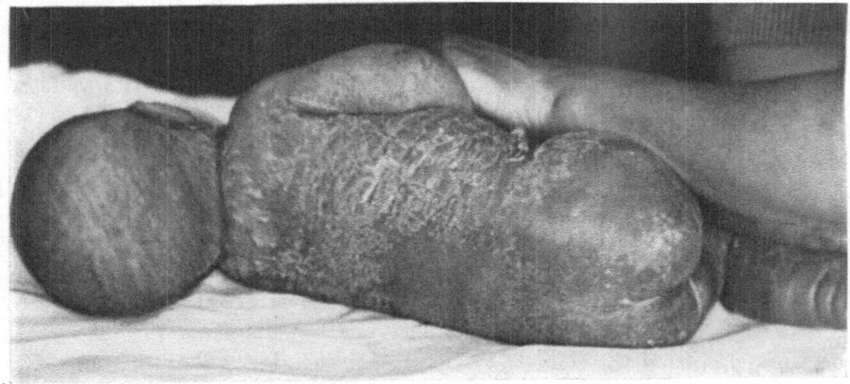

Abb. 10. S. V. 3 Mon.

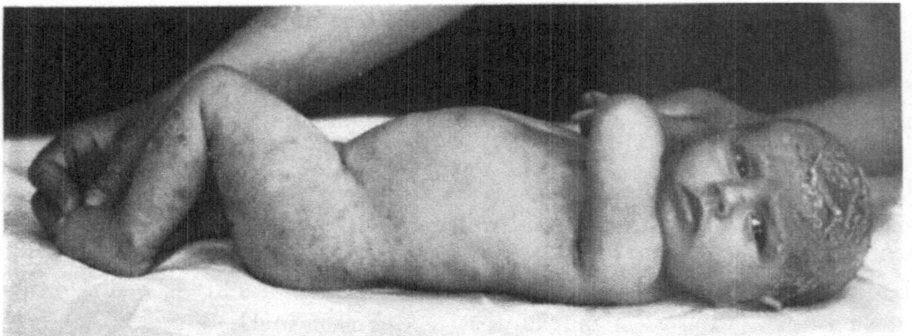

Abb. 11. S. V. 4 Mon. Erythrodermia desquamativa in Abheilung.

Hautgebiete beschränkt: Kopfhaut, Leisten, Skrotum, Innenseite der Oberschenkel. Die klinischen Hauptkennzeichen: entzündliche Rötung und Desquamation sind stets feststellbar. Je nach der Örtlichkeit überwiegt bald die eine, bald die andere Grundkomponente.

Wie groß der Einfluß der Reibung ist, zeigt sehr deutlich Abb. 12.

G. K., 2 Monate, mit Dermatitis seborrhoides. Die silberig schuppende Dermatose beschränkte sich fast ausschließlich auf die rechte Seite. Besonders schön war dies am behaarten Kopf zu sehen. Auch die Axilla war nur rechts befallen, links blieb sie fast vollkommen intakt. Die Erklärung dafür ist leicht zu geben. Das Kind hatte die Gewohnheit fast ausschließlich auf der rechten Seite zu liegen. Man sieht, es genügen oft sehr geringfügige Reize — hier bevorzugtes Liegen auf der einen Seite —, um die merkwürdige Asymmetrie der Lokalisation hervorzurufen.

Nur äußerst selten bleibt von der Dermatitis seborrhoides der behaarte Kopf verschont. Im frühesten und im späteren Kindesalter stellt er eine wahre Fundgrube für das Vorliegen der Dermatose dar. Selbst wenn am Körper nur ganz vereinzelte Stellen affiziert erscheinen, wird man am Haarboden kaum jemals Inseln vermissen, die mit graugelben oder silberig glänzenden Schuppenlagern bedeckt sind. Zuweilen ist der ganze Kopf von einem förmlichen Schuppenpanzer überkleidet. Die Ränder der Auflagerungen sind oft so scharf abgegrenzt,

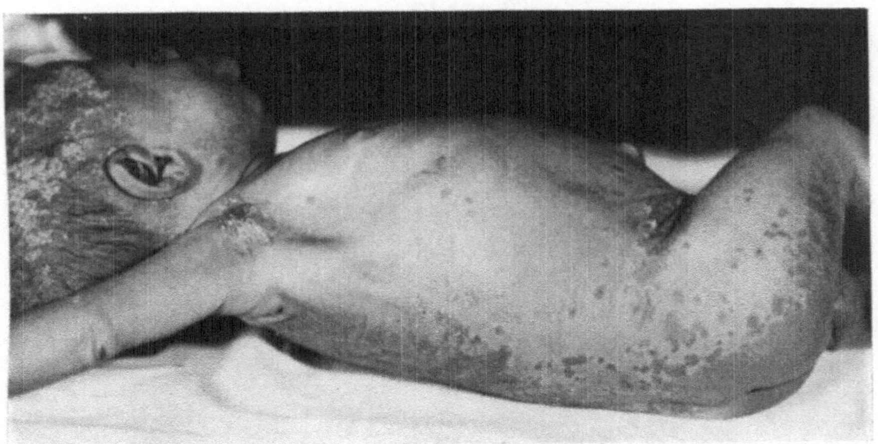

Abb. 12. G. K. 8 Woch. Dermatitis seborrhoides (fast ausschließlich auf der rechten Seite).

daß eine regelrechte Haube oder Kappe zustandekommt. In der Pädiatrie steht dafür der vom Volksmund übernommene Ausdruck „Gneis“ in Gebrauch. Dermatologisch bezeichnet man den Prozeß fast allgemein als „Seborrhoea sicca“, obgleich die Auflagerungen wohl nur zum sehr geringen Teil aus Sebum, dem Produkt der Talgdrüsen, und weit überwiegend aus abgestoßenen Hornschichtlagen mit ihrem „Eigenfettgehalt“ bestehen dürften. Die Haare begünstigen das Haftenbleiben. Sind diese von mehr borstiger Beschaffenheit, so erscheinen die einzelnen Schuppenlagen vom Haarschaft wie mit einem Zettelspieß festgehalten. Vor allem aber ist wohl mangelhafte Reinigung (Angst vor Schädigungen, Unsauberkeit) an dem dichten Gefüge schuld. Entfernt man die Schuppendecke, die sich bisweilen in toto abheben läßt, so kommt darunter regelmäßig eine (kongestiv) entzündlich gerötete Grundlage zum Vorschein. Wir bezeichnen das Krankheitsbild als Dermatitis seborrhoides (resp. psoriasoides) capitis.

Im Säuglingsalter begegnen wir der Dermatitis seborrhoides capitis gelegentlich als Restbestand einer partiellen Erythrodermie (Abb. 13). Sie kann aber

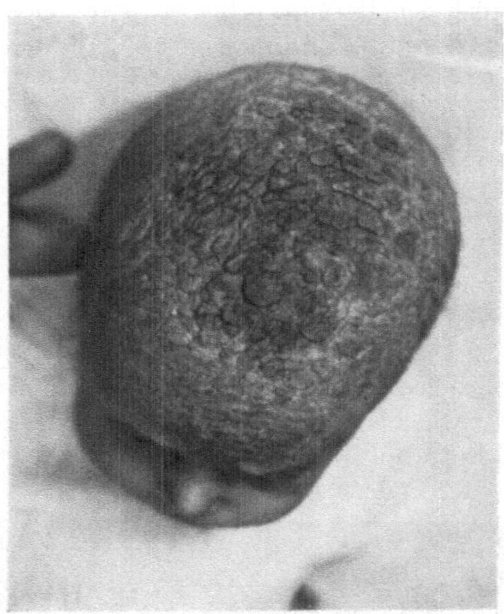

Abb. 13. G. Sch. 4½ Mon. Dermatitis seborrhoides capitis, als Restbestand einer Erythrodermie.

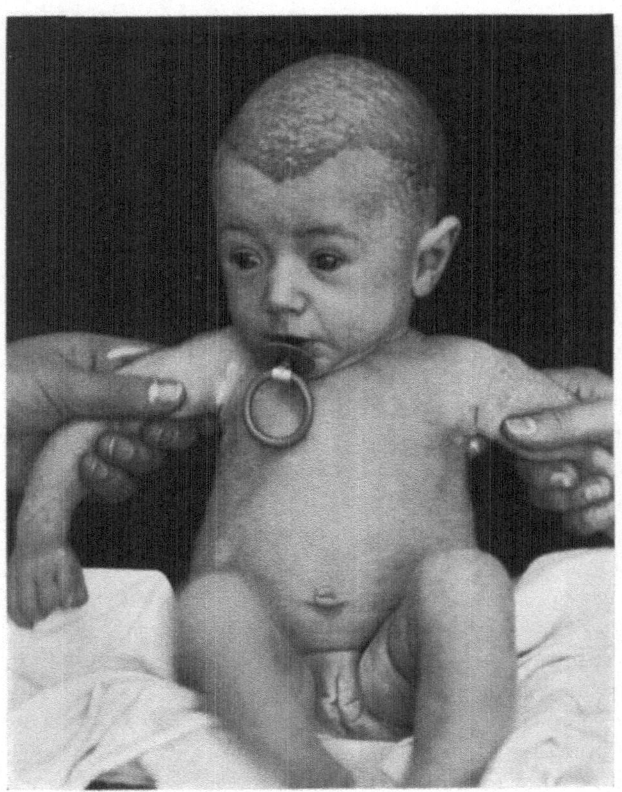

Abb. 14. E. S. 10 Woch. Dermatitis seborrhoides capitis (Seborrhoea sicca).

auch von vornherein als vollkommen isolierte Dermatose auftreten, z. B. bei E. S., $2^1/_2$ Monate (Abb. 14), mit seiner mächtigen Gneiskappe, war und blieb

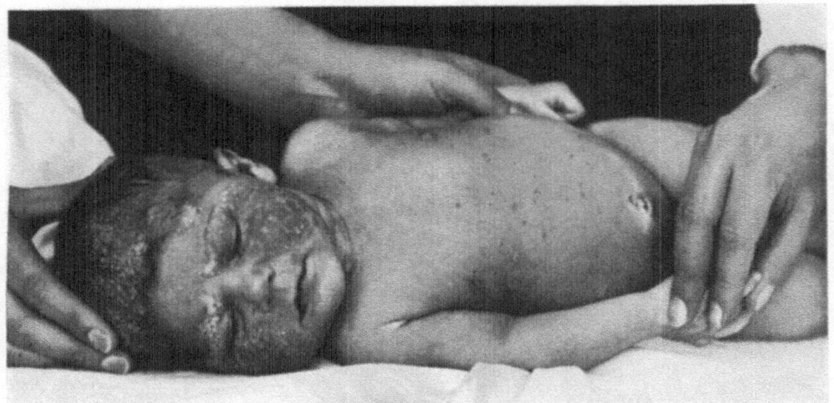

Abb. 15. M. L. 7 Woch. Dermatitis psoriasoides larvalis, als Restbestand einer universellen Dermatitis seborrhoides.

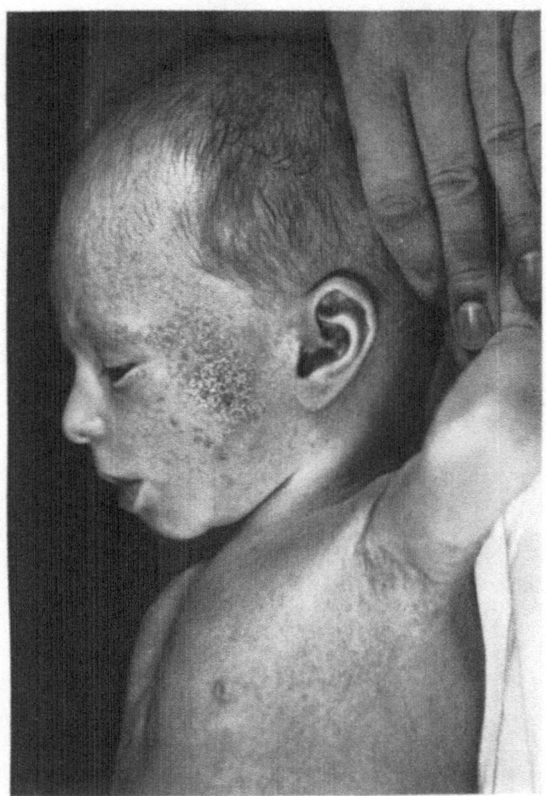

Abb. 16. K. F. Dermatitis seborrhoides larvalis („Milchschorf" bei einem Dystrophiker).

die ganze übrige Haut, bis auf ein paar minimale schuppende Stellen an beiden Oberarmen und mäßige Intertrigo axillaris vollkommen frei.

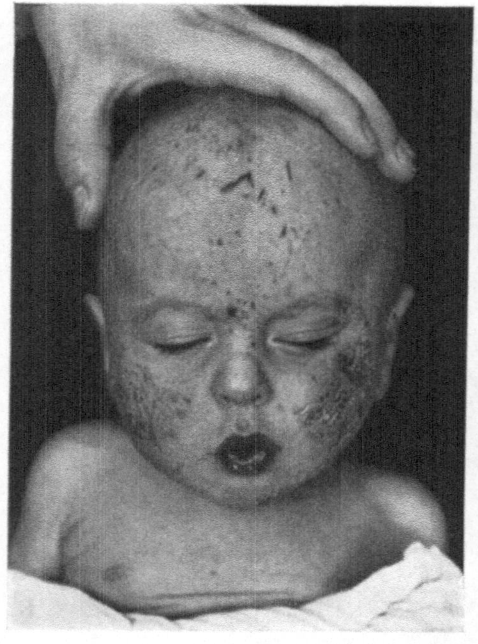

Abb. 17. E. Sch. 5½ Mon. Dermatitis seborrhoides eccematisata.

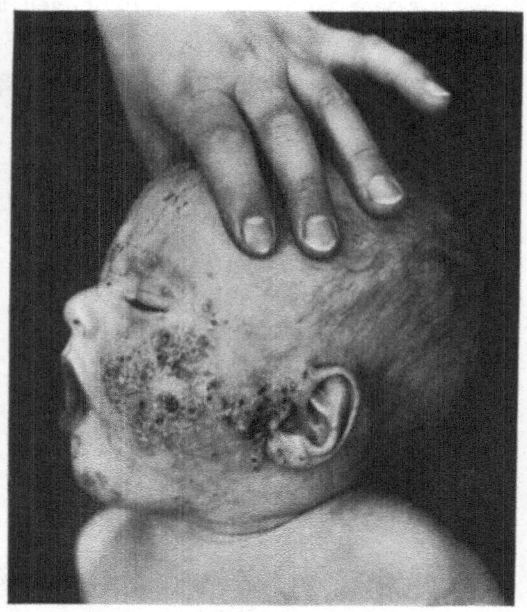

Abb. 18. E. Sch. 5½ Mon.

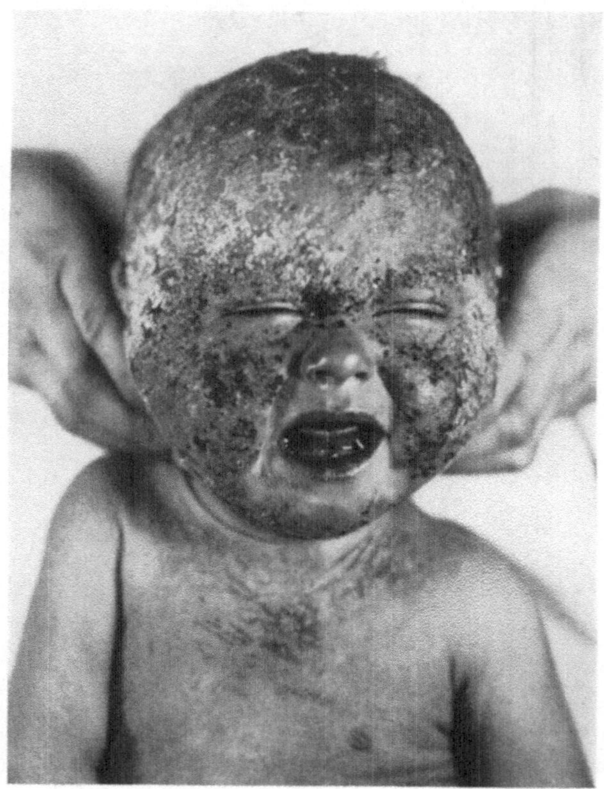

Abb. 19. E. Sch. im Alter von 10 Mon.

Schwieriger erklärbar ist der hauptsächliche oder gar ausschließliche Sitz der Dermatitis seborrhoides im Gesicht, besonders an den Wangen. Wir bezeichnen die Affektion als Dermatitis seborrhoides larvalis. Sie ist entweder Restbestand einer im übrigen abgeheilten oder in Abheilung begriffenen Dermatitis seborrhoides der ersten Lebenswochen (Abb. 15), in etwas vorgerückterem Säuglingsalter kann sie uns aber auch mehrminder isoliert, als primäre Manifestation der vorliegenden Dermatose vor Augen treten (Abb. 16).

Zu Abb. 15. M. L., 7 Wochen, mit ziemlich scharf begrenzter, von weißlichen Schuppen bedeckter Rötung beider Wangen. Daneben inselförmige, vorne konfluierende Schuppenbildung am behaarten Kopf und an den Augenbrauen. Kreuzabwärts am Rücken und ad nates, sowie in einigen Gelenkbeugen und hinter dem rechten Ohr im Abblassen begriffene Dermatitis. Am Abdomen eine Anzahl kleiner, kreisrunder, ausgesprochen psoriatiformer Scheiben, die nach Abkratzen einen Blutpunkt zutage treten lassen (stärker ausgeprägte Akanthosis). In der Klinik wurde niemals Juckreiz beobachtet.

Zu Abb. 16. K. F., 4 Monate. Aufgenommen mit schuppenden Stellen am behaarten Kopf, Intertrigo in beiden Axillen und hinter den Ohren, besonders links. Nach entsprechender Behandlung bis auf kleinen, schuppenden Rest in der linken Axilla abgeheilt. Einige Wochen später rauhe Haut präaurikulär, symmetrisch, die bereits am nächsten Tage leichte Rötung erkennen läßt. Mäßiger Juckreiz.

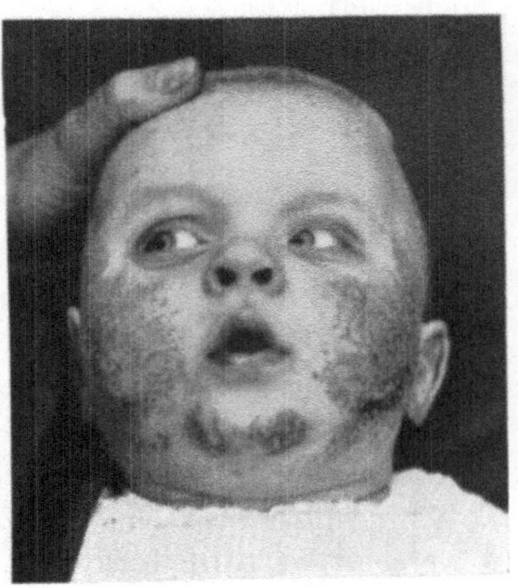

Abb. 20. R. Sch. 5 Mon. Dermatitis seborrhoides larvalis (Milchschorf) im Stadium frischer Ekzematisation.

In der Kinderheilkunde hat sich für letztere Dermatose seit Czernys I. Mitteilung über die exsudative Diathese der Name „Milchschorf“ eingebürgert. Nach Behandlung mit Salicylvaseline verheilte er bei K. F., zweifellos begünstigt durch den dystrophischen Zustand, innerhalb von zwei Wochen vollends.

Dieses Ereignis gehört jedoch zu den großen Seltenheiten, denn der Milchschorf zeigt starke Neigung „in Ekzem überzugehen“ — daher seine überragende, klinische Bedeutung — und in den meisten Fällen verhält es sich so, daß er früher oder später „ekzematisiert“. Z. B.:

Abb. 17. E. Sch., $5^1/_2$ Monate. Seit dem 14. Lebenstag Dermatitis seborrhoides mit wechselnder Intensität und Lokalisation. Mit $2^1/_2$ Monaten symmetrischer, stark geröteter Wangenschorf, der bald darauf heftig zu jucken begann, zerkratzt wurde, näßte und sich mit honiggelben dicken Borken bedeckte. Bei der Aufnahme papulös-vesikulärer, zum Teil nässender und eitrig infizierter Gesichtsausschlag auf stark infiltrierter Grundlage, besonders präaurikulär (Abb. 18). Juckreiz so mächtig (frische Kratzeffekte auf der Stirn), daß das Kind zur photographischen Aufnahme festgebunden werden mußte. Am Hinterkopf schuppende Kruste; am Abdomen vereinzelte, schuppende Scheiben. Abb. 19 betrifft den gleichen Fall $4^1/_2$ Monate später.

Abb. 20 ist insofern bemerkenswert, als sie gerade den Übergang einer Dermatitis seborrhoides larvalis in die Ekzemmorphe i. e. die frische „Ekzematisation“ festhält.

R. Sch., 5 Monate. Angeblich bereits mit 2 Wochen rauhe Haut im Gesicht; mit 4 Wochen außerdem dichte Schuppenlager am Kopf. Seither in dauernder Beobachtung. Zustand persistiert mit wechselnden Entzündungs- und Schuppungserscheinungen. Haut am übrigen Körper vollkommen frei. Mit $4^1/_2$ Monaten heftig einsetzender Juckreiz und zunehmende Rötung. „Kratzt sich stellenweise blutig."

Betrachten wir uns nochmals die letzten 4 Abbildungen:

Bei E. Sch. (Abb. 17, 18, 19) und R. Sch. (Abb. 20) ist an der Blickdiagnose „Gesichtsekzem" nicht zu zweifeln.

Auch die richtige Beurteilung der Dermatose bei M. L. (Abb. 15) dürfte kaum Schwierigkeiten begegnen: Dermatitis erythematosa psoriasioides, ganz entsprechend Abb. 7, nur mit anderer Lokalisation. Während sonst das Gesicht in der Regel ganz oder fast ganz frei bleibt, beherrschte hier (ausnahmsweise) die Wangenaffektion vollständig das Bild. Von „Ekzem" weit und breit nicht die Spur.

Anders verhält es sich mit F. K. (Abb. 16). Ist das nun schon Ekzem, oder noch Dermatitis?

Es ist zuzugeben, daß die Entscheidung zuweilen auf große, um nicht zu sagen unüberwindliche Schwierigkeiten stößt.

Dieser Punkt leitet uns unmittelbar ins Ekzemkapitel über und wir sehen uns nunmehr vor die Frage gestellt: „Was ist **Ekzem?**"

Im Rahmen dieser elementaren und zunächst rein deskriptiven Darstellungsweise wollen wir darauf mit der alten klinischen Weisheit antworten: „Ekzem ist, was aussieht wie ein Ekzem."

Zur Illustration seien aus der großen Reihe der zahlreichen Ekzemfälle 4 verschieden geartete Typen herausgegriffen, die sich etwa folgendermaßen charakterisieren lassen:

1. Ekzema vesicolosum (Abb. 21).
2. Ekzema papulatum (Abb. 22).
3. Ekzema papulo-vesiculosum (Abb. 23).
4. Ekzema universale vom Charakter der sog. Neurodermitis disseminata (Abb. 24).

Zu Abb. 21. E. G., $9^1/_2$ Monate. Im Gesicht (Wangen, Stirn, Kinn) zahllose, meist gruppiert stehende Knötchen und Bläschen auf hochroter Grundlage, etwas nässend, teilweise dünne Krusten tragend. Am behaarten Kopf einige schuppende Inseln. Am Abdomen, Rücken, an den Unterschenkeln und Handrücken (hier aufgekratzt) vereinzelt kleine Herde, bestehend aus härteren exsudativen Knötchen auf blasser Haut. In kranzförmiger Anordnung auch am Oberarm um eine alte Impfnarbe herum. Am Kreuz und Gesäß alte, leicht schuppende Rötung.

Aus der Anamnese: In den ersten Lebenswochen Haut am Gesäß manchmal rot, aber niemals nässend. Sonst alles frei und sauber. Angeblich erst nach der Impfung allmählicher Beginn mit schuppenden Stellen am Kopf und an der Stirn. Dann Rötung und Knötchenbildung an den Schläfen, zuletzt an den Backen mit sehr starkem Juckreiz, „so daß immer das Blut gestanden hat". Seit 3 Wochen ähnlicher Ausschlag in geringer Ausdehnung auch am Rücken, an Beinen und Armen.

Zu Abb. 22. W. Sch., $6^1/_2$ Monate. Dickes Kind. Im Gesicht dichtstehende Knötchen, an der Glabella etwas nässend mit Krustenbildung. Desgleichen am behaarten Kopf vereinzelte Stellen mit eingetrocknetem Sekret. Enormer Juckreiz. Wo das Kind mit den Fingernägeln hinkommt: Urtikariaartiger Kratzeffekt.

Aus der Anamnese: Beginn im Alter von $2^1/_2$ Monaten mit Rauhigkeiten und kleinen roten Knötchen auf beiden Wangen, zunächst mit geringem Juckreiz. 4—5 Wochen später plötzliches Einsetzen von heftigstem Juckreiz und Verschlimmerung des Ausschlages innerhalb weniger Tage.

Zu Abb. 23. G. K., 3 Monate. Borkiger Ausschlag auf geröteten, zum Teil nässendem Untergrund. Rötung in der linken Ellenbeuge und Umgebung des Afters. Nach äußerer Behandlung frische Reizerscheinungen im Gesicht. Unter heftigem Juckreiz Aufschießen zahlreicher Knötchen und Bläschen.

Aus der Anamnese: Mit 5 Wochen Schuppenbildung auf dem behaarten Kopf und Rötung beider Wangen besonders rechts. Einige Wochen später stärkerer Juckreiz. Der Ausschlag begann zu nässen und wurde eitrig.

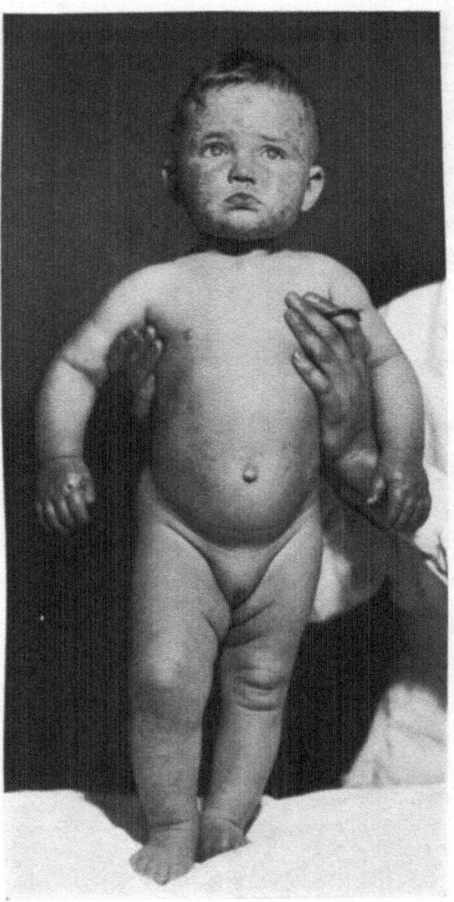

Abb. 21. E. G. $9^1/_2$ Mon. Ekzema vesiculosum.

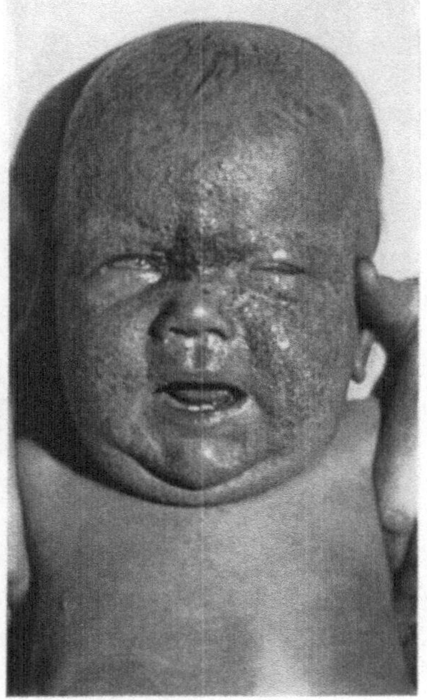

Abb. 22. W. Sch. $6^1/_2$ Mon. Ekzema papulatum.

Zu Abb. 24. O. E., 10 Monate. Kopf mit einer Borkenkappe bedeckt. Haut im Gesicht rissig, nässend. Mund und Nase frei. Stammhaut blaß mit stecknadelkopfgroßen Knötchen diffus übersät. Haut der unteren Extremitäten reibeisenartig rauh, derb infiltriert, zerkratzt. Enormer Juckreiz.

Aus der Anamnese: Im 3. Lebensmonat Schuppen auf dem Kopf, die sich allmählich zur schmierigen Haube konsolidierten. Mäßige Intertrigo in den Schenkelbeugen. Etwa im 5. Lebensmonat „Pöckelchen“ im Gesicht und auf der Brust, die sich unter ständigem Juckreiz bald über den ganzen Körper ausbreiteten.

Unter hundert kundigen Ärzten wird sich keiner finden, der in den 4 vorgeführten Fällen die Diagnose „Ekzem“ ablehnen würde. Der eine oder andere mag bemerken, daß im Fall 4 (Abb. 24) eine starke „neurodermitische Färbung“ auffällt. Die klinische Hauptdiagnose wird dadurch nicht erschüttert.

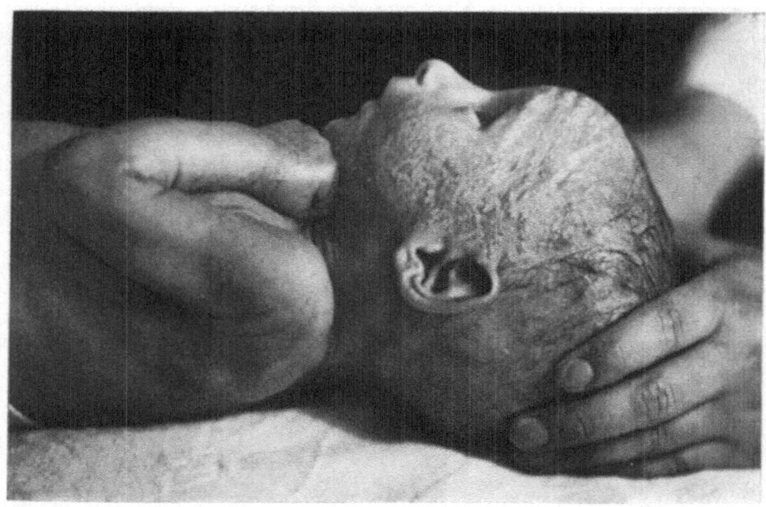

Abb. 23. G. K. 3 Mon. Ekzema papulo-vesiculosum.

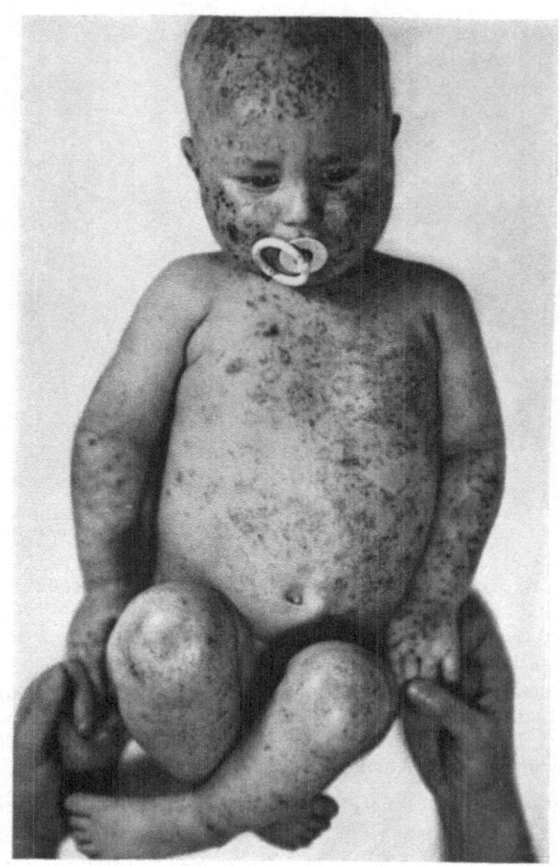

Akb. 24. O. E. 10 Mon. Ekzema universale vom Charakter der sog. Neurodermitis disseminata.

Oft läßt sich das Ekzem als Krankheitsvorgang erst aus seinem weiteren Verlauf und dem Gesamtbild beurteilen, dem eine große Zahl von Merkmalen eigentümlich ist, die in jeder Definition wiederkehren. Wenn aber, wie hier, die Diagnosenstellung sozusagen auf Anhieb gelingen kann, so muß bereits die äußere Haut Erscheinungen darbieten, die eben für diesen Prozeß charakteristisch sind.

Eines der bestleitenden Kennzeichen ist der Charakter der Elementareffloreszenzen und Elementarreaktionen (Urform), der sich in der zuerst von DEVERGIE beschriebenen und von ihm als „état ponctueux", von HEBRA-KAPOSI als „Status punctosus", von UNNA als „Status punctiformis" benannten

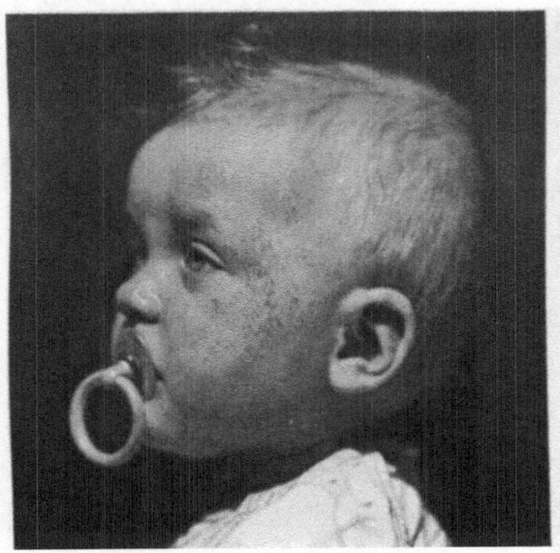

Abb. 25. E. G. Ekzem. Status punctosus nach Naphthalanbehandlung.

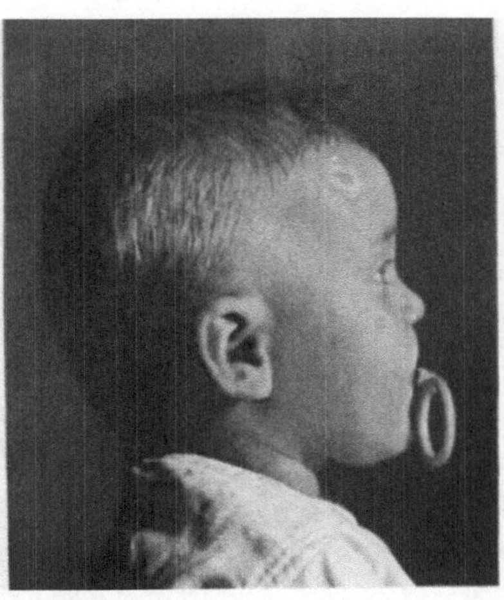

Abb. 26. E. G. Ekzem. Rechte Wange frei.

Morphe äußert. KREIBICH schlug vor, den Status punctosus als das Kardinalsymptom des Ekzems anzusehen. „Alles andere, was den Status punctosus nicht aufweist, ist auch anders zu benennen."

Bei Fall 4 (Abb. 24) trägt die Haut den Status punctosus offensichtlich zur Schau. Eine Legende dazu ist überflüssig. Auch die übrigen Bilder lassen ihn bereits aus der oberflächlichen Betrachtung erkennen, obwohl feinere Details dabei nicht zum Ausdruck gelangen. Der Status punctosus ist hier durch seine „morphologischen Konsequenzen", Bläschen und Knötchen, gewissermaßen überdeckt. Erst wenn diese und andere Überlagerungen (Krusten, Borken) entfernt sind, kommt er unzweideutig zum Vorschein. Z. B.:

Abb. 25 betrifft Fall 1, Status punctosus, hervortretend unter Naphthalanmaske, aber nur links (Abb. 25), weil das Kind die Gewohnheit hatte, stets auf der linken Seite zu liegen. Die rechte Wange (Abb. 26) vollkommen frei (auf der Stirn eine alte Narbe).

Abb. 27 betr. Fall 2, zeigt herdförmigen Status punctosus besonders am Jochbogen und an der Stirn nach Borwasserumschlägen.

Wir sehen also, daß sich der Status punctosus durch allerlei äußere Reize (feuchte Umschläge, Salbenverband, Wärme, Reibung) leicht provozieren läßt.

DEVERGIE bediente sich dazu vielfach des Laugeneffektes oder der Silberätzung. Indes brauchen wir gar nicht zu besonderen Maßnahmen zu greifen. Es genügen die banalen Reize, wie sie naturgemäß (und leider) mit jeder Lokalbehandlung verbunden sind, um da und dort die typische Morphe, kleinste, meist dicht gruppierte und leicht nässende Poren, auszulösen.

Fall 28. W. H., $11^1/_2$ Monate. Dermatitis seborrhoides und Ekzem zeigt gleichfalls solchen Status punctosus im ursprünglichen Sinne DEVERGIES, nach

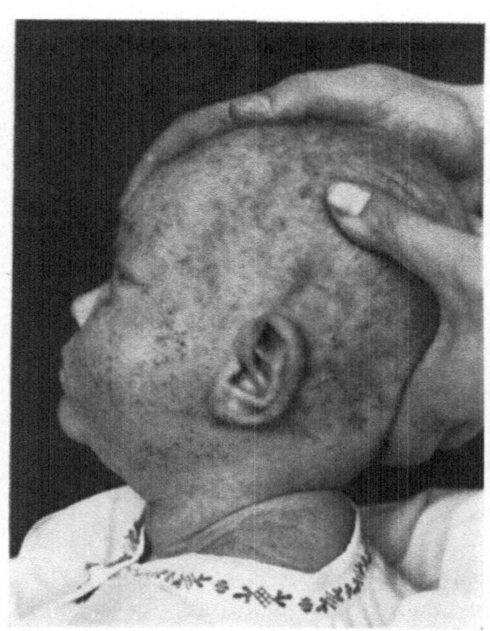

Abb. 27. W. Sch. Ekzem. Status punctosus nach Borwasserumschlägen.

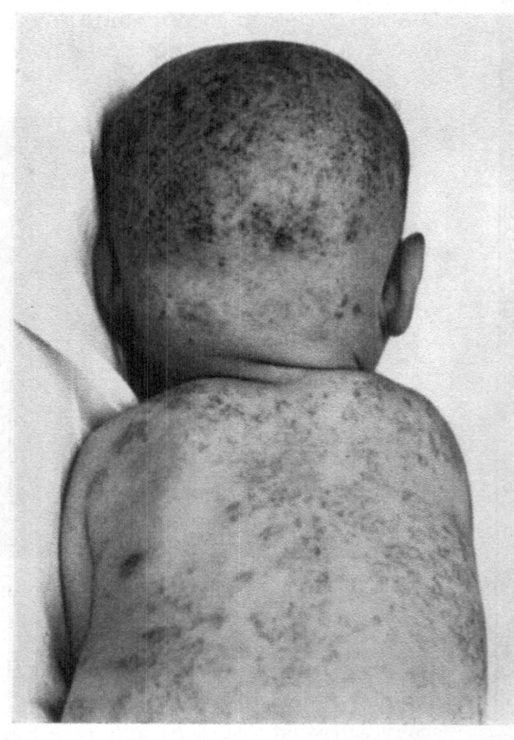

Abb. 28. W. H. $11^1/_2$ Mon. Dermatitis seborrhoides und Ekzem. Status punctosus am Hinterkopf nach Entfernung der borkigen Auflagerungen.

Ablösung der dichten Borkenmassen und Rasur am Hinterkopf, desgleichen nach vorsichtiger Seifenreinigung am Rücken. (Nach Abnahme der Gneiskappe erscheint bei reiner Dermatitis seborrhoides capitis die Kopfhaut glänzend, spiegelblank. Von Status punctosus ist nichts zu bemerken.)

Bei Abb. 29, E. W., $6^1/_2$ Monate, steht es zwar erfahrungsgemäß von vornherein außer Zweifel, daß sich unter der dichten Borkenmaske „das Ekzem“ verbirgt. Nach Reinigung und Abnahme des Salbenverbandes wurde die Diagnose durch den hervortretenden Status punctosus, dessen Charakter in natura noch schöner zum Ausdruck kam als auf dem Bilde (Abb. 30), 10 Tage später deklariert.

Ähnliches gilt für Fall R. Sch. betr. Abb. 31 und 32, den wir bereits früher (Abb. 20) als Dermatitis seborrhoides larvalis im Stadium „frischer Ekzematisation“ kennen gelernt haben.

In schwierigen Situationen leistete uns der Status punctosus oft sehr schätzenswerte Dienste. Und diese stellen sich bekanntlich um so häufiger

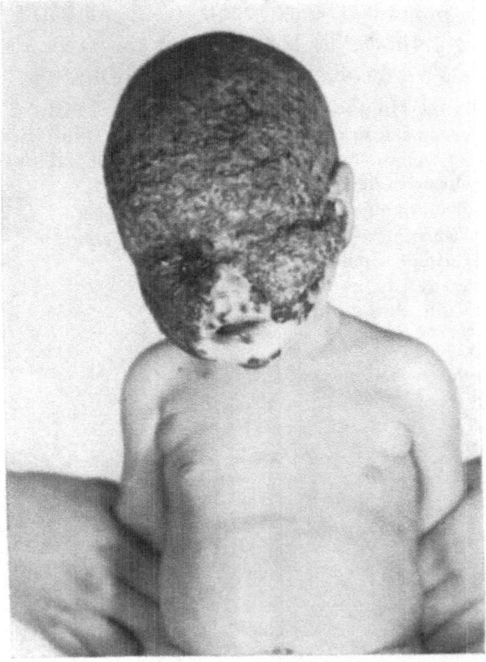

Abb. 29. E. W. $6^1/_2$ Mon. Ekzema impetiginosum.

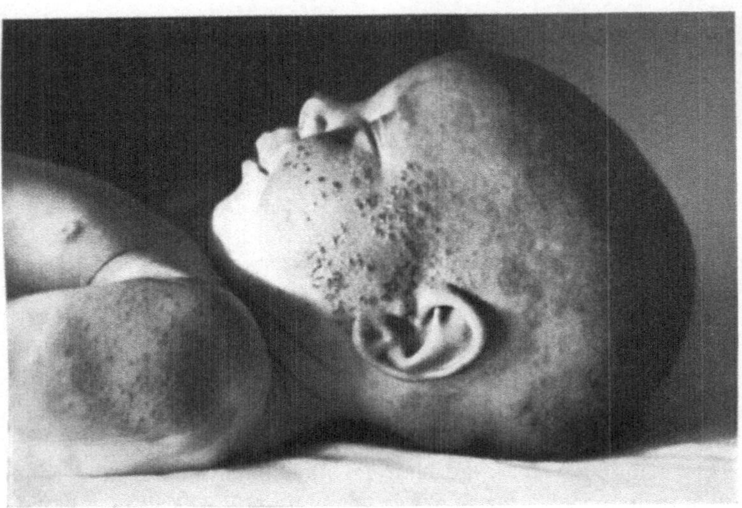

Abb. 30. E. W. Ekzem. Status punctosus nach Salbenverband.

ein, je tiefer man ins Arbeitsgebiet eindringt, d. h. je größer die Kenntnis der Täuschungsmöglichkeiten wird. In manchen Fällen ist der Mindererfahrene besser daran, weil er von Zweifeln verschont bleibt. So wird z. B. bei Fall 33 der Anfänger vielleicht auf den ersten Blick die Ekzemdiagnose stellen. Wir zogen, trotz bestehenden Juckreizes, zunächst eine besondere Form von „Späterythrodermie“ mit in Erwägung und wurden erst am nächsten Tage durch den klassischen Status punctosus nach Salbenverband (Abb. 34) auf den (leider allzu) richtigen Weg geführt. Es handelte sich um einen der schwersten Ekzemfälle, den wir jemals zu beobachten Gelegenheit hatten.

Zu Abb. 33. L. R., 11 Monate. Normal entwickeltes, kräftiges, blauäugiges Kind. Die Haut des ganzen Körpers ist krebsrot, leicht infiltriert, fühlt sich heiß und trocken an. Überall, auch auf dem behaarten Kopf ist die Haut mit teils größeren, teils kleineren, dünnen, trockenen Schuppen bedeckt. An den Beinen zum Teil großlamellöse Desquamation. Das Gesicht ist in natura relativ blaß. Große Unruhe infolge Juckreizes.

Aus der Anamnese: Bis zum 3. Monat Haut gänzlich frei. Kein Wundsein. Nur in der 4. Lebenswoche vorübergehend Dermatitis am Nabel. Nach dem 3. Monat entstanden Schuppen auf dem Kopf, gleichzeitig Hautveränderungen im Gesicht: „Die Haut war wie entzündet, hochrot, trocken.“ Heftiger Juckreiz. An allen zerkratzten Stellen näßte die Haut, es entstanden Krusten und Borken. Allmähliche Ausbreitung über den ganzen Körper in ähnlicher Weise.

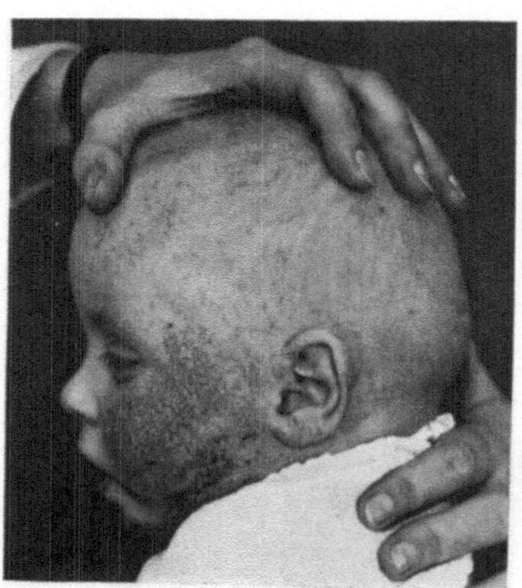

Abb. 31. R. Sch. 5 Mon. Dermatitis seborrhoides eccematisata.

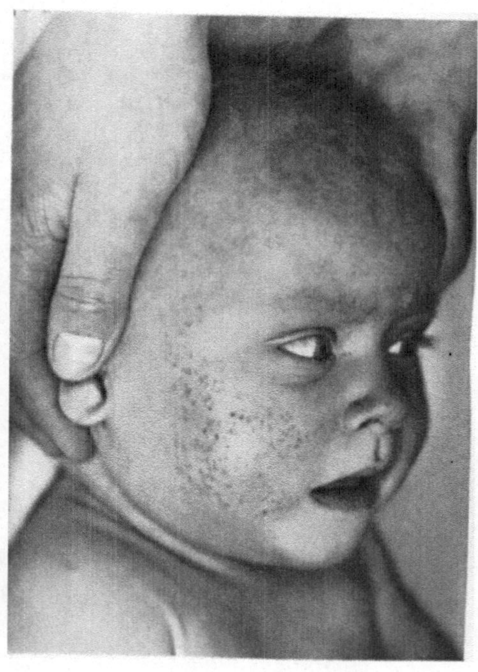

Abb. 32. R. Sch. Ekzem. Status punctosus nach äußerer Lokalbehandlung.

In der modernen Dermatologie erfreut sich der Status punctosus zeitbedingt keiner so großen Hochschätzung mehr wie früher. Es ist zuzugeben, daß die übrigen Merkmale des ekzematösen Prozesses häufig genug in so aufdringlicher Weise in Erscheinung treten, daß man gar nicht nach besonderen Kennzeichen zu suchen braucht. Steht der Juckreiz so sehr im Vordergrund, daß das Kind auf dem Wickeltisch keine Sekunde ruhig gehalten werden kann, ist außer dem Gesicht und Kopf auch der Körper herdweise oder disseminiert befallen, finden sich gar flächenhafte Infiltrate in Knickehlen und Ellenbeugen und zeigen unter anderem besonders Handrücken und Handgelenke aufgekratzte und nässende Eruptionen von ähnlicher Beschaffenheit, dann wird die „Ekzemdiagnose“ mehr als nahegelegt. Zuzugeben ist ferner, daß KREIBICH in seiner Forderung, wonach alles andere, was den Status punctosus nicht aufweise, auch anders zu benennen sei, vielleicht etwas zu weit geht; und selbstverständlich endlich, daß wir daneben und außerdem stets die anderen klinischen Kennzeichen des ekzematösen Prozesses mit in Betracht ziehen müssen („akute, subakute bis chronische, oft schubweise rezidivierende, peripher fortschreitende,

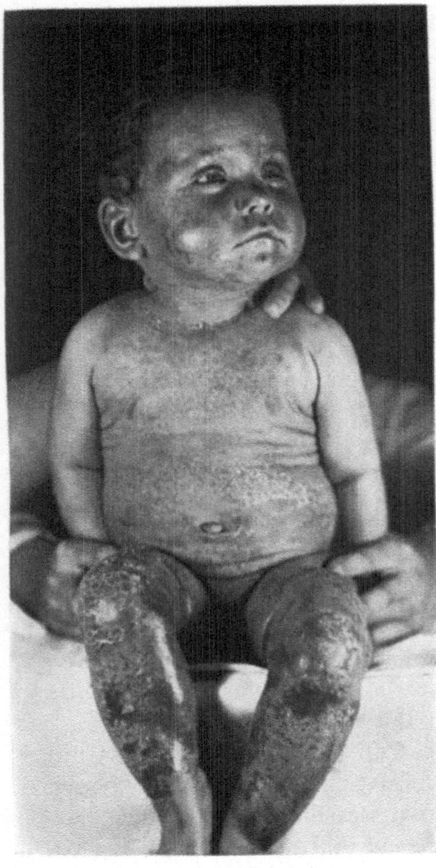

Abb. 33. L. R. 11 Mon. Ekzema squamosum universale.

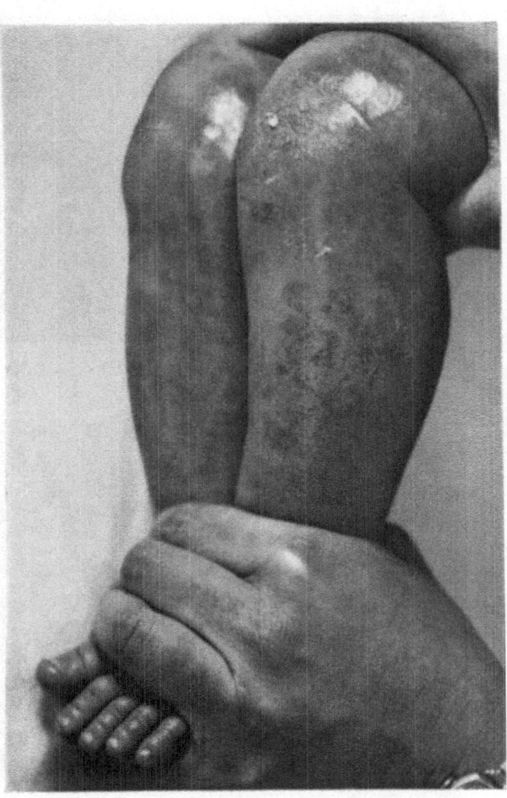

Abb. 34. L. R. Ekzem. Status punctosus nach Salbenverband.

unregelmäßige, juckende Plaques, aus entzündlichen, geröteten, papulo-vesiculösen Elementarefflorescenzen bestehend, mit Nässen, Krustenbildung, Schuppung und Lichenifikation“). Allein, wenn man — und darauf waren wir bei unserem zunächst vorwiegend adspektiven Vorgehen sehr angewiesen — nach möglichst objektiv führenden Kriterien fahndet, wird man kaum fehlgehen, diesem Phänomen in bezug auf Zuverlässigkeit den Vorrang einzuräumen. Zumindestens gilt dies für die frühinfantilen Dermatosen. Und wer sich mit der klinischen Analyse ihrer wechselvollen Übergangsphasen und zahlreichen Mischformen beschäftigen will, wird auf die Mithilfe des Status punctosus nicht verzichten dürfen. Wir möchten es daher keinesfalls versäumen, auf gewisse

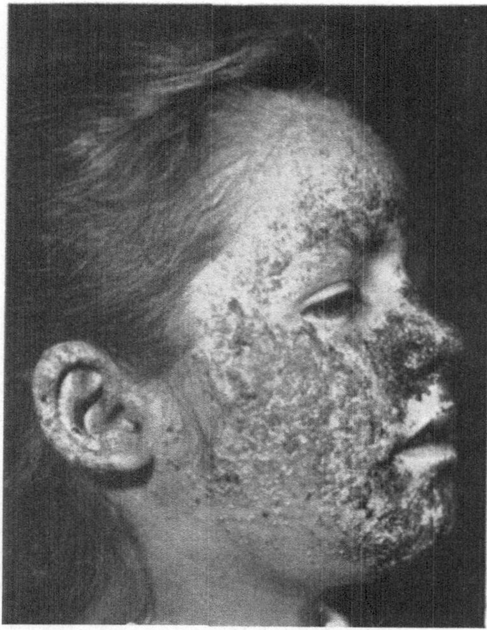

Abb. 35. Streptodermia superficialis crustosa. (Nach ROST.)

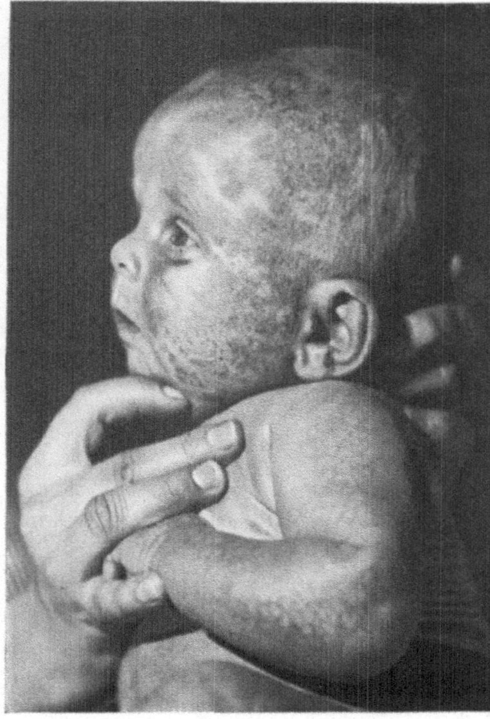

Abb. 36. G. K. 4 Mon. Dermatitis erythematosa seborrhoides. Punktförmiges Erythem als Besonnungseffekt.

Täuschungsmöglichkeiten hinzuweisen, die leicht vermeidbar sind, wenn man sie kennt.

Da ist zunächst die Streptodermia superficialis vesiculosa resp. crustosa (Abb. 35) zu nennen, um so mehr als sie sich gerade bei Säuglingen häufig mit Ekzem kombiniert. Sie ist hier ein Ausdruck pyogener Superinfektion, stellt sich mit Vorliebe (besonders bei bestehendem Ohrenfluß) an der Ohrmuschel oder präaurikulär (aber auch sonst im Gesicht) ein, greift naturgemäß rasch um sich, und weist, ihrer Zusammensetzung aus kleinen, oft dichtstehenden, sich später mit bernsteingelben Krusten bedeckenden Bläschengruppen entsprechend, besonders im Eruptionsstadium nicht geringe Ähnlichkeit mit dem Status punctosus auf.

Besonders wichtig aber ist die Kenntnis der Tatsache, daß auch auf dem Boden reiner Dermatitis seborrhoides gelegentlich Bilder angetroffen werden, die den Ungeübten irreführen können, da sie äußerlich, obgleich nur entfernt, an den Status punctosus erinnern, z. B.:

Fall 36. G. H., 4 Monate, mit Dermatitis seborrhoides erythematosa. Gesicht bis auf Präaurikulargegend und Schläfe fast völlig frei und blaß. Die Pflegerin sieht mit dem Kinde auf dem Arm zur Verandatür hinaus. Es scheint nach langer trüber Zeit (1. 1. 29) zum erstenmal wieder stark und warm die Wintersonne. Nach etwa 10 Minuten wird die Wange des Kindes hochrot und bald darauf zeigt sich an dieser Stelle ein punktförmiges Erythem, das bis zum nächsten Tag bestehen bleibt. Der gleiche Besonnungseffekt konnte am Rücken (besonders in der Schultergegend, an den Randpartien einer älteren Dermatitis) erzielt werden.

Die Eruptionen sind zwar auch punktförmig, aus minimalsten, dichtest gruppierten, zarten Knötchen zusammengesetzt, unterscheiden sich jedoch vom Status punctosus des Ekzems schon dadurch, daß sie stets trocken bleiben, niemals nässen und äußerst flüchtiger Natur sind. Sie schwinden und vergehen ebenso rasch und spurlos, als sie kamen. Wenn man will, kann man sie als „ekzematoide“ Reaktionen ansprechen. Für die Beurteilung des Zustandsbildes der seborrhoiden Dermatose sind sie gänzlich belanglos.

Endlich kann die Dermatitis seborrhoides selbst, besonders im Gesicht von Säuglingen innerhalb der ersten 8 Lebenswochen, ein der Ekzemmorphe ähnliches Bild (Fall 37, R. F., 7 Wochen) darbieten: Kleinste, stecknadelspitz- bis hirsekorngroße zarte Knötchen, ohne (oder fast ohne) Juckreiz, die an ihrer Kuppe meist (aber nicht durchweg) einen weißen Punkt tragen und so ihren follikulären Ursprung verraten. Ich habe sie in meinem Wiesbadener Referat (1929) als Dermatitis lichenoides oder follicularis bezeichnet. Auch diese Eruptionen sind sehr flüchtig und schuppen schon nach wenigen Tagen. Puderbehandlung beseitigt sie meist mühelos. Es hat zwar den Anschein, als würde die Haut gewissermaßen Anläufe zu einem Ekzem nehmen, indes hat dieses Exanthem damit zunächst gar nichts zu tun, „ekzematisiert“ auch äußerst selten.

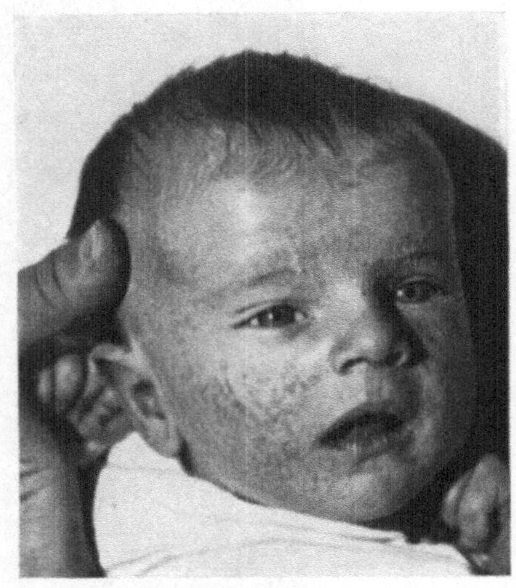

Abb. 37. R. F. 7 Woch. Dermatitis lichenoides (s. follicularis).

Primäre Ekzeme, d. h. solche, die auf bisher völlig intakter Haut scheinbar originär auftreten, gehören im frühen Kindesalter zu den Raritäten. Wahrscheinlich kann Fall 22, W. Sch., als zugehörig angesehen werden.

Die meisten Kinderekzeme haben ihre Vorgeschichte. Entweder verhält es sich so, daß gewisse Erscheinungen seborrhoider Art vorausgegangen sind und später unabhängig davon das Ekzem aufschießt, oder aber so, daß sich auf eine vorher rein seborrhoide Dermatitis das Ekzem gewissermaßen „aufpfropft“, sich auf ihrem Terrain oder in seiner nächsten Umgebung nicht unmerklich, sondern gegebenenfalls unter unseren Augen entwickelt. Letzteren Vorgang bezeichnet man im Sinne Dariers als „sekundäre Ekzematisation“, oder kurz „Ekzematisation“ und die seborrhoide Primäraffektion im Sinne Unnas als präekzematöse Dermatose. Die Prädilektionsstellen sind demnach vor allem das Gesicht (Ohrgegend, Wangen, Stirn, Kinn), der behaarte Kopf (besonders die Haargrenzen), seltener Handrücken und Gelenkbeugen, während die Haut des übrigen Körpers in der Regel frei bleibt. Typisches Beispiel der sog. ekzematisierte Milchschorf, von dem noch später in besonderen Abschnitten (S. 129 u. 130) die Rede sein soll.

Häufig steht die pyogene Infektion stark im Vordergrund und es resultiert jenes Bild, wofür sich in der Kinderheilkunde die Bezeichnung „Ekzema impetiginosum" eingebürgert hat. Abb. 29 stellt einen klassischen Repräsentanten dieser Phase dar. Gleich uns wird in solchem Falle jedermann die Ekzemdiagnose sofort stellen, obwohl von Borken überdeckt und durch Eiterpöckchen entstellt von der typischen Morphe nicht die Spur zu sehen ist. Die Befähigung zur Blickdiagnose konnte also nur aus vielfältiger Erfahrung erworben werden.

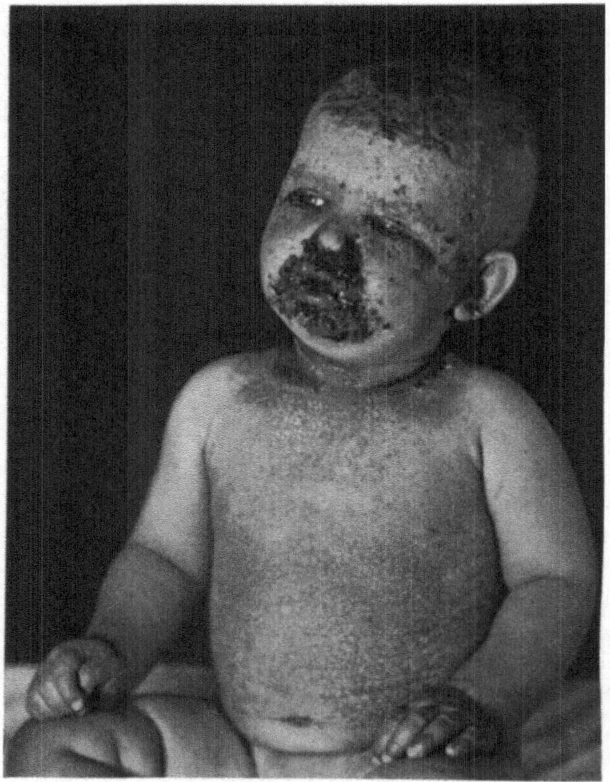

Abb. 38. A. W., $1^1/_2$ Jahre. Dermatitis seborrhoides faciei et capitis „impetiginisata".

Solche „Erfahrung" kann aber unter Umständen auch irreführen. Denn ein ähnlicher Effekt kommt auch ohne die Zwischenstufe des Ekzems auf reiner Dermatitis seborrhoides zustande, sofern sich sekundäre Eiterinfektionen einstellen, und diese, begünstigt von der Sukkulenz der Hautbeschaffenheit, größere Ausdehnung gewinnen und so einen mehrminder flächenhaft-insulären Charakter annehmen.

Abb. 38 (A. W., $1^1/_2$ Jahre) stellt einen typischen Vertreter dieser Dermatose (Dermatitis seborrhoides mit sekundärer Impetiginisation) dar. Etwas schwieriger zu deuten war folgender Fall:

Zu Abb. 39. M. K., $1^1/_4$ Jahre. Wegen „akuten Gesichtsekzems" eingeliefert. Haut des Gesichtes gerötet, mit Krusten und Eiterpöckchen bedeckt (besonders an beiden Wangen, um den Mund, am Kinn und in der Umgebung der Nase). An den Händen (besonders Fingern) geringere Ausbildung der Hautveränderung. Auf dem Kopf „Seborrhoe".

Aus der Anamnese: Neigt seit jeher zu Schuppenbildungen auf dem Kopf. Haut sonst stets rein gewesen. Vor 8 Tagen Ausschlag im Gesicht, der nach Kratzen auch etwas auf die Hände übergriff.

Diagnose: Dermatitis seborrhoides faciei „impetiginisata".

Wir zweifelten zwar bereits beim ersten Ansehen an der Diagnose „echtes Ekzem", wurden aber zu ihrer endgültigen Ablehnung durch den Verlauf geführt. Innerhalb von 10 Tagen heilte die Dermatitis bei Salicylvaseline und Präzipitatsalbe völlig ab und kam, bis auf gelegentlich leichtes Wundsein, nie mehr wieder zum Vorschein.

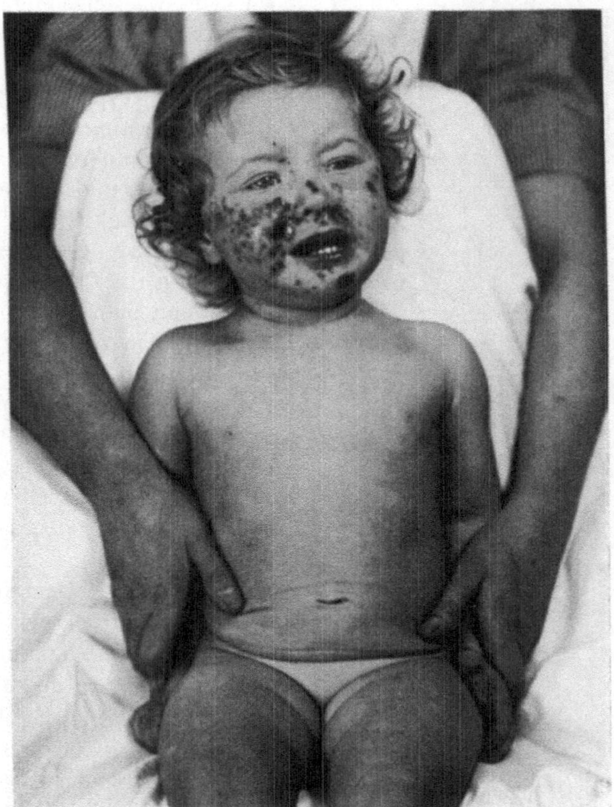

Abb. 39. M. K. $1^1/_4$ Jahre. Dermatitis seborrhoides faciei „impetiginisata".

So einfach also die Verhältnisse zu liegen scheinen, ist man zuweilen gar nicht in der Lage, auf den ersten Blick die Ekzemdiagnose zu stellen oder abzulehnen. Die Entscheidung bringt in solchen Fällen erst der weitere Verlauf unter dem Einfluß rein lokaler Behandlung. Heilt binnen 1—2 Wochen die Dermatose vollends und endgültig ab, dann handelte es sich bestimmt um kein echtes Ekzem. Auf diesen Punkt wird immer noch zu wenig geachtet, die nachträgliche Korrektur versäumt und fehlerhaften Schlußfolgerungen in dieser oder jener Richtung der Weg geebnet.

Aus dem bisher Gesagten geht hervor, daß wir den klinischen Ekzembegriff zwar nicht absolut, aber immerhin dominant, von der Gegenwart einer Morphe abhängig machen, oder richtiger, von der Fähigkeit der Haut die mannigfachsten Reize stets mit eben dieser Morphe zu beantworten. In diesem Sinne würde also das Ekzem nichts weiter bedeuten als einen besonders gearteten Reaktionstypus. Diese, ich möchte sagen, rein reaktiv-morphologische Einstellung bietet dem klinischen Studium große Vorteile und erscheint mir für grobe Bereinigungsversuche und Verständigungsbestrebungen außerordentlich geeignet.

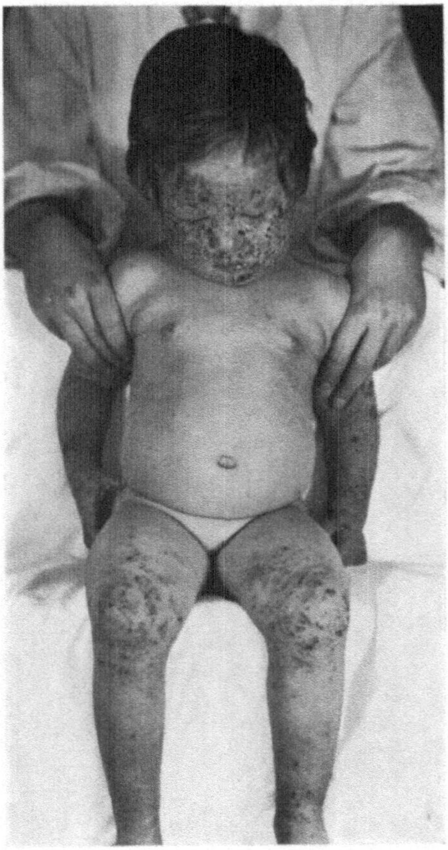

Damit ist aber der Ekzembegriff noch keineswegs erschöpft. Weitere, ja seine tiefsten Wurzeln faßt er erst aus der Erkenntnis, daß der Erwerb der Fähigkeit zur typischen Reaktionsform meist eine Umstimmung des Organismus und stets Veränderungen der Haut zur Voraussetzung und Folge hat, die in ihrer Hartnäckigkeit den weiteren Verlauf unabsehbar gestalten und unberechenbar in die Länge ziehen können. Es ist, wenn man Gelegenheit hat die ersten Anfänge eines Säuglingsekzems zu sehen, nicht möglich zu sagen, ob der Prozeß in wenigen Monaten Halt machen, oder zu einem *Leiden* führen wird, von dem sein Träger die ganze Kindheit hindurch, vielleicht zeitlebens nicht (oder nicht ganz) befreit werden kann.

Abb. 40. E. W. $1^3/_4$ Jahre. Ekzem (wahrscheinlich beginnende Ekzematose im Sinne Dariers).

Für solche Patienten steht seit langem der Ausdruck „*Ekzematiker*" in Gebrauch. Dabei kann das Ekzem nur auf wenige, der Einwirkung äußerer Reize besonders ausgesetzte Örtlichkeiten beschränkt bleiben — mitunter bildet ein nässender Restherd hinter dem Ohr die Quelle vieljähriger Widerlichkeiten — oder es ist zunächst auf weite Bezirke der Hautfläche verteilt und zieht sich erst später nach gewissen Prädilektionsstellen zurück. Den Fall 40 (E. W., $1^3/_4$jährig), den wir genau kennen, mit schwer belastender Anamnese und hartnäckigstem Ekzem seit dem 4. Lebensmonat, möchten wir schon jetzt einen ungünstigen Verlauf voraussagen und ihn trotz seines jungen Alters mit großer Wahrscheinlichkeit als „Ekzematiker" im eben erörterten Sinne ansprechen.

Die Deutung des Ekzems als „besonders gearteten Reaktionstypus" soll sich demnach nur auf das Hautphänomen beziehen. Die Charakteristik im Sinne der Pathologie verlangt mehr, wie das Beispiel des Ekzematikers beweist. Hier handelt es sich um einen kranken Menschen und um ein wirklich „*krankes Hautorgan*", das unter dem Einfluß vielfältiger Reize und Noxen, ektogener und endogener Natur, in diesem Zustande erhalten und immer wieder zu neuen Schüben getrieben wird. Später soll versucht werden, dem Verständnis ihres schwer entwirrbaren Wirkungsmechanismus einigermaßen näher zu treten.

In diesem Abschnitt sollten nur die markantesten Bilder an ausgewählten Beispielen veranschaulicht und der klinische Ekzembegriff tunlichst einfach herausgearbeitet werden. Die zahlreichen Bezeichnungen und Namengebungen mögen bei oberflächlicher Durchsicht verwirrend wirken. Ein tieferer Einblick wird aber leicht das Gegenteil davon erweisen. Die Herbeiführung einer Klärung nämlich, die darin besteht, daß sich das ganze Gebiet in zwei große, voneinander trennbare und grundverschiedene Dermatosengruppen aufteilen ließ: Dermatitis seborrhoides und Ekzem. Diese Trennung ist kein Kunstprodukt, sondern unbedingtes Postulat der klinischen Beobachtung.

Unser Ergebnis mag manchem nachträglich als selbstverständlich erscheinen. Daß dem jedoch nicht so ist, geht fast aus jeder beliebigen Publikation der pädiatrischen Literatur zur Kinderekzemfrage hervor, einerlei, ob sich diese mit der Behandlung, Diätetik, Blutuntersuchung oder Stoffwechselforschung beschäftigt und einerlei, ob diese älteren oder jüngsten Datums ist. Erst Systematik, dann Forschung! Von diesem Empfinden wurde offenbar auch TACHAU geleitet, als er sein Bestreben, zunächst Ordnung zu schaffen, in einer Reihe verdienstvoller Publikationen in die Tat umsetzte. Glaubt jemand obiger Forderung enthoben zu sein, dann sind eben die Schlüsse, die er aus seinen Untersuchungen zieht, falsch, ebenso falsch, wie die Summe, die ein Rechner, allerdings ein sehr schlechter, aus der Addition heterogener Summanden zu gewinnen suchen würde.

Crusta lactea.

„Crusta lactea“ von der Pädiatrie unter dem deutschen Namen „Milchschorf“ immer noch gern gebraucht, von der Dermatologie als gänzlich obsoleter und nichtssagender Begriff längst über Bord geworfen.

Der Ausdruck stammt aus der vordermatologischen Zeit und umfaßte seinerzeit so gut wie alles, was sich in Form von honiggelben Krusten (Melitagra) oder Eiterborken im Gesicht und am Kopf von Säuglingen und Kleinkindern einstellen kann. Selbst der „Favus“ wurde miteinbezogen. Später machte sich eine gewisse Trennung in „Kopfgrind“ (Porrigo, Tinea) und „Gesichtsgrind“ (Lactumen) bemerkbar.

Historisch und volksmundgerecht versteht man unter Crusta lactea hauptsächlich die „impetiginöse“ Form des Kopf- und Gesichtsekzems, wobei der übrige Körper vollkommen frei bleibt (BEDNAŘ, BOHN).

Abb. 41 (betr. Fall 29) stellt einen klassischen Vertreter dieser Sorte dar: Gesicht und Kopf mit dunkelbraunen bis grünschwarzen, eiteruntermengten Borken (mit Ausnahme der Mundpartie) lückenlos überzogen, übrige Haut tadellos sauber, rosig-weiß, samtartig, succulent.

Daß diese Form trotz des immer wieder sehr imponierenden Bildes keine besondere Namengebung zu beanspruchen hat, ist richtig und das ablehnende Verhalten der Dermatologen somit sehr begreiflich.

Wir möchten an dem Begriff festhalten, und zwar in jener Fassung, wie sie ihm CZERNY in seiner ersten Mitteilung über die exsudative Diathese (1905) verliehen hat. Zur Klarstellung ist es am besten, wenn wir den Autor selbst sprechen lassen. CZERNY unterscheidet zwischen „Gneis" und „Milchschorf" und gibt für letzteren folgende Beschreibung:

„Er ist dadurch gekennzeichnet, daß bald früher, bald später im Säuglingsalter, aber nur in diesem und nie nach dem ersten Lebensjahre, eine auffallende Rötung der Haut auf der Höhe der Wangen oder mehr in der Nähe der Ohrmuscheln auftritt. Diese Rötung unterscheidet sich von der, welche normale

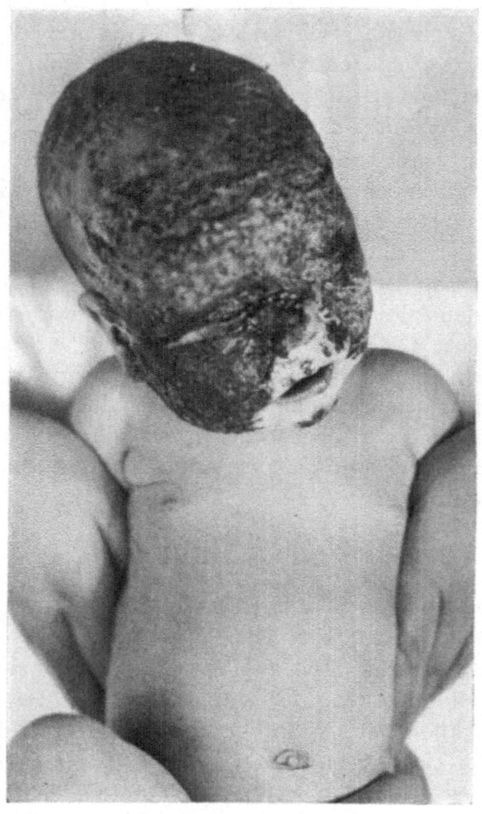

Abb. 41. E. W. $6^1/_2$ Mon. Crusta lactea (Ekzema impetiginosum capitis et faciei). Ausschließlich Kopf und Gesicht befallen, der übrige Körper vollkommen frei.

Kinder auszeichnet, daß sie sich nicht allmählich in die Farbe der Haut in der Umgebung verliert, sondern ziemlich scharf von der im übrigen weißen Körperhaut abhebt. Außerdem ist bald an den geröteten Hautstellen eine Abschuppung wahrnehmbar. Die Schuppen sind aber klein, bleiben stets weiß und sind leicht zu entfernen. Diese Rötung tritt ohne nachweisbare Ursache auf, besteht oft tagelang, verschwindet wieder auch ohne Therapie, auf kürzere oder längere Zeit, kehrt wieder um nach einiger Zeit wieder abzublassen. So kann sich der Wechsel wochen- und selbst monatelang wiederholen. In diesem Stadium hat der Milchschorf eine gewisse Ähnlichkeit mit der Landkartenzunge, nur mit dem Unterschiede, daß die Hautaffektion nicht so flüchtiger Natur ist wie die der Schleimhaut.

Der Milchschorf bleibt aber nicht immer in dem beschriebenen Stadium, sondern gibt noch viel häufiger als der Gneis zur Entstehung von Ekzemen Veranlassung. In den meisten Fällen wird die dazu notwendige Infektion durch Epitheldefekte vermittelt, welche sich die Kinder durch Kratzen beibringen. Nicht in jedem Falle von Milchschorf besteht Juckreiz. Manche davon betroffenen Kinder kratzen nicht, auch wenn sie über volle Beweglichkeit ihrer Hände verfügen. Bei anderen geht die Entwicklung des Milchschorfes von Anfang an mit einem solchen Juckreiz einher, daß sie jede Gelegenheit benützen, um mit ihren Händen an die Gesichtshaut zu gelangen und sich sichtbare Kratzwunden beizubringen."

„Der nicht komplizierte Milchschorf stört die Kinder wenig in ihrem Allgemeinbefinden. Der mit Ekzem verlaufende muß dagegen als eine schwere, selbst lebensgefährliche Erkrankung angesehen werden."

Dieser Schilderung ist nichts Wesentliches beizufügen. Ohne Frage geht daraus hervor, daß zwischen einer „nicht komplizierten" und der „mit Ekzem verlaufenden Form" unterschieden wird. Letztere ist bereits Ekzem. Für erstere hingegen, die dem „reinen" Milchschorf im engeren Sinne entspricht, ist schon im Hinblick auf ihre überragende Bedeutung als „präekzematöse Dermatose" eine besondere Bezeichnung unbedingt wünschenswert. Fragt sich nur, ob die gewählte zweckmäßig ist. Sie hat Vor- und Nachteile.

Ein Vorteil ist, daß die strenge Altersgebundenheit an die Säuglingszeit damit zum Ausdruck gebracht wird. Tatsächlich ist der Milchschorf im vermeinten Sinne eine typische Säuglingsdermatose. Nach Ablauf des ersten Lebensjahres gelangt er in reiner Form nicht mehr zur Beobachtung.

Ein Nachteil ist hingegen, daß sich die Bezeichnung in keiner Weise dem dermatologischen System anpassen läßt, indem sie nicht dem Charakter der Hautaffektion Rechnung trägt. Dies verleitet zu gewisser Disziplinlosigkeit in der Diagnosenstellung und führt dazu, daß auch heute noch, trotz obiger Beschreibung, die an Klarheit nichts zu wünschen übrig läßt, vom reinen Wortlaut betört, vieles als „Crusta lactea" angesprochen wird, was damit gar nichts zu tun hat.

Ausgezeichnet wäre die Bezeichnung „Pityriasis rubra faciei" (erythematöse Wangenrötung mit kleienförmiger Abschilferung), die von BEDNAŘ für das Vorstadium des Wangenekzems der Säuglinge gebraucht wird. Sie ist aber bereits für eine ganz andere, schwere Hauterkrankung erythrodermaler Art (HEBRA) vergeben.

Rein klinisch betrachtet erblickten wir im „Milchschorf" zunächst nichts weiter als eine besonders lokalisierte Dermatitis (erythematosa) seborrhoides, bezeichneten ihn daher als Dermatitis seborrhoides larvalis und glauben nicht, daß sich dagegen ein Einwand erheben läßt. Wollte man außerdem der sehr charakteristischen Altersgebundenheit Ausdruck verleihen, dann wäre noch das Epitheton „lactentium" hinzuzufügen, ein Wort, das in der Kinderheilkunde übrigens meines Wissens noch niemals gebraucht wurde, obwohl „lactens" auf gut lateinisch „Säugling" heißt. Sollte die weitere Forschung (s. S. 131) erweisen, daß an dem Zustandekommen der Dermatose tatsächlich die Milch ursächlich beteiligt ist, dann allerdings wüßte ich keine bessere Namengebung als „Crusta lactea".

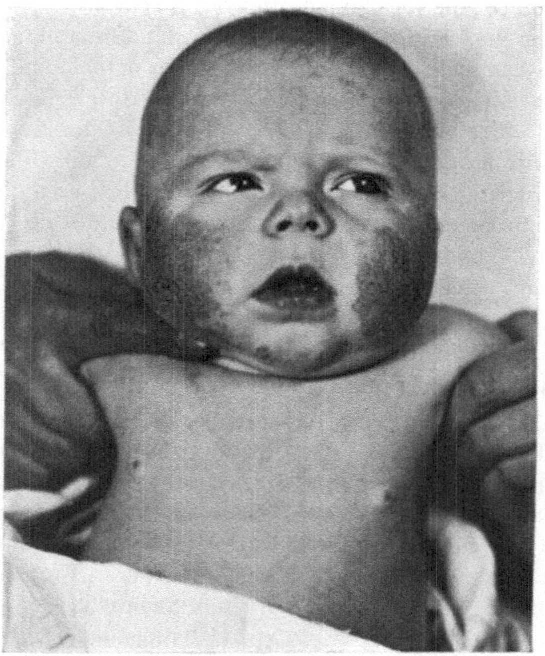

Abb. 42. W. Z. 3 Mon. Milchschorf. Die Dermatose folgt in scharfer Begrenzung der natürlichen Wangenröte.

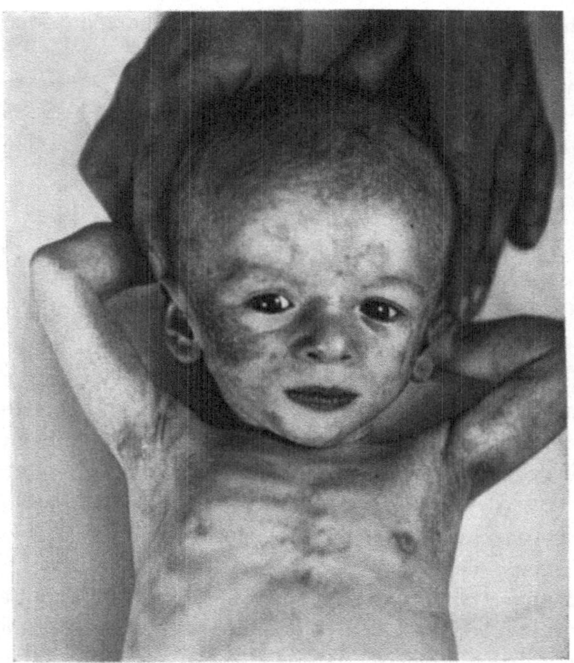

Abb. 43. K. F. 4 Mon. Milchschorf bei einem dystrophischen Säugling.

Die Beantwortung der Lokalisationsfrage hatten wir bereits im I. Abschnitt als schwierig bezeichnet. Dies gilt besonders für den Fall, wo die Rötung in der Mitte oder auf der Höhe der Gesichtsbacken beginnt. Das pathologische Erythem folgt der natürlichen Wangenröte (Abb. 42). FINKELSTEIN vermutete, „daß hier besondere Vorgänge einen vermehrten Afflux und in dessen Gefolge eine erhöhte Verletzlichkeit bedingen“. Unter diesen Umständen ist vielleicht auch dem Dentitionsprozesse (HENOCH, FINKELSTEIN) mit seinen sensiblen und

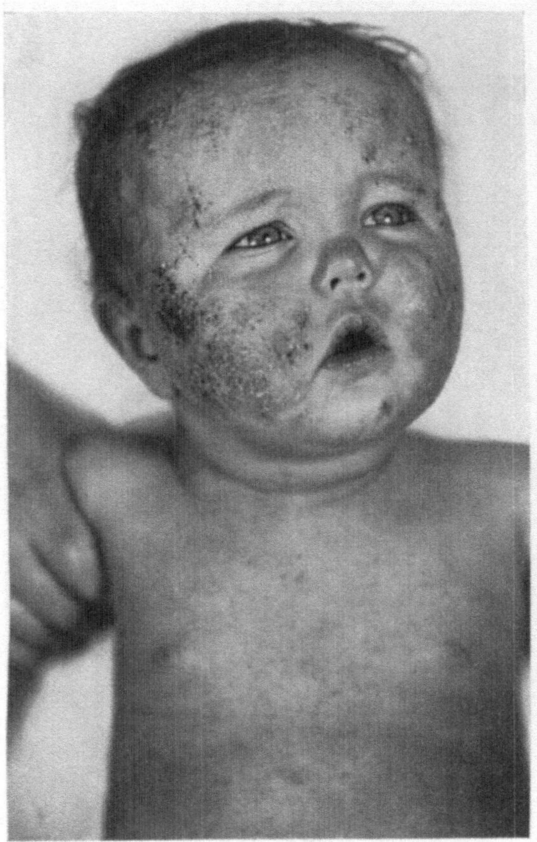

Abb. 44. Th. K. 8 Mon. Ekzematisierter Milchschorf.

vasomotorischen Begleiterscheinungen fördernde Beteiligung beizumessen. Der zweite Fall, wo die Dermatitis „in der Nähe der Ohrmuscheln“ beginnt, ist insofern leichter erklärbar, als da meist noch Reste von retroaurikulärer Intertrigo, wenn auch nur andeutungsweise, nachweisbar sind oder Dermatitis seborrhoides hinter den Ohren vorausgegangen war. Abb. 43 stellt einen solchen Fall dar, bei dem wir das präaurikuläre Fortschreiten nach dem Jochbogen von Tag zu Tag verfolgen konnten. Zuweilen verbindet sich damit noch eine weitere Reizstelle, die streifenförmig vom äußeren Augenwinkel ausgeht.

Nicht minder wichtig erscheint uns die Frage, warum der Milchschorf so leicht „ekzematisiert“ (Abb. 44, 45, 46). Sie ist strenggenommen nicht zu beantworten, bevor man dem Begriff der „Ekzematisation" volle Klarheit verschafft. Klinische Abhandlungen sind nicht der Ort, sich darüber in weitläufige Auseinandersetzungen einzulassen.

Hält man sich nur an das, was man mit eigenen Augen wahrnehmen kann und sieht man zunächst von konstitutionspathologischen und anderweitigen kausalgenetischen Betrachtungsversuchen vollkommen ab, so muß man feststellen: Die „Ekzematisation" beginnt in der Regel erst dann, wenn es zu jucken

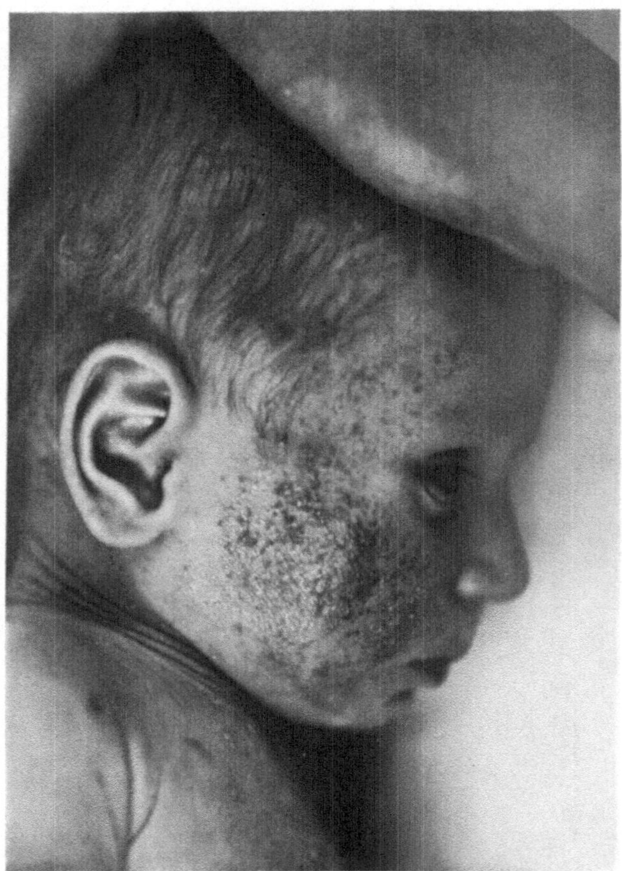

Abb. 45. E. K. 6 Mon. Ekzematisierter Milchschorf.

anfängt und auf dem trockenen Urboden der Dermatitis seborrhoides da und dort feuchte Stellen zum Vorschein kommen. Sicher ist, daß jetzt Bakterien auf den Plan treten und wahrscheinlich, daß ihnen bei der Überführung der Dermatitis seborrhoides in den ekzematösen Prozeß eine bedeutsame Rolle zufällt (s. auch die obige Beschreibung des Milchschorfs durch CZERNY). Damit soll nicht gesagt sein, daß wir die „Ekzematisation" selbst etwa als durch Bakterien „verursacht" betrachten. Immerhin ist anzunehmen, daß diese oberflächlichen Kokkodermien mit ihren dichtgruppierten Bläschen und sekundären Krustenbildungen als sehr gewichtige Schrittmacher zu betrachten sind.

Daß wir darin nur einen, und gewiß nicht den hauptsächlichsten wegbereitenden Faktor für die Genese der „Ekzematisationen" erblicken, braucht nicht besonders betont zu werden. Wir haben ihn an dieser Stelle nur deshalb angeführt, weil ihm beim „Weiterkriechen" von Gesichtsekzemen der jungen Säuglinge und gerade bei der

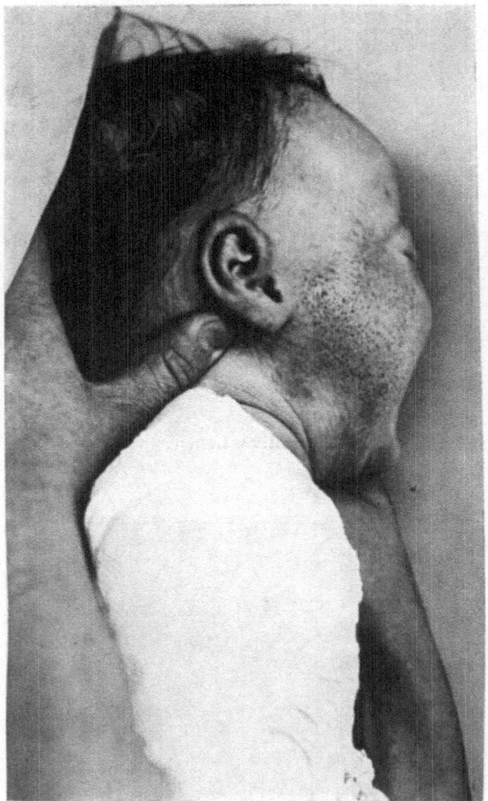

Abb. 46. D. L. 8 Mon. Ekzematisierter Milchschorf (Status punctosus).

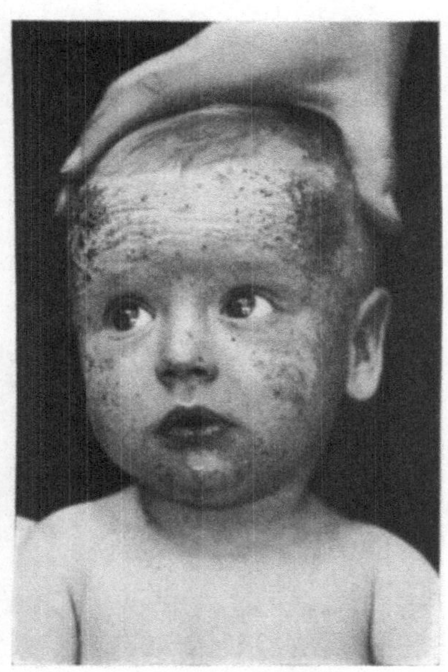

Abb. 47. S. Sch. 7 Mon. Dermatitis seborrhoides eccematisata.

„Ekzematisation" der Dermatitis seborrhoides an der Haargrenze (Abb. 47), stirnabwärts und in der Umgebung der Ohren, wahrscheinlich große klinische Bedeutung zukommt.

Im übrigen sei auf den Abschnitt S. 130 verwiesen, der einer in wesentlichen Punkten ergänzenden Betrachtung des „ekzematisierten" Milchschorfs gewidmet ist.

Erythrodermia desquamativa.

Abb. 48 zeigt einen klassischen Fall von Erythrodermia desquamativa Leiner. Unter Hinweis darauf verzichten wir auf eine eingehende Beschreibung des äußeren Bildes. Dies hieße nur Dinge wiederholen, die bereits vom Autor in vorbildlich erschöpfender Weise geschildert worden sind.

Der Entwicklungsgang der Dermatose bis zur klinischen Morphe wurde im Abschnitt I darzustellen versucht. Ihr Grundelement bildet das diffuse Erythem. Es ist ein Vorläufer der universellen Dermatitis und so zum großen Teil auch Urheber der großlamellösen Schuppung.

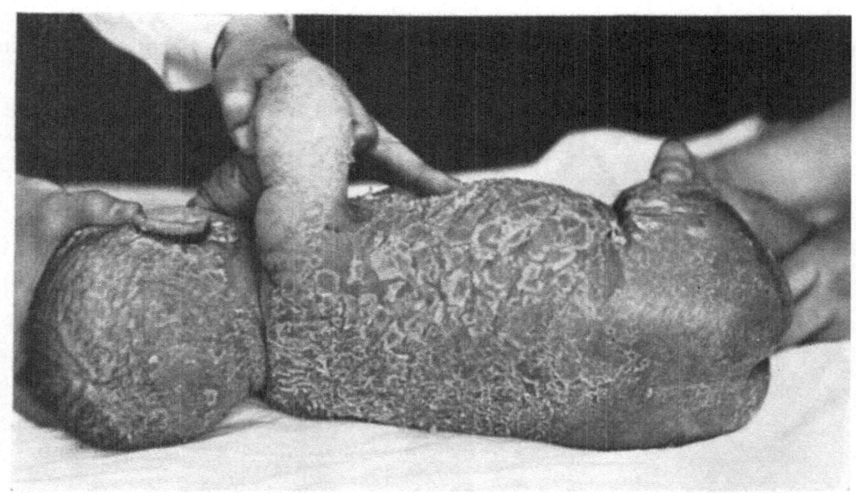

Abb. 48. S. V. 3 Mon. Erythrodermia desquamativa Leiner.

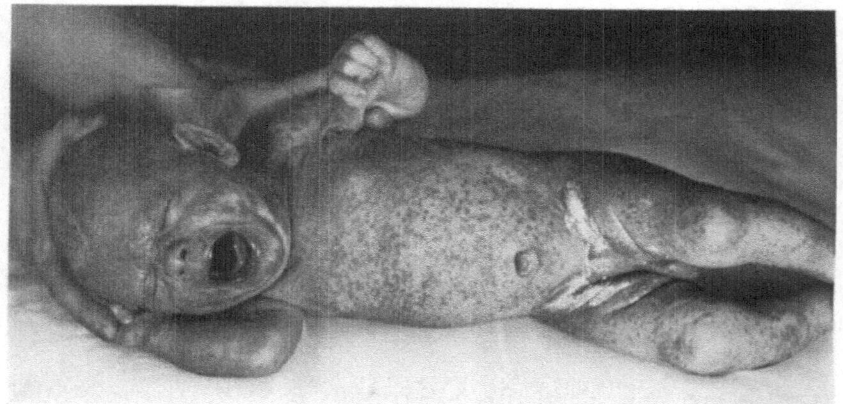

Abb. 49. R. S. 5 Woch. Erythrodermie, Initialeruption.

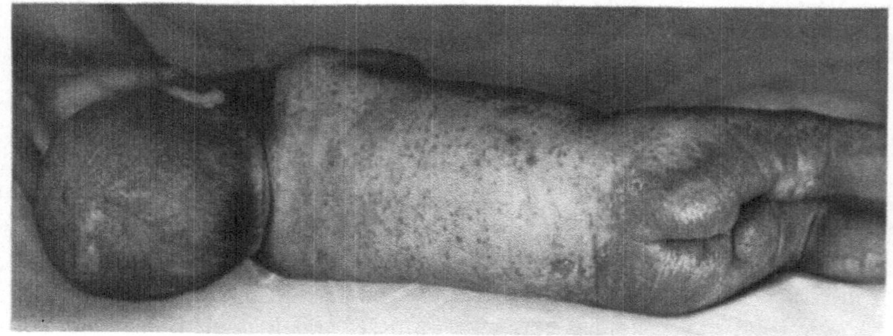

Abb. 50. R. S. 5 Woch. Erythrodermie, Initialeruption.

Dem Beispiele der Lehrbücher folgend haben wir früher die Erythrodermia desquamativa Leiner als eine generalisierte Erythrodermie mit großlamellöser Abblätterung definiert. In der Tat ist diese Art der Desquamation sehr ein-

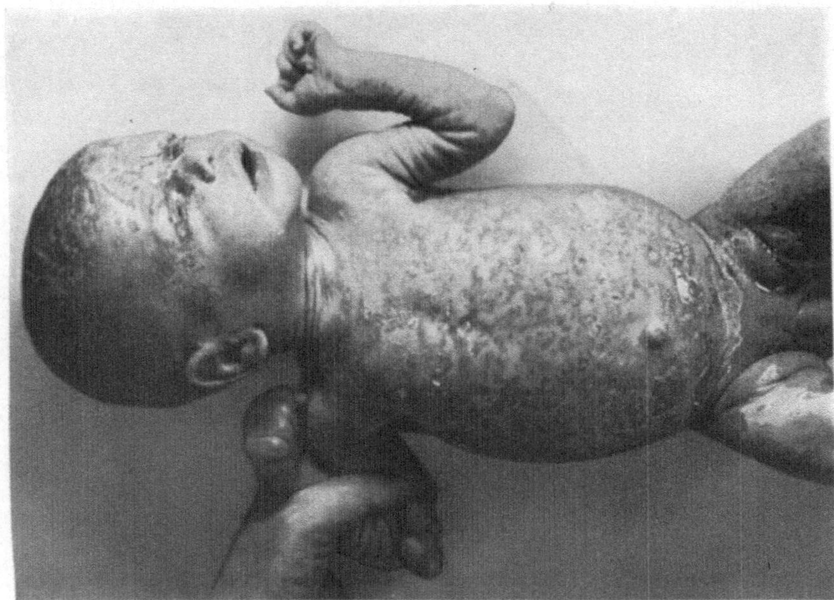

Abb. 51. J. J. 8 Woch. Erythrodermia desquamativa in statu nascendi.

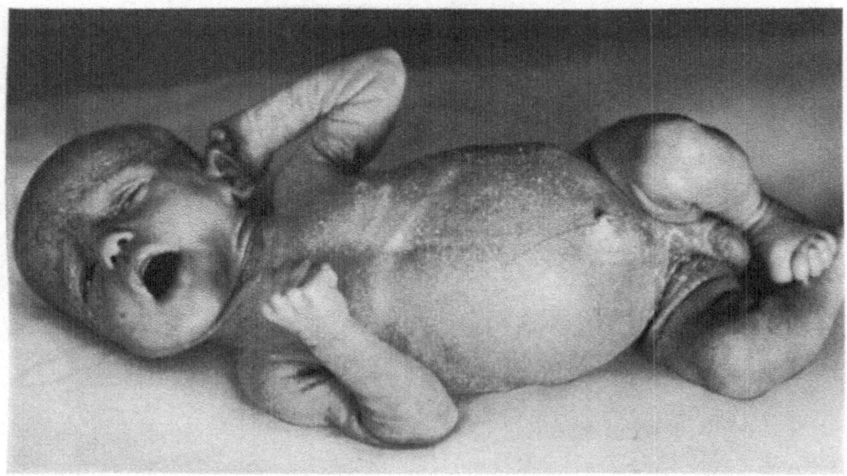

Abb. 52. J. J. Wenige Tage später, Erythrodermie komplett.

drucksvoll und hat zur Folge, daß, wer einmal einen typischen Fall gesehen hat, einen zweiten sofort wiedererkennt. Davon kann man sich alljährlich im Kolleg überzeugen. Es wäre aber weit gefehlt, die großlamellöse Abschuppung etwa als diagnostisches Kennzeichen unbedingt zu fordern. In zahlreichen, sonst ganz typischen Fällen, ist von großlamellöser Desquamation nichts zu bemerken. Sie schuppen dauernd kleinlamellös. Wenn auch nicht gerade kleienförmig, so doch mehr splitterig (Abb. 52 und 59). Solcher Abschuppung begegnet man häufig bei atrophischen Kindern, vor allem aber dort, wo das

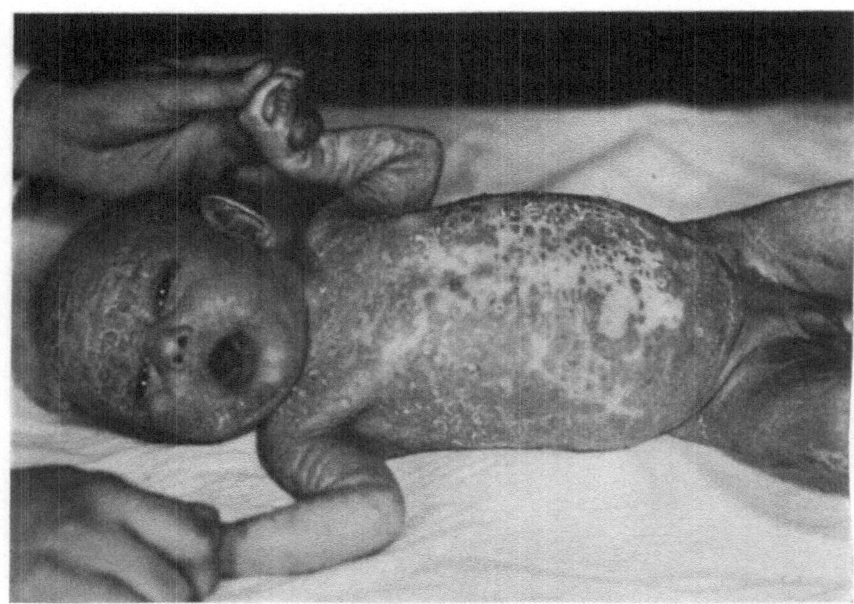

Abb. 53. P. M. 6 Woch. Erythrodermia desquamativa, vorne mit lichenoidem Initialexanthem.

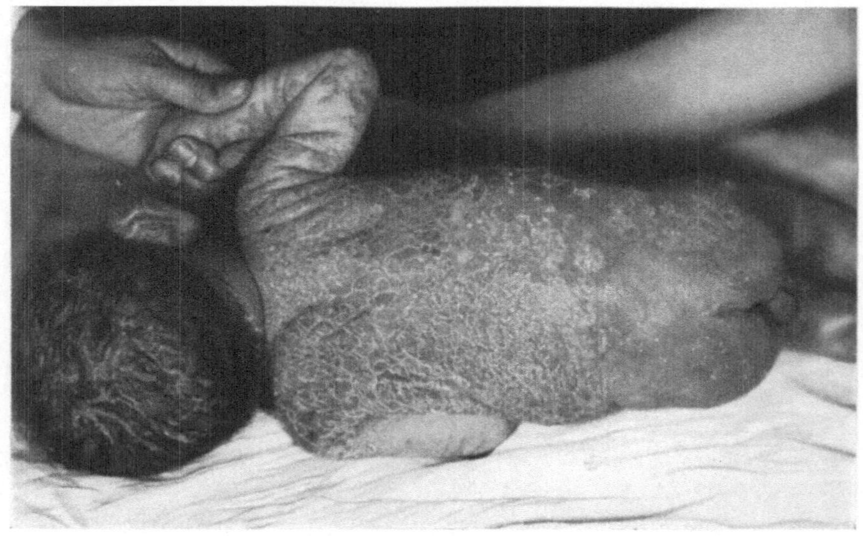

Abb. 54. P. M. 6 Woch. Erythrodermia desquamativa, hinten ausgeprägtes Bild.

einleitende Erythem nicht breit, flächenhaft, diffus, sondern mehr cirkumskript, knötchenförmig oder kleinfleckig in Erscheinung trat. Diese Feststellung gibt mir Gelegenheit, ein klinisch bisher wenig beachtetes Gebiet zu besprechen: den Charakter der I n i t i a l e r u p t i o n.

Die flächenhaften Erytheme, oder zunächst „streifen- bzw. bandförmige Rötungen“ (LEINER), leiten nur die ganz typischen Fälle ein. Ist man in der Lage, Erythrodermien in ihren allerersten Anfängen, gewissermaßen in statu

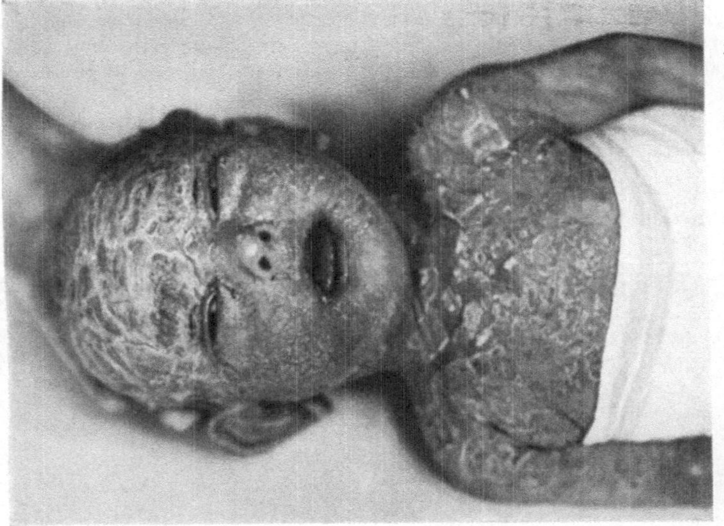

Abb. 55. P. M. 6 Woch. Erythrodermia desquamativa.

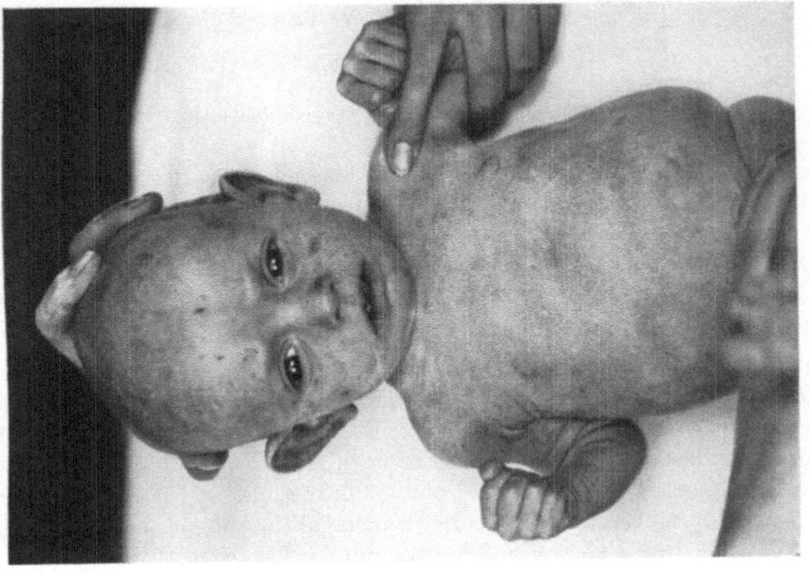

Abb. 56. P. M. 11 Woch. Erythrodermie in Abheilung.

nascendi zu beobachten, so wird man sich davon überzeugen können, daß nicht selten dem sog. Erythem ein sehr distinkter, knötchenförmiger Ausschlag vorangeht (Abb. 49, 50, 51, 57), der mehr den Charakter eines Exanthems trägt und insofern etwas an Masern erinnert, als er sehr bald (am nächsten Tage, manchmal schon nach wenigen Stunden) fleckig wird (Abb. 51, 53). Durch

Konfluenz dieser makulo-papulösen Gebilde entstehen zuweilen schöne, guirlandenförmige Figuren, deren leuchtendes Rot zu den ausgesparten Inseln der im übrigen blassen Haut eindrucksvoll kontrastiert.

Abb. 49, 50. R. S., 5 Wochen, zeigt die ganz frische Eruption: Wenig erhabene, bis linsengroße, kreisrunde, scharfbegrenzte Knötchen von roter Farbe, zum Teil mit feinsten Schüppchen bedeckt, auf blasser, völlig ungereizter Hautbasis. Innerhalb von 3 Tagen Übergang in partielle Erythrodermie; Abortivform, die nach 16 Tagen vollständig geheilt war.

Abb. 51, 52. J. J., 2 Monate, bietet initial ganz analoges Verhalten, ging aber rasch in komplette, generalisierende Erythrodermie über.

Auch LEINER ist dieses Initialexanthem nicht entgangen. Er hat es allerdings in den vereinzelten Fällen, die er von Beginn an verfolgen konnte, nur

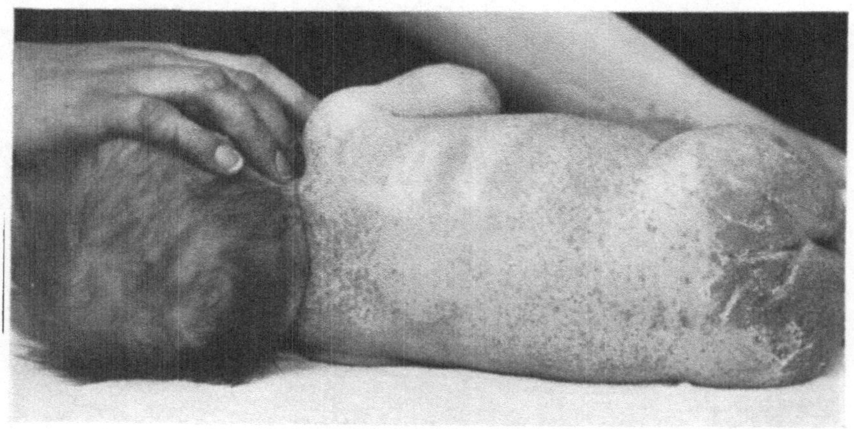

Abb. 57. O. F. 6 Woch. Initialstadium der Erythrodermie mit follikulären Primärefflorescenzen.

im Gesicht und an den Extremitäten beobachtet. Unsere Bilder zeigen gerade am Stamm die schönsten Primäreffloreszenzen. Außerdem schuppten beide Fälle, wie bereits einleitend erwähnt, nicht groß-, sondern ausgesprochen kleinlamellös und die Abhebung des silberigweißen Schüppchens von der Kuppe eines Initialknötchens bei Fall 49, 50 ergab einwandfrei punktförmige Blutaustritte, wie sie für psoriatische Effloreszenzen charakteristisch sind.

Daß solch „lichenoides" Initialexanthem häufiger an eine psoriatiforme als an die seborrhoide Reaktionslage gebunden zu sein scheint, zeigen in besonders deutlicher Weise die Abb. 53, 54, 55 betr. P. M., 6 Wochen, mit seinem schön ausgeprägten Primärexanthem am Abdomen (Abb. 53) und seiner Facies (Abb. 55), die mit ihren engen Lidspalten und Schlitzaugen auf den ersten Blick fast an Hyperkeratosis congenita denken läßt. Abb. 56 stellt das gleiche Kind 5 Wochen später im Abheilungsstadium dar.

Auch bei O. F., 6 Wochen, mit Dermatitis erythematosa glutaealis und seborrhoides (Abb. 57) eröffnete ein kleinpapulöser Ausschlag die Szene des Krankheitsbildes. Besonders der Rücken war von einer Unzahl minimaler follikulärer Knötchen dicht übersät. Es war während einer Hitzeperiode (9. 7. 29), und da das Kind angeblich stark schwitzte, dachten wir zunächst an eine Art „Schweißfriesel". In wenigen Tagen war die Erythrodermie perfekt, und wir wußten jetzt, daß man es früher mit einem Initialexanthem zu tun hatte, bei dessen Ausbruch allerdings auch der äußere Reiz des starken Schwitzens förderlich mitgewirkt haben mag. Die follikulären Primäreffloreszenzen blieben die ganze Zeit hindurch erkennbar, trotzdem die diffuse Rötung mit silberig glänzender Desquamation, die übrigens auch hier (außer am Kopf und stellenweise am Stamm) stets klein- und feinlamellös war, wochenlang bestanden hatte.

Eine starre Definition des Bildes der Erythrodermia desquamativa Leiner zu geben ist unmöglich. Wie wir eben sahen, gibt es typische universelle Formen mit kleinlamellöser Desquamation und typische großlamellöse Abblätterung bei dauernd partiell bleibender Erythrodermie (Abb. 58). Die Entscheidung ist oft mit Schwierigkeiten verbunden. Sie kommen daher, daß die Erythrodermiegruppe bei ihrer zweifelsfreien Zugehörigkeit zur Dermatitis seborrhoides eine Unzahl fließender Übergangsformen darbieten kann, Grenzfälle gewissermaßen, von denen man nicht immer mit absoluter Sicherheit sagen kann, ob

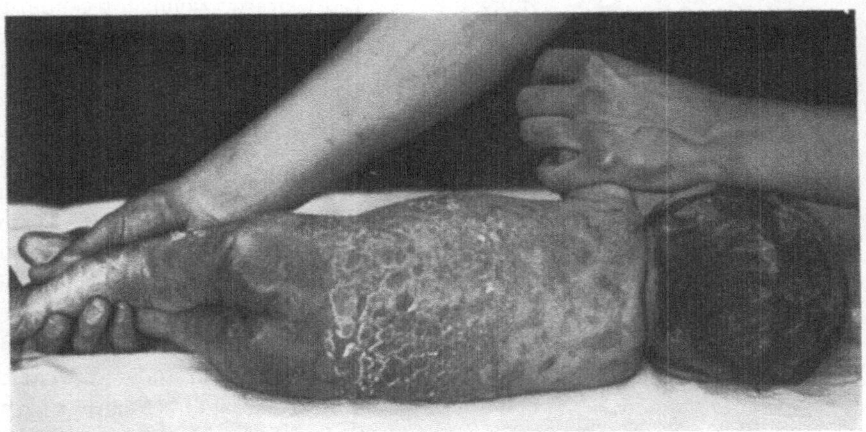

Abb. 58. J. Sch. 8. Woch. Partielle Erythrodermie mit großlamellöser Abblätterung.

man sie schon zur Erythrodermia desquamativa Leiner rechnen soll oder nicht. Die Frage ist keine klinische Tüftelei, sondern wichtig, weil das Ergebnis der statistischen Forschung unmittelbar davon abhängt, ob man die Erythrodermie in einen engeren oder weiteren Rahmen zu spannen geneigt ist.

Erleichtert wird diese Aufgabe in manchen Fällen dadurch, daß man nicht allein und so sehr die Hauterscheinungen, sondern außerdem und stets das klinische Bild in seiner Gesamtheit auf sich einwirken lassen muß.

Schon vor längerer Zeit konnte ich darauf hinweisen, daß bei Erythrodermiekindern starke Neigung zu Ödemen und auffallende Blässe der Haut besteht (Lehrbuch Feer 1917). Erstere brachte ich mit der Hydrolabilität, letztere mit den Ödemen in Zusammenhang. Eliasberg fand demgegenüber echte Anämie und oft beträchtlich reduzierten Hämoglobingehalt. Wir sind in der Lage, diesen Befund zu bestätigen.

Abb. 59. E. N., 7 Wochen, bisher gestillt, mit fieberhafter Pyurie in elendem Zustand aufgenommen, stellt einen solchen Typus dar. An den Extremitäten sind die Ödeme bereits abgeklungen. Nur das Gesicht erscheint noch hydropisch gedunsen, seine extreme, wachsartige Blässe durch das leichtzyanotische Düsterrot der übrigen, in feinsplitteriger Desquamation begriffenen Haut um so stärker betont.

Ödembereitschaft und Anämie können bereits auf der Höhe der Erkrankung festgestellt werden. Meist treten sie aber erst nach Abklingen der akuten

Hauterscheinungen deutlicher hervor. Sie sind prognostisch wichtig, da mit den Ödemen eine starke Senkung der natürlichen Resistenz Hand in Hand zu gehen pflegt. Sekundäre Infekte (Pneumonie, Pyurie s. Fall 59, Otitis — und wie wir hinzufügen möchten — auch Nasendiphtherie) sind in diesem Stadium an der Tagesordnung. Von 17 Erythrodermiekindern mit Ödemen starben 10, von 8 ödemfreien nur 1 (ELIASBERG). Selbstverständlich trübt auch häufiges Erbrechen, das nicht selten krampfhaften, pylorospastischen Charakter annehmen kann, bei den ohnehin schwerernährbaren Kindern die Prognose.

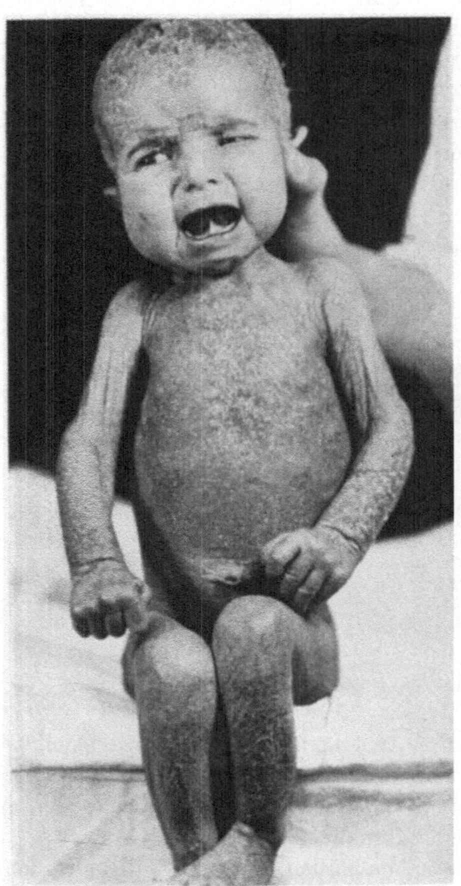

Abb. 59. E. N. 8 Woch. Universelle Erythrodermie mit feinsplitteriger Desquamation, Ödeme, Pyurie.

Ein weiterer ziemlich regelmäßiger Befund ist eine oft sehr erhebliche Leukozytose bei normaler oder verminderter Eosinophilenzahl (ELIASBERG). HACKEL (bei MOLL) empfahl sogar prognostische und differential-diagnostische Verwertung des Symptoms. Dies hätte wenig Sinn, wenn die sichere Abgrenzung der Erythrodermia desquamativa Leiner ausnahmslos ohne Schwierigkeiten gelänge. Man sieht also, daß sich offenbar auch andere Beobachter in ähnlicher Lage befanden wie wir.

Dazu kommt die Dyspepsie. Aus der Anamnese wird man zwar erfahren, daß die Haut schon vorher, besonders an den Glutaeen, in größerer Ausdehnung „wund" war. In der Regel „ging es aber erst los", als die Diarrhöen einsetzten. Generalisierung der Dermatose und Ausbruch der Dyspepsie zeigen eine bemerkenswerte Parallele. LEINER und ich hielten sie auf der Höhe der Erkrankung für „regelmäßig" und räumten ihr daher pathognomonische Bedeutung ein.

Der letzte Punkt ist wichtig. Bestätigt er sich bei sorgfältiger Nachprüfung, dann wäre damit nicht allein die Dignität eines Symptoms erwiesen, sondern darüber hinaus ein Wegweiser nach jener Richtung gegeben, wo kausal- und pathogenetische Erwägungen einzusetzen hätten. Denn Betrachtungen solcher Art werden, angesichts der bisherigen Unklarheit der Lage, vor allem und naturgemäß von solchen Befunden auszugehen haben, die besonders auffällig sind und regelmäßig wiederkehren.

Zu diesem Zwecke unterzogen wir unser gesamtes Material (aus den letzten 20 Jahren, 1910—1930 incl.) einer exakten statistischen Nachprüfung. Wir teilten es in 2 Gruppen, wovon die eine lediglich die exquisiten, vollkommen ausgeprägten Leinerfälle in strengster Abgrenzung, die zweite hingegen (außerdem) sämtliche Erythrodermien, darunter mehrere partielle und Übergangsformen umfaßte. Von kleineren Zusammenstellungen abgesehen liegen bereits 2 größere Statistiken vor, die 1. von LEINER selbst und eine 2. von WITTMANN (Klinik PIRQUET), denen wir nunmehr unsere 3. beifügen:

Tabelle 1.

	Erythrodermia desquamativa Leiner			Erythrodermiegruppe (erweitert) Heidelberg
	LEINER	WITTMANN	(bei strengster Auswahl) Heidelberg	
Gesamtzahl	57	74	50	134
Männlich	—	46	22	71
Weiblich	—	28	28	66
Brustkinder	94,8%	75,7%	84%	78%
Künstliche Ernährung	5,2%	24,3%	16%	22%
Dyspepsie	(fast) 100%	89%	94%	51%
Mortalität	erst 50%, später 30%	54% (1920: 88,5%)	26%	16%

Damit erscheint die oben gestellte Frage endgültig entschieden. Bei strenger Abgrenzung ist die Dyspepsie fast obligat.

Weiterhin geht aus der Tabelle folgendes hervor:

WITTMANN fand auffälliges Überwiegen des männlichen Geschlechtes (46 : 28), STRANSKY und WEBER sprechen von (bei weitem) Vorherrschen des weiblichen Geschlechtes. Bei uns ergab sich ungefähr gleiche Verteilung.

Selbst bei engster Begrenzung des LEINERschen Typus trat die Dermatose in 16% (8 von 50 Kindern) bei ausschließlicher künstlicher Ernährung auf, wovon 4 überhaupt niemals einen Tropfen Frauenmilch erhielten. Wir werden auf diesen Punkt im Abschnitt über die Pathogenese nochmals zurückkommen.

Die Mortalität entspricht der Schwere der Ernährungsstörung. Sie ist hoch, aber (nach eigenen Erfahrungen 26%) nicht als „auffallend" hoch zu bezeichnen. Angesichts der ungewöhnlich ungünstigen Resultate der Wiener Klinik (WITTMANN) bleibt wohl nichts anderes übrig, als anzunehmen, daß die Kinder sehr spät, d. h. in kaum reparablem Ernährungszustand eingeliefert wurden.

Neurodermitis.

Mit diesem Abschnitt betreten wir wiederum ein Gebiet, dessen klinische Systematik, selbst wenn man sich von vornherein in bescheidenen Grenzen hält, an den Bearbeiter erhebliche Anforderungen stellt. Sie kommen vor allem daher, daß die Abgrenzung dessen, was man in der Kinderheilkunde seit etwa einem Jahrzehnt als „Neurodermitis" zu bezeichnen pflegt, vom Ekzem mit großen, zuweilen kaum überwindbaren Schwierigkeiten verbunden ist. Diese Tatsache haben auch EPSTEIN und NEULAND erkannt. Die Lösung suchten sie darin zu finden, daß sie auf eine streng dermatologische Differenzierung, „die ihnen praktisch auch unwesentlich erschien", verzichteten; zumal nicht nur sie, „sondern auch die Dermatologen zumeist nicht in der Lage waren, die Neurodermitis vom neurogenen Ekzem zu unterscheiden". EPSTEIN und NEULAND hielten einen solchen Namen, bei dem man sich auf eine bestimmte Art von Hautveränderung festlegt, nicht für zweckmäßig und schlugen daher den umfassenderen „neurogene Dermatose" vor. Die Bedrängnis kann ich den beiden Autoren nachfühlen, ihre Parade begreife ich gleichfalls, verstehe im gewissen Sinn auch ihren Standpunkt, teilen kann ich ihn nicht, da sonst das Programm, das diesen Abhandlungen zugrunde liegt, vollständig über den Haufen geworfen würde.

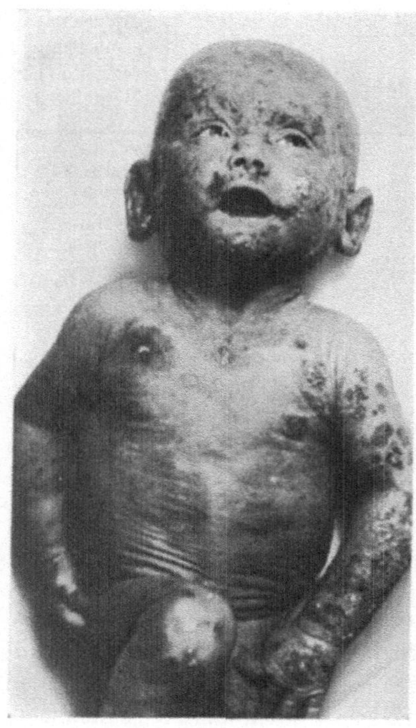

Abb. 60. H. W. 8 Mon. Neurodermitis disseminata.

Die Pädiatrie unterscheidet eine Neurodermitis disseminata und eine Neurodermitis circumscripta.

I. Neurodermitis disseminata des frühen Kindesalters: Derbe intensiv juckende (meist größere) Knötchen und Plaques, ohne gesetzmäßige Lokalisation, stets im Gesicht, aber auch über den Körper, die Extremitäten (ohne auffällige Bevorzugung der Beugen) verstreut. Das Kind findet Tag und Nacht keine Ruhe, scheuert unausgesetzt auf der Unterlage und zerkratzt sich, kaum losgebunden, wild und wund, wo es mit den Fingern hinkommt.

Abb. 60. H. W., 8 Monate. Rasender Juckreiz. Überall mehrminder derbe Knoten und Plaques durch Aufkratzen exkoriiert.

Aus der Anamnese: Schon bald nach der Geburt öfters nässende Dermatitis glutaealis und hartnäckiger „Grind" am Kopf. Wund hinter den Ohren. Mit $2^1/_2$ Monaten Knötchen- und Bläscheneruptionen auf der Stirn, präaurikulär und zerstreute Gruppen am Rumpf. Mit heftiger einsetzendem Juckreiz Ausbreitung auf die Beine und Arme. In den letzten Wochen starke Zunahme sämtlicher Erscheinungen. Sekundäre Eiterprozesse. Lederartig verdickte Haut.

Austragsdiagnose (1913): Schweres universelles Ekzem.

Trotzdem mir das ungewöhnlich hartnäckige Krankheitsbild (Arztkind) noch heute in lebhafter Erinnerung steht, kann ich nähere Angaben über den Charakter der Elementareruptionen nicht mehr machen. Aber das eine scheint mir sicher, daß die Dermatose heute allgemein als „Neurodermitis disseminata" bezeichnet werden würde.

Zu Abb. 61. A. V., 12 Monate. Im Gesicht massenhaft dichtstehende, zum Teil zerkratzte, deshalb etwas nässende Knötchen und größere Knotenbildungen (besonders Stirn). Wahnsinniger Juckreiz. Am behaarten Kopf Inseln von eingetrocknetem Sekret. Stamm frei. Hingegen am Gesäß, besonders aber an den Extremitäten (Oberarme, vor allem Handgelenke und Handrücken; Beine, besonders unterhalb des Knies und an der Außenseite der Unterschenkel) dichte Gruppen gleicher Art zum Teil exkoriiert durch wildes Kratzen. Sämtliche Gelenkbeugen, ebenso hinter den Ohren frei.

Aus der Anamnese: In den ersten 3 Monaten Haut völlig rein. Kein Wundsein. Dann Beginn am behaarten Kopf mit nässenden Stellen, an denen sich Borken bildeten. Ungefähr gleichzeitig damit Rauhigkeiten und Rötung an den Wangen. Mit $4^1/_2$ Monaten und heftig einsetzendem Juckreiz erste Eruptionen an den Extremitäten. 6 Wochen später hier und im Gesicht Aufschießen derber, größerer Knötchen, die die Mutter als „Knuppeln“ bezeichnete.

Eo.: 27%, 23%.

Gegen die Bezeichnung der Dermatose als „Ekzem“ wäre nichts einzuwenden, wenn man das Wort „pruriginös“ hinzufügt. In der Verbindung „Ekzema pruriginosum“ steckt jedoch streng genommen eine contradictio in adjecto

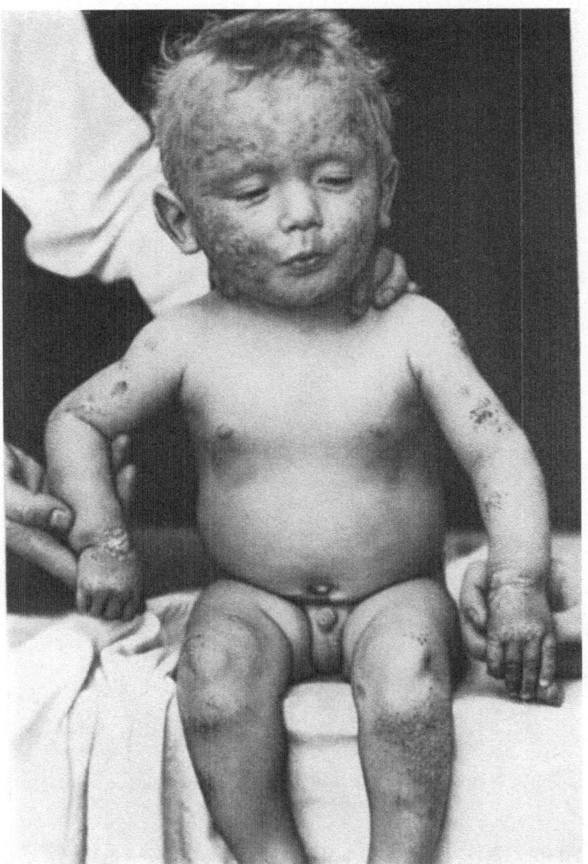

Abb. 61. A. V. 1 Jahr. Neurodermitis disseminata (Ekzema pruriginosum).

und deshalb wohl steht dieser Begriff in der neueren Dermatologie kaum mehr in Gebrauch.

Das Krankheitsbild entspricht vollkommen der oben für die Neurodermitis disseminata gegebenen Charakteristik, und zwar liegt hier, im Gegensatz zu dem ersten, ein unkomplizierter, reiner, primärer Fall dieser Dermatose vor. Die Berechtigung der Heraushebung aus der großen Ekzemgruppe ist begründbar durch den anders gearteten Charakter der Grundeffloreszenz, durch den das Krankheitsbild völlig beherrschenden Juckreiz (Juckneurose), besonders aber durch die sehr bemerkenswerte Gestaltung des Kratzeffektes: Auf Kratzen mit den Fingern in der Hüfte und am Gesäß entwickelte sich nämlich kein

Status punctosus, sondern eine intensiv gerötete Fläche mit ödematösen Papeln, aus denen das Gewebswasser tatsächlich in Strömen hervorquoll (Abb. 62). In meinen Aufzeichnungen findet sich weiterhin folgende Notiz: „An den Stellen, wo die Foto des Kratzeffektes an der Seite des Oberschenkels die zahlreichen Tropfenperlen zeigt, entwickelte sich später ein derbes plateauartig erhabenes Infiltrat, schon an die Morphe einer hyperplasierenden Haut wie bei Lichen simplex erinnernd, das unberührt mehrere Wochen persistierte, aber später durch Teer ausgezeichnet beeinflußbar war."

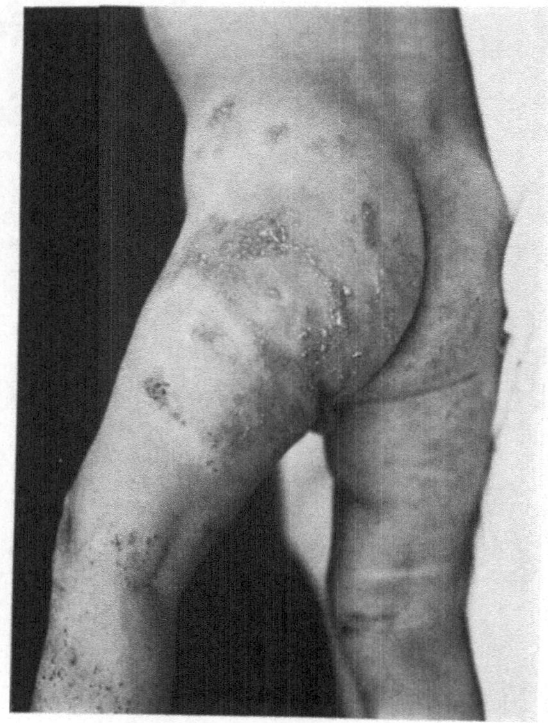

Abb. 62. A. V. 1 Jahr. Neurodermitis disseminata, Kratzeffekt an der Hüfte und am Gesäß („Ekzemperlen").

Ich stellte dem Fall (mit Unrecht) eine schlechte Prognose (Juni 1929). Anfang März 1930 kam das Kind zur Nachkontrolle wieder. In der Zwischenzeit einige kleine Schübe, unter Salbenbehandlung rasch abgeheilt. Nur auf der Stirn und auf der Höhe der Backen vereinzelte insulär angeordnete Knötchengruppen, zum Teil nässend, zum Teil mit Schuppen bedeckt. Kein Juckreiz. An den Armen und Beinen blasse, prurigoartige, angeblich nicht juckende Knötchen. Beugen auch diesmal vollkommen frei. Gesamteindruck überraschend gut. Eo.: 17 $^0/_0$.

In den Lehrbüchern und Kompendien wird immer wieder mit Nachdruck betont, daß die Neurodermitis disseminata starke Neigung hat, in die Neurodermitis circumscripta mit ihren typischen Prädilektionsstellen überzugehen. Auch ich habe mich bisher dieser Meinung angeschlossen. Unser Fall betraf eine primäre, unkomplizierte Neurodermitis disseminata. Ob obiges nicht allein für solche Fälle gilt, die ursprünglich mit Dermatitis seborrhoides kombiniert waren, bleibe dahingestellt. Es wird in Hinkunft darauf zu achten sein.

II. Neurodermitis circumscripta: Strenggenommen versteht die Dermatologie darunter nur solche örtlich begrenzte, derb infiltrierte, hochgradig rezidivierende Juckdermatosen (Nacken, Schulter, Hals, Beugen, Innenseite

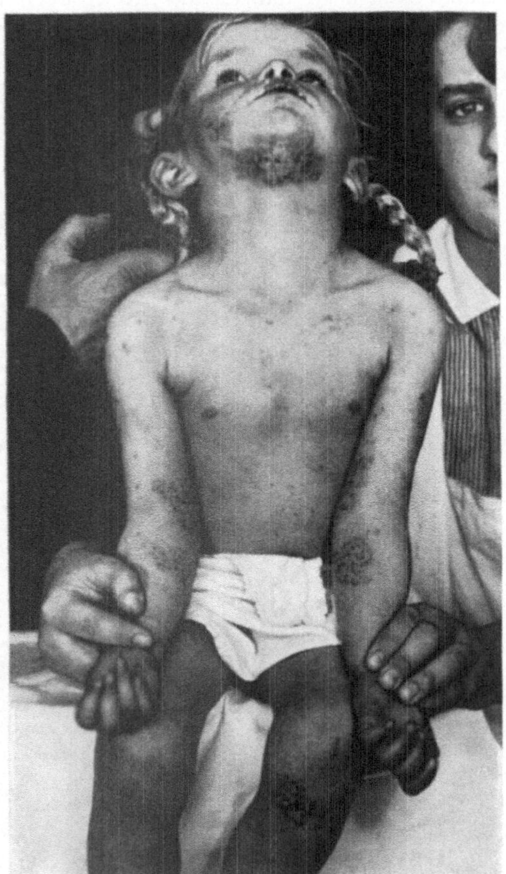

Abb. 63. E. St. $3^1/_2$ Jahre. Neurodermitis circumscripta.

der Oberschenkel) lichenoiden Charakters, deren primärer Ursprung gesichert ist (Lichen Vidal sensu strictori).

Hält man sich an diese Definition, so muß man sagen, daß die Dermatose im frühen Kindesalter so gut wie niemals [1], aber auch im späteren zweifellos selten anzutreffen ist, und ich bin augenblicklich nicht in der Lage, mit einer brauchbaren Kasuistik aufzuwarten.

Immerhin entsinne ich mich einiger Fälle, die vielleicht einschlägig sein dürften. Vor allem an ein 15jähriges Mädchen mit ausschließlicher Lokalisation im Nacken: Trockene, deutlich infiltrierte, fein gefelderte, stark juckende, ziemlich scharf begrenzte Fläche, mit schwachen Entzündungserscheinungen und von langem Bestand. Die Patientin kannte

[1] Außer einem von Brocq im Jahre 1893 beobachteten fraglichen Fall bei einem einjährigen Kind, zitiert nach Alexander.

ich von frühester Kindheit her. Von Ekzem oder Dermatitis seborrhoides war früher nichts festzustellen. Außerdem erinnere ich mich an ältere Asthmakinder aus der Privatpraxis mit der symmetrischen Affektion in den Kniekehlen, ohne erkennbaren Ekzemcharakter, bei denen mich die Ekzemanamnese wider Erwarten — daher die Erinnerung — im Stiche ließ. Ob lichenoide Gebilde oder Depigmentation bestanden hatten, weiß ich nicht mehr und wurde nicht notiert.

In der Regel verhält es sich so, daß die als „Neurodermitis" angesprochene Dermatose entweder immer noch zweifelfreies Ekzem oder nachweislich dem

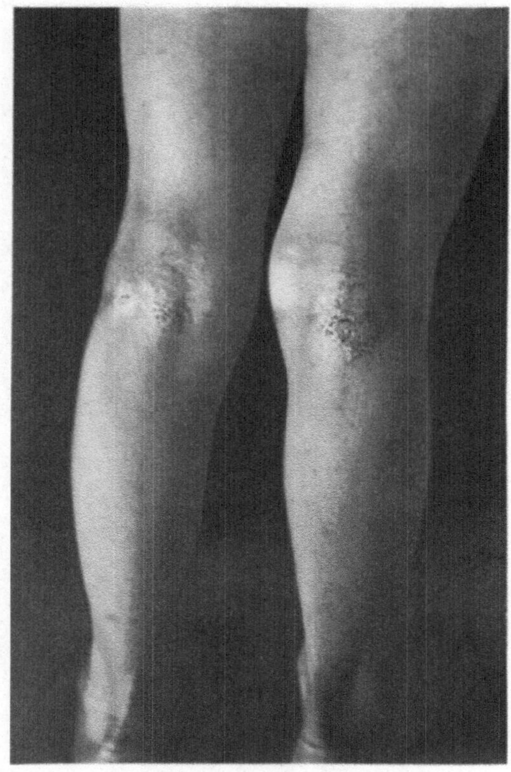

Abb. 64. E. St. Neurodermitis circumscripta. Typische Lokalisation in den Kniekehlen.

Ekzemboden entwachsen war, also nicht primären, sondern sekundären Ursprungs ist. Z. B.:

Zu Abb. 63, 64. E. St., $3^1/_2$ Jahre. Breite, stark infiltrierte Plaques, besonders in der Mitte beider Arme (Abb. 63) und in den Kniekehlen (Abb. 64). An ersterer Stelle (besonders am Ellbogen) Gruppen exsudativer Knötchen, vielfach zerkratzt und nässend; an letzterer Haut teils verborkt, teils gefältelt, derb, etwas cyanotisch. Auf der rechten Wange umschriebene Rötung, nach dem Kratzen klassische Bläschengruppe. An der Schulter und vorne am Hals unterhalb des Kinns flächenhafte stark verborkte Plaques (Abb. 63). Einzelne Knötchengruppen an Brust und Bauch. Körper sonst frei. Juckreiz, besonders nachts, wenn das Kind ins Bett kommt.

Aus der Anamnese: Mit 3 Monaten „nässender Milchschorf" im Gesicht, der mit Ölumschlägen behandelt wurde. Mit etwa 1 Jahr wurden Arme und Beine befallen. Gesicht fast frei. Ausschlag angeblich sehr wechselnd. Verschlimmerungen im Frühjahr und Spätherbst.

Nach $3^1/_2$ Monaten wurde das Kind wieder bestellt. Die Dermatose bot folgendes Bild dar:

Nach Teer und Naftalan wesentliche Besserung. Gesicht, Hals und Beugen fast völlig frei. Nur in den *Kniekeh'en* — das Kind war vom Lande und trug ständig dicke wollene Strümpfe von schwarzer Farbe — kam der Prozeß niemals ganz zur Ruhe. Besonders in den letzten Wochen verschlimmerte sich der Zustand unter Juckreiz, Rötung und neuen Knötcheneruptionen (links mehr als rechts). Die Nachuntersuchung ergab: Bläulich-blaßrot verfärbte Infiltration, zum Teil aufgekratzt und mit kleinsten und größeren Blutborken bedeckt. In den mittleren unverletzten Partien (vorerst ohne Reliefvergröberung) Knötchen von polygonaler Form, die an lichenoide Gebilde erinnern.

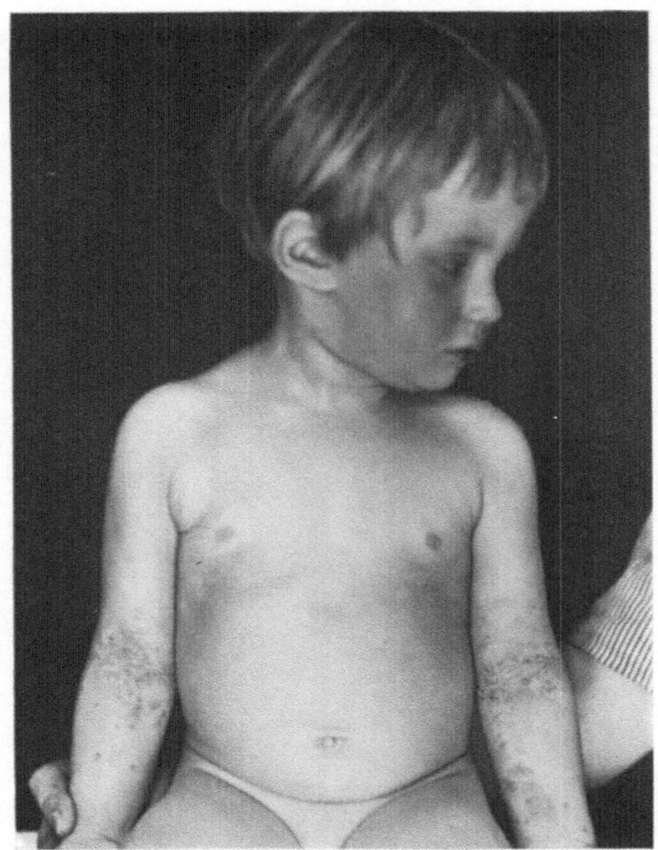

Abb. 65. L. B. 2 Jahre. Ekzema flexuarum auf seborrhoider Grundlage.

Es handelte sich also zunächst um nichts weiter als um „chronisches Ekzem" (en plaques), eine Bezeichnung, die zur Zeit zwar wenig in Gebrauch steht, aber für diesen Fall in jeder Hinsicht zutrifft und ausreicht. Ob, wie die fraglichen „lichenoiden Gebilde" anzudeuten scheinen, die Dermatose in den Kniekehlen ihren Charakter zu ändern im Begriffe steht, muß der weitere Verlauf lehren.

Zu Abb. 65, 66. L. B., 2 Jahre, 9. 7. 29. In beiden Ellenbeugen entzündliche Rötung mit starkem Juckreiz. Haut darüber rauh, derb anzufühlen. Innerhalb der entzündeten Fläche, vor allem am Rande und gegen den Unterarm zu, zahlreiche einzelstehende Knötchen, teilweise zerkratzt, teilweise mit dünnen Schuppen bedeckt. Auf der linken Wange eine frische Knötchengruppe (Abb. 66). Im Nacken leichte Rötung und Abschilferung. Übrige Haut vollkommen frei und sauber. Der Juckreiz beschränkt sich nicht auf die befallenen Stellen, sondern ist über den ganzen Körper ausgebreitet.

Aus der Anamnese: Als Säugling öfters wund, Schuppen am Kopf, aber kein ausgesprochener Gneis. Vor einem Jahr mehr trockene Rötung in den Ellenbeugen, die ohne Behandlung zurückging. Vor einigen Wochen neuerdings Rötung daselbst, dann „Pöckelchen“, die aufsprangen und näßten. Heftiger Juckreiz. Hierauf Besserung von kurzer Dauer. Die Haut wurde trocken und rauh. Seit einer Woche neuerdings Verschlimmerung, Aufkratzen, Nässen, teilweise Verborkung.

Diagnose: Ekzema flexuarum.

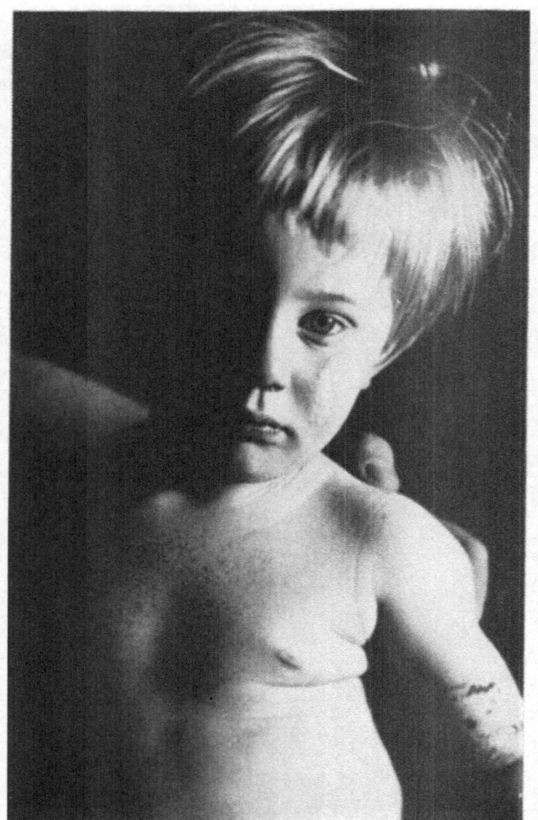

Abb. 66. L. B. Kratzeffekt auf der Brust mit Status punctosus.

Sollte an der echten Ekzemnatur noch ein Zweifel bestehen, so wird dieser weitgehend behoben durch den einwandfreien isomorphen Reizeffekt (s. S. 53), den das Kind 2 Tage später (11. 7.) nach spontanem Kratzen auf der Brust selbst produzierte: Status punctosus papulo-vesiculosus, zum Verwechseln ähnlich einer perkutanen Tuberkulinreaktion (Abb. 66).

Bei der Nachkontrolle am 22. 2. 30, also ungefähr ein halbes Jahr später, ergab sich folgendes:

Zu Abb. 67, 68. Haut im Gesicht gerötet, rauh, spröde, zum Teil schuppend. Am Hals unter dem Kinn (besonders Kinn-Halsfalte) stark gerötete, mit weißen Schuppen bedeckte derbe Infiltration von unregelmäßiger Begrenzung, in der Umgebung von insulärer Anordnung. Ähnliche kleine Inseln finden sich vereinzelt über den ganzen Körper verstreut. Die bläulich-rosarote Haut an der Innenfläche der Arme ist mit einer Unzahl von kleineren, etwa stecknadelkopfgroßen, mehr flachen, blassen Knötchengebilden durchsetzt, die ihr ein feinchagriniertes Aussehen verleihen. Die normale Hautzeichnung deutlich vertieft, erscheint stellenweise ausgesprochen gefältelt (besonders beide Unterarme in der Nähe des Handgelenkes). „Kein besonderer Juckreiz."

Es wird bemerkt, daß das Kind an seinem Mantel einen Stehkragen aus Haarplüsch trägt, der gerade am Hals und Kinn ständig reibt. Nach Angabe der Mutter sollen diese Stellen erst seit dieser Zeit so schlecht geworden sein.

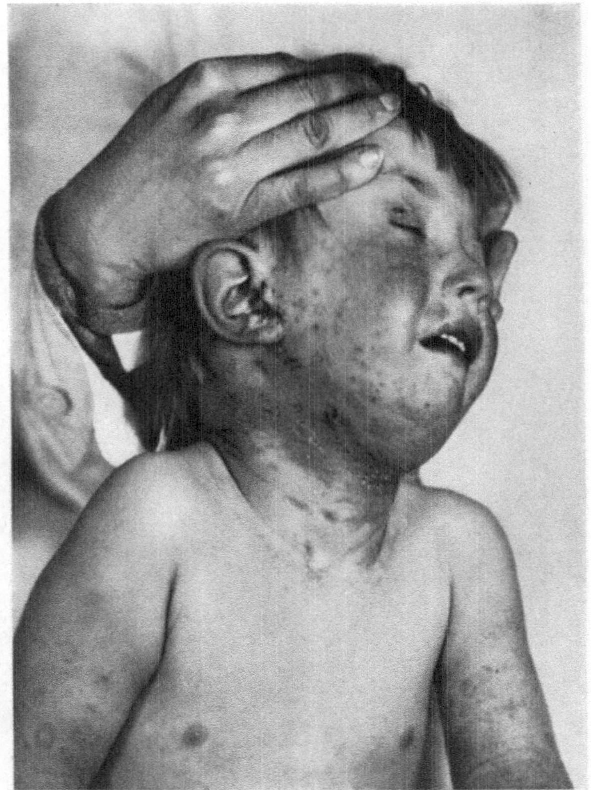

Abb. 67. L. B. Beginnende Lichenifikation am Halse, 7 Monate später.

Zu Abb. 69. H. B., 5 Jahre. Lederartig verdickte Haut beider Handrücken („Pachydermie", „cutis laxa") von bläulich-rosaroter Farbe, mehrfach durchwirkt von helleren, knötchenförmigen, aber mehr flachen Gebilden. Starke Reliefvergröberung. Außerdem Furchenbildungen und feine Schrunden im Gesicht, besonders um den Mund herum („spätexsudatives Ekzematoid" im Sinne Rosts angedeutet; am Bilde nicht zu sehen). Neigung zu Frieren und Gänsehaut. Gar kein Juckreiz.

Aus der Anamnese: Mit 6 Monaten typisches Ekzem im Gesicht („wüste Backen"), bald darauf in sämtlichen Beugen, von wechselnder Beschaffenheit, sei nie geschwunden. Leidet seit seinem 8. Lebensmonat an Asthma. Nach Angabe des behandelnden Arztes gingen Ekzemschübe und Asthmaanfälle stets parallel.

Abb. 69 veranschaulicht das typische Bild der Lichenifikation. Daß sich diese aus einem Ekzem entwickelt hat, geht aus der Anamnese hervor und zeigt eindeutig Abb. 70, die (nicht von uns, sondern auswärts) etwa ein halbes Jahr vorher angefertigt wurde.

Ein zusammenfassender Rückblick über sämtliche 3 Fälle läßt zu folgenden bemerkenswerten Punkten kommen:

Von einer primären Neurodermitis circumscripta (Lichen Vidal sensu strictori) im Sinne der Dermatologen kann nicht die Rede sein.

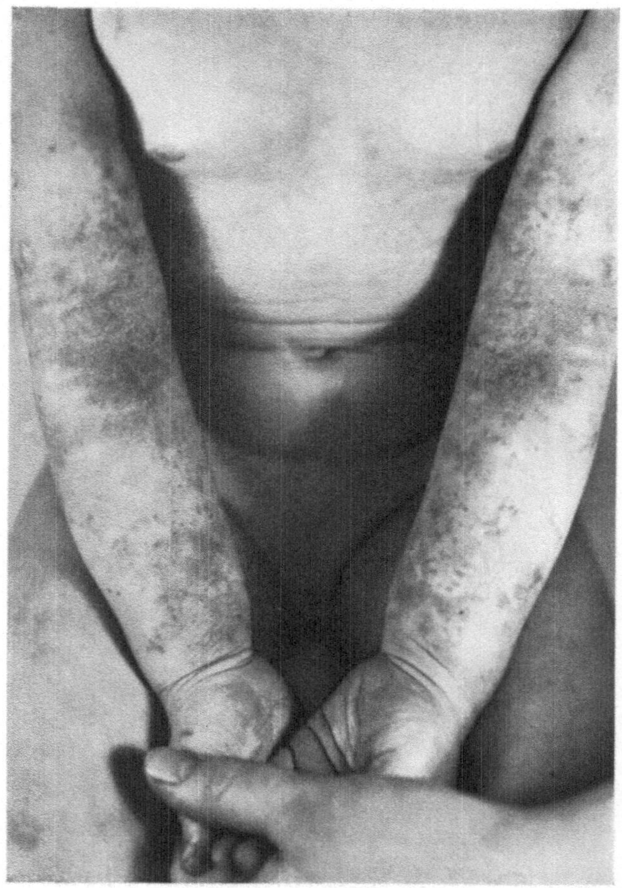

Abb. 68. L. B. Beginnende Lichenifikation in den Ellenbeugen, 7 Monate später.

In allen 3 Fällen liegt oder lag Ekzem vor. Bei 1 ein Ekzem, das möglicherweise in den Zustand der Lichenifikation übergehen wird, bei 2 ein Ekzem im frischen Stadium beginnender Lichenifikation und bei 3 ein komplett lichenifiziertes Ekzem.

In 2 Fällen bestand anamnestisch außer Ekzem Dermatitis seborrhoides. Wir legen dieser Feststellung Bedeutung bei, weil sie uns das Verständnis für die Prädilektionsstellen (der Reibung besonders ausgesetzte Gebiete, vor allem Beugen) und für die Neigung zum Übergang des ekzematösen Prozesses in Lichenoid erleichtert.

Bei unvoreingenommener Betrachtung besteht demnach kein zwingender Grund, die angeführte Dermatose von der großen Ekzemgruppe — außer etwa

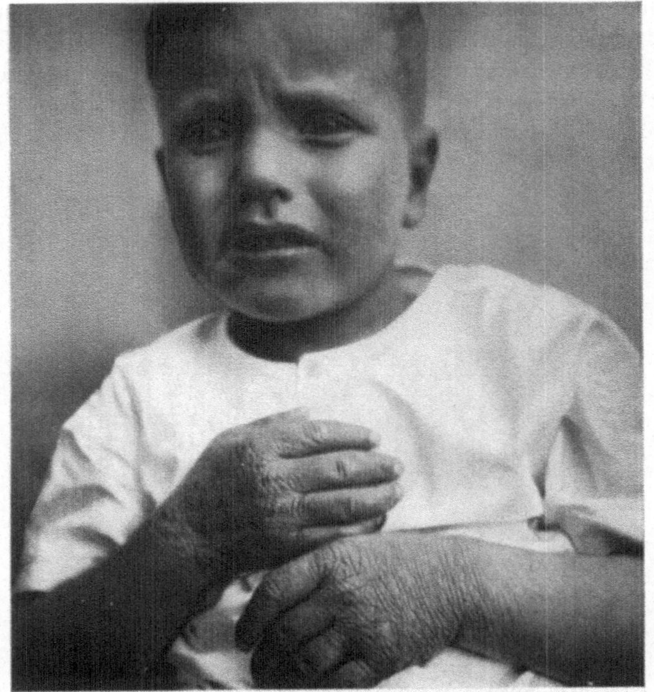

Abb. 69. H. B. $5^1/_4$ Jahre. Lichenifiziertes chronisches Ekzem der Hände.

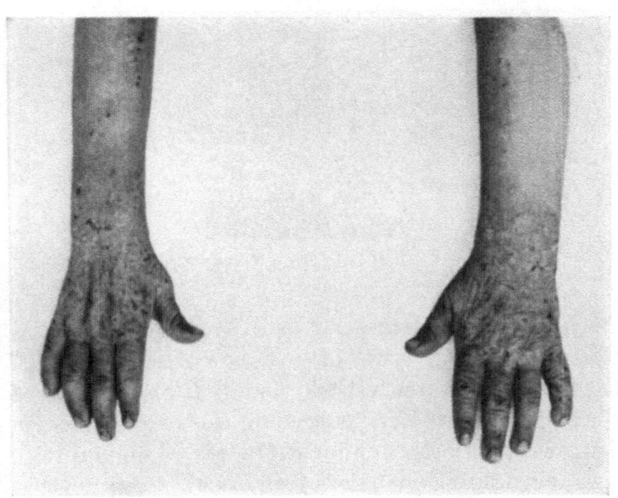

Abb. 70. H. B. $4^1/_2$ Jahre. Nässendes Ekzem der Hände. Asthma.

in Form einer Variante — abzutrennen. Der Vorgang ist der, daß eine, offenbar sehr reaktionsbereite, längere Zeit (oft jahrelang) mechanischen Reizen und traumatischen Insulten ausgesetzte Ekzemfläche (Scheuerungseffekt in Dauererregung) in chronischer Entzündung verharrt, die neben gelegentlich exsudativen Erscheinungen allmählich zu hyperplastischen Veränderungen der Haut führt. Im wesentlichen handelt es sich also um nichts weiter als um eine Spätfolge, ein Tardivstadium des Ekzems. Da sich jedoch dieser Prozeß vom ursprünglichen Ekzemboden bild- und aufbaugemäß emanzipiert und die Dermatose scheinbar selbstständige Gestaltung annehmen kann, dürfte eine eigene Namengebung für solch postekzematösen Zustand gerechtfertigt erscheinen.

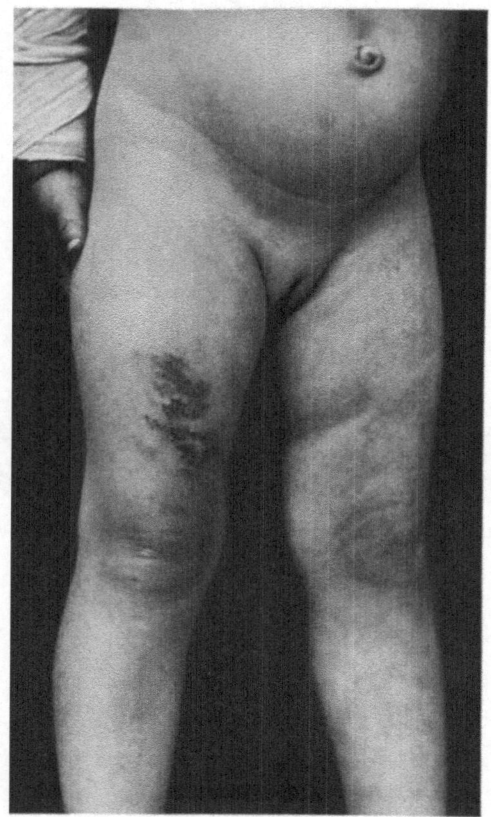

Abb. 71. L. B. (betr. Abb. 65.) Tiefer Kratzeffekt.

Die Bezeichnung der Dermatose als „sekundäres Lichenoid", die in ihren Komponenten nicht neu wäre, hätte den Vorteil, daß sie nichts präjudiziert, den sekundären Charakter feststellt und sich ohne weiteres ins dermatologische System einfügen ließe. Zur Vermeidung unerwünschter Komplikationen möchten wir den Ausdruck „Neurodermitis circumscripta" beibehalten, zumal als er schon rein klanggemäß der häufig stark ausgeprägten Juckneurose Rechnung trägt, deren Verlauf und Auswirkung auf die Haut nach Beobachtungen von Czerny, Epstein und Neuland im höheren Grade psychisch beeinflußbar ist als bei anderen Ekzemen. Es sei aber ausdrücklich betont, daß nicht etwa sämtliche Träger dieser Dermatose „Neuropathen" sind. Nicht einmal der Juckreiz ist in späteren Stadien unbedingt obligat. Bei voller Blüte der Dermatose kann er jahrelang sistieren (weitere Beobachtung des Falles 71) und selbst in statu nascendi braucht er kaum nachweisbar zu sein (Fall 69). Diese Tatsache wird auch von JADASSOHN, die Neurodermitis der Erwachsenen betreffend, immer wieder hervorgehoben und mag dazu beigetragen haben, daß er seine früher einmal in Vorschlag gebrachte Bezeichnung „Pruridermitis" fallen ließ. Wesentlicher bestimmend für die Beibehaltung des Ausdrucks „Neurodermitis" könnte, wenn sie sich weiterhin bestätigen sollte, die Beobachtung des Kratzeffektes bei Fall 65, Abb. 71 sein; denn er läßt sich durchaus mit jenem unserer primären Neurodermitis disseminata (Abb. 62) in Analogie setzen. Zwar quollen hier keine Serumperlen hervor, aber die Reizantwort war ebenfalls tief und nachhaltig. Ich notierte: „Fast gleichzeitig mit dem Status punctosus an der Brust (11. 7. 29) nach stärkerem Kratzen am rechten Oberschenkel (13. 7. 29) derbe streifenförmige Infiltration von hochroter Farbe, die wochenlang persistierte".

Pathogenese.

Das Ekzem als neuroreflektorischer Entzündungsvorgang.

Der überragende Einfluß des Nervensystems auf äußeres Bild und Verlaufsform des Ekzems wurde meines Wissens, und zwar ganz unabhängig von der herrschenden Lehrmeinung, noch niemals und von niemandem in Zweifel gezogen, geschweige denn in Abrede gestellt. In der Kinderheilkunde war es vor allem CZERNY, der dieser klinischen Wahrheit mit großem Nachdruck Geltung zu verschaffen wußte.

Anders verhält es sich mit dieser Frage in bezug auf die Genese. Steht das Nervensystem schon gleich primär, bei den allerersten Phasen des ekzematösen Prozesses im Vordergrund des reaktiven Geschehens? Wenn wir ihn recht verstehen, war schon F. HEBRA geneigt, darauf mit einem ja zu antworten, indem er in seinem Lehrbuch (1860) gegenüber der dyskrasischen Anschauung, auf die er bekanntlich nicht gut zu sprechen war, eine ursprüngliche Beteiligung der Nerven am Krankheitsvorgang annahm, zumindesten aber sich am Schlusse des betreffenden Abschnitts über die Ätiologie zum Ausspruch berechtigt fühlte, „daß auch bei der Ekzemerzeugung die krankhafte Innervation die Hauptrolle spiele. Die Beantwortung der allenfalls noch weiteren Frage, wodurch denn wieder die Anregung des Nervensystems bewirkt werde, müssen wir schon vorderhand unbeantwortet lassen, indem uns hiefür keine stichhaltigen Beobachtungen zur Verfügung stehen“ (S. 387). Von seinem Nachfolger im Amte, M. KAPOSI, wurde HEBRAS zunächst rein klinische Meinung, weiter ausgebaut, später aber vor allem von C. KREIBICH, treu den Traditionen der alten Wiener Schule zu einer — so weit dies die unzulängliche Methodik zuließ — experimentell in vieler Richtung gut fundierten Lehre erhoben, die in der These gipfelt: „Ekzem ist eine vasomotorische Reflexneurose, ausgelöst durch Reize, welche die Endigungen der sensiblen Epidermisnerven treffen.“

Ein breiteres Eingehen auf diese Lehre verbieten die Grenzen, die der klinischen Abhandlung eines Pädiaters gesteckt sind. Nur zwei Teilgebiete seien hier herausgehoben: Die Vorstellung von der Genese des Status punctosus und der isomorphe Reizeffekt.

Status punctosus.

Im Abschnitt I haben auch wir den Status punctosus als Kardinalsymptom und Elementarphänomen des Ekzems angesehen. Nach KREIBICH kommt er so zustande, „daß die sensiblen Nervenendigungen der Epidermis gereizt werden und zu einer reflektorischen Entzündung in der Cutis führen. Die auslösende Nervenerregung ist punktförmig zu denken, so ist auch die vasomotorische Veränderung punktförmig zusammengesetzt, seltener superfiziell flächenhaft“.

Oder wie sich KYRLE in seiner ausgezeichneten Histobiologie der Haut ausdrückt: „Die Entzündung beginnt punktförmig umschrieben, wie KREIBICH dies annimmt, entsprechend der punktförmigen Erstlingsalteration und dem dazugehörigen beschränkten Reflexbogen. Ob Knötchen oder Bläschen entstehen, hängt von der Stärke des vasomotorischen Erregungszustandes ab, i. e. von der Stärke des wirksamen Reizes und der Reaktionsbereitschaft des Angriffspunktes."

Diese Theorie wird durchaus nicht von allen Dermatologen geteilt. Die Mehrzahl verzichtet auf primäre Nervenvermittlung und läßt den Reiz direkt an der Epidermiszelle angreifen. Ich fühle mich weder berufen, noch in der Lage, zu dieser Streitfrage Stellung zu nehmen, meine aber, daß KYRLE die Befreiung bringt, indem er sich dazu an gleicher Stelle folgendermaßen äußert: „Bei der innigen Beziehung zwischen Zelle und der zu ihr gehörigen Nervenfaser werden isolierte Schädigungen des einen oder anderen Teiles kaum möglich sein, immer wieder wird es sich um kombinierte Läsionen handeln; daß Alterationen im Bereiche der sensiblen Fasern an dem Zustandekommen des Komplexes hervorragenden Anteil haben, kann nicht bezweifelt werden. KREIBICHS Bezeichnung „Neurodermitis ekzematosa" an Stelle von Ekzem schlechtweg hat damit seine Berechtigung."

Ein Argument — vielleicht primitiv aber doch sehr einleuchtend zugleich — kann ohne weiteres für die „nervöse Theorie" in Anspruch genommen werden: Die Endigungen der Epidermisnerven reichen bis knapp unter die Hornschicht, etwa bis in die Gegend des Stratum granulosum hinauf. Sie sind somit schon rein topographisch die ersten Elemente, die Reizen gegenübertreten, wenigstens solchen, die die Haut von außen treffen, und diese stehen bei der Eruption weitaus im Vordergrund. Es erscheint mir gezwungen, ja nicht einmal angängig, diese als Reizempfänger besonders qualifizierten Vorposten aus dem Mechanismus gedanklich auszuschalten und gerade deshalb möchten auch wir uns der entwickelten Vorstellung anschließen und meinen: Der Reiz wird vom sensiblen Nervenapparat perzipiert und in die Tiefe geleitet. Die vasomotorische Reizantwort erfolgt zentral, oder wie wohl meist, auf dem Wege eines kurzen Reflexes („neurokapillärer Reflexbogen"). Die Erregbarkeit und Labilität kann einmal in dem einen, das andere Mal in dem anderen Schenkel der Bahn stärker ausgeprägt sein. Sie bildet ein funktionell untrennbares Ganzes und darf niemals gesondert betrachtet werden. Ob man der Theorie Gefolgschaft leisten will oder nicht, hängt ganz von der Einstellung des einzelnen zur Lehre von der angioneurotischen oder reflektorischen Entzündung ab. Ich persönlich bekannte mich seit dem Jahre 1908 als ihr Anhänger und sehe bisher keine Veranlassung, davon abzustehen. Danach wären auch die charakteristischen Effloreszenzen des Ekzems, Bläschen und Knötchen, nichts weiter als Konsequenz und weiterer Ausbau eines auf neurokapillären Bahnen in Gang gebrachten primären Reaktionsprozesses.

Isomorpher Reizeffekt.

Als isomorpher Reizeffekt wird von KREIBICH ein Phänomen bezeichnet, wobei auf der Höhe bestimmter Hautkrankheiten die noch gesunde Haut die Eigenschaft zeigt, auf die verschiedensten Reize hin stets mit Effloreszenzen der gleichen Art zu antworten.

Die Reize bewirken zunächst vorwiegend Hyperämie von fluxionärer bis entzündlicher Gefäßausdehnung. Daraus entwickelt sich dann die betreffende Effloreszenz. Dieses auffallende Verhalten wurde bereits 1872 von KOEBNER beobachtet und beschrieben, und zwar bei Psoriatikern, die einen auf die Haut gesetzten Reiz (nicht selten) mit Psoriasiseffloreszenzen beantworten (in der Dermatologie „KOEBNERsches Symptom" genannt). Ähnliche Befunde wurden in der Folge auch bei anderen Dermatosen (vor allem Ekzem, Lichen ruber,

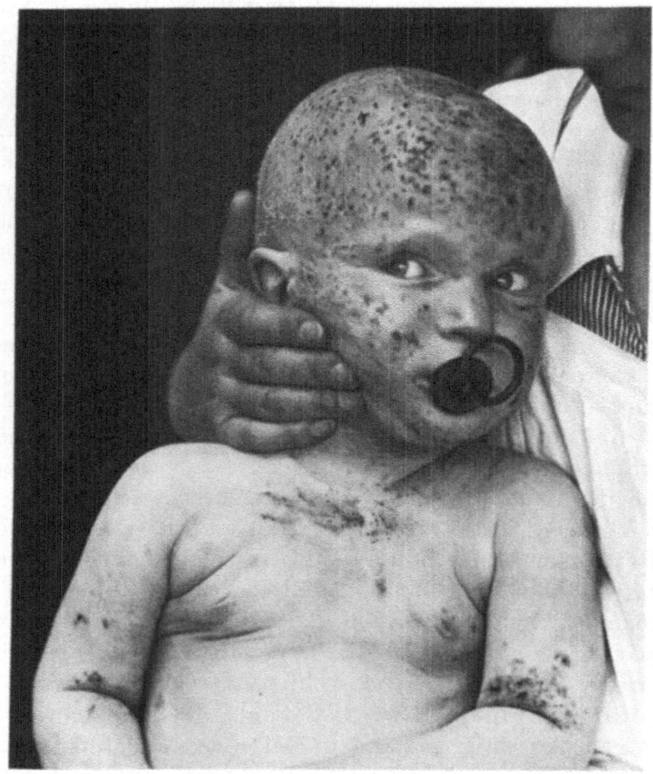

Abb. 72. O. E., 10 Mon. Frische Ekzemeruption an der Brust als Kratzeffekt.

Mycosis fungoides, Pemphigus usw.) erhoben. Bei der Syphilis reichen einschlägige Beobachtungen von CAZENAVE bis in die Mitte der 40er Jahre zurück.

Beim Ekzem studierte KREIBICH den isomorphen Reizeffekt systematisch in sehr zahlreichen Versuchen. Er erwies sich als experimentell provozierbar. Der Reiz war mechanischer Natur (Reiben, Scheuern an der gleichen Stelle mit einem trockenen Wattebausch, wiederholt, gegebenenfalls mehrere Tage hindurch, Drücken der Haut oder Streichen mit einem stumpfen Instrument), der Effekt, besonders bei „chronischem Ekzem", überzeugend: Status punctosus meist in seinen höheren Typen oder Exkoriationen, die sich später in Knötchen und Bläschen transformierten. Die Latenz der Reaktion schwankte in weiten Grenzen (wenige Stunden bis mehrere Tage). Der günstigste Zeitpunkt für positive Resultate war die Aszendenz der Erkrankung oder ein frischer Schub.

Wir unterzogen das experimentelle Scheuerphänomen bei Ekzemkindern und Kontrollfällen einer Nachprüfung (wiederholte Reibung mit einem Wattebausch stets an der gleichen Stelle), nahmen aber von dem Verfahren bald Abstand, da die zarte Kinderhaut dabei unvermeidliche Läsionen aufwies, die unerwünscht waren.

Deshalb schritten wir zu Juckpulverversuchen. Das Juckpulver wurde entweder als solches oder in konzentrierter Salbenform auf einer völlig ekzemfreien Stelle der Bauch- oder Brusthaut nach Art der Perkutanprobe eingerieben. Hernach wurde es teils abgewaschen, teils liegen gelassen. Der primäre Effekt ist auf jeder Haut zunächst (nach etwa 2—3 Minuten) ein urtikarielles, aus mehreren dichtgruppierten Quaddeln bestehendes Exanthem, das bald schwindet und einem gleichfalls mehr flüchtigen Erythem Platz macht. Nach 12 Stunden (nächste Inspektionszeit) war bei den Kontrollfällen entweder nichts mehr, oder ein feinstes miliares Erythem zu sehen, das gelegentlich noch nach 36 Stunden in Spuren nachgewiesen werden konnte. Die Einreibung erzeugt meist starken Juckreiz. Da wir die Kinder absichtlich nicht am Kratzen verhinderten, erscheint es begreiflich, daß zuweilen noch nach Tagen vereinzelte Kratzeffekte (Börkchen) sichtbar waren.

Scheuerungs- und Juckpulverversuch bedeuten strenggenommen nicht das gleiche; denn der Reaktionsboden, auf dem sich das erstrebte Phänomen abspielen soll, ist in beiden Fällen ein grundverschiedener. Im ersten nur fluxionäre Hyperämie, im zweiten hingegen urtikarieller Effekt mit Kratzen. Spontanes Kratzen ohne urtikarielles Vorstadium stellt eigentlich eine reinere „Versuchsanordnung“ dar. Und daß auf diese Weise typische Eruptionen zustande kommen können, lehrt die tägliche Erfahrung und zeigt z. B. Abb. 72. Wir haben demnach die Juckpulverversuche nur in beschränktem Umfang durchgeführt und sind später davon wieder abgekommen. Trotzdem verfügen wir nur bei Ekzemkindern über einige Ergebnisse, die als positiv gebucht werden dürfen, z. B.:

E. G. (s. Abb. 21, S. 12).

24. 12. 28. Juckpulver 1 Minute lang eingerieben (Bauchhaut), dann mit Wasser abgewaschen. Zunächst urtikarieller Effekt. Unruhe. Kratzen.

16 Stunden. Immer noch stark ausgeprägtes Erythem. Vereinzelte (etwa 10) Papeln, wahrscheinlich entsprechend liegengebliebenen kleinsten Juckpulverbestandteilen.

24 Stunden. Das gleiche.

36 Stunden. Erythem abgeblaßt. Die Knötchen teils glänzend, teils mit feinsten Schuppen bedeckt.

48 Stunden. Haut rauh, vielleicht etwas pigmentiert aussehend. Reste von Knötchen.

E. Sch. (s. Abb. 17, S. 10). 6 Mon. Dermatitis seborrhoides seit 3 Monaten ekzematisiert. Starker Juckreiz; zahlreiche Kratzeffekte, besonders an der Stirn.

24. 9. 29. Einreibung mit Juckpulver über dem Sternum viermal in dreistündigen Intervallen. Urtikarieller Effekt mit nachfolgender starker Rötung.

25. 9. Morgens kleinfleckiges Erythem. Am Abend nichts mehr.

26. 9. Nichts.

Wiedervorstellung nach 6 Tagen.

2. 10. Die schuppende Einreibungsstelle zeigt typische, kleine Knötchen, dicht gruppiert, etwa 100, von rosaroter Farbe, aber ohne merklichen Juckreiz.

Bei reiner Dermatitis seborrhoides und Erythrodermien verlief der Juckpulverversuch (in größerer Zahl angestellt) in bezug auf ekzematöse Reaktion stets vollkommen negativ.

Wir stehen also der Tatsache gegenüber, daß die intakte Haut des ekzemkranken Kindes an künstlich gesetzten Reizstellen mit ekzematösen Reaktionen zu antworten vermag. Die Reaktion ist als Zufallsbefund sehr häufig zu beobachten und, wenn auch nicht gesetzmäßig, so doch verhältnismäßig leicht experimentell erzielbar. Sie ist im gewissen Sinne „spezifisch“, indem die gleiche Grundmorphe resultiert, und „unspezifisch“, indem die Reize selbst verschiedenartig sein können. Hier war der auslösende Reiz mechanischer Natur: Reiben, Scheuern, Kratzen. Der Organismus, bzw. die Haut ist nach dieser bestimmten Richtung abnorm empfindlich, überempfindlich geworden. Den Vorgang, der zu dieser Umstimmung geführt hat, bezeichnet man folgerichtig als „Sensibilisierung“. Damit wird schon rein wortsinngemäß die Vorstellung verbunden, daß dabei das Nervensystem (vermutlich vegetative Leitungsbahnen) wesentlich im Spiele war. Mehr läßt sich darüber nicht sagen.

Das sogenannte reflektorische Ekzem.

Sehr verlockend erscheint es, die Annahme neurovegetativer Verbindungsleitungen zur Vermittlung ekzematöser Reaktionen mit dem Hinweis auf sog. reflektorische Ekzeme zu stützen. Man versteht darunter Eruptionen, die in der Regel nach Reizung primärer Herde, weit entfernt davon an bisher klinisch gesunden Hautpartien scheinbar spontan aufschießen. Der Vorgang ist meist der, daß da oder dort zunächst hyperämische Bezirke auftreten, Erytheme, die persistieren und sich sehr bald oder erst nach Tagen in die Ekzemmorphe transformieren.

Dafür 2 Beispiele:

E. G., Abb. 21. 12. 12. 28. Gesichtsekzem in Abheilung, der übrige Körper, bis auf einige Stellen an den Unterschenkeln, frei und sauber. Unter Naftalanmaske neue Reizung (Status punctosus auf der linken Wange, s. Abb. 25) und gleichzeitig damit intensive, juckende Rötung in der Kreuzgegend, auf der schon am nächsten Tage typische Knötchengruppen aufgeschossen waren.

W. Sch., 1 Jahr. Dermatitis seborrhoides eccematisata. Hartnäckiger, nässender Restherd hinter dem linken Ohr. Gesicht sonst frei, Körper frei, Beugen frei.

12. 7. 29. Ätzung der Stelle mit Argentum nitricum. Sehr bald darauf fleckiges, später konfluierendes Erythem präaurikulär (alte Reizstelle früherer Ekzematisationen), am nächsten Tage eine Unzahl dicht gruppierter, kleinster Bläschen tragend. Merkwürdigerweise ohne erkennbaren Juckreiz. Gleichzeitig in der linken Ellenbeuge Erythem, zunächst streifenförmig entsprechend den Hautfurchen, am 14. 7. mit zahlreichen Bläschen besetzt. Übergang in Nässen, das bis zum 23. 7. anhielt.

Das eben angeführte Beispiel stellt eines der gemeinsten und unliebsamsten Ereignisse bei der äußeren Ekzembehandlung dar. Der primäre Herd wird therapeutisch mit besonderer Sorgfalt in Angriff genommen; denn gelingt seine Beseitigung vollends, dann ist damit nicht nur ein Lokalerfolg erzielt, sondern (im gewissen Sinne analog der Skabies) zuweilen die ganze übrige Haut zur Ruhe gebracht. Hier war das Gegenteil der Fall. Die Lapisierung der wunden Stelle hinter dem Ohr hat „gereizt“. Im Zusammenhang damit trat „Ekzematisation“ an den Wangen und weit entfernt davon („reflektorisch“) akutes Ekzem in der linken Ellenbeuge auf. Eine „Idiosynkrasie“ gegenüber Lapis lag offenbar nicht vor, da das Ekzem unter der gleichen Therapie schließlich und endlich zur Abheilung gebracht werden konnte.

Die beiden Beobachtungen entsprechen dem, was man als „reflektorisches Ekzem“ bezeichnet. Der Vorgang ist schwer verständlich, ja er erscheint geheimnisvoll, wenn man sich die Frage vorlegt, warum das Ekzem im ersten Falle gerade nach der Kreuzgegend und im zweiten nach der linken Ellenbeuge reflektiert wurde. Geht man aber der Vorgeschichte beider Fälle nach, so erfährt man, daß bei E. G. die Kreuzgegend zwar klinisch abgeheilt, aber als alter (entzündungsbereiter) Ekzembezirk von früher her bekannt war (s. Fall 21, S. 12), und daß sich bei W. Sch. anläßlich seiner ersten Aufnahme in die Klinik in der Krankengeschichte vom 3. 3. 29 (damals 9 Monate alt) die Notiz findet: In den Ellenbeugen, besonders links, Haut gerötet, etwas verdickt und mit Rhagaden durchzogen.

Es besteht demnach nicht ohne weiteres die Berechtigung, die vorgeführten Beispiele als „reflektorisches Ekzem“ im engeren Sinne aufzufassen. Beide lassen sich auch, und wahrscheinlich richtiger, als „Mitreaktionen“ alter Ekzemstellen (Mnemodermie im Sinne JACQUETs) nach Reizung des primären Herdes deuten. Verhält es sich aber so, dann stünden wir einer ähnlichen Sachlage gegenüber wie beim Aufflammen alter, klinisch abgeheilter Tuberkulinreaktionsherde nach neuerlicher Tuberkulineinverleibung am anderen Orte. Nur daß hier an die Stelle des Tuberkulins toxische Substanzen, oder — vorsichtiger ausgedrückt — unbekannte Reizungsprodukte des irritierten primären Herdes treten, die resorbiert und so auch alten Ekzemstellen zugeführt werden. Nur diese Orte gesteigerter Empfindlichkeit und Hellhörigkeit werden zur Reaktion gebracht, während die übrige Haut mehr oder minder teilnahmlos bleibt. Ich bin geneigt, solchen Vorstellungen im Sinne WEIDENFELDs für den Verlauf der Ekzemkrankheit Bedeutung beizumessen und meine, daß sie geeignet sind, der alten Redensart, wonach „chronische Ekzeme gleichsam aus sich heraus weiterarbeiten“, greifbareren Inhalt zu verleihen. Die Verwertbarkeit der so häufigen Mitreaktionen als Beispiele rein reflektorischer Phänomene wird dadurch beträchtlich eingeschränkt, die Bedeutung des Nervensystems für den Scheuerungseffekt auf vorher gesunder Haut allerdings — was ausdrücklich betont sei — nicht im mindesten tangiert.

In der Deutung des sog. reflektorischen Ekzems ist also große Vorsicht geboten, selbst dann, wenn die Anamnese — entgegen unseren Fällen — negativ sein sollte. Denn wer kann es mit Bestimmtheit wissen, ob sich an den vermeintlich rein reflektorisch reagierenden Stellen nicht früher einmal, vielleicht nur in mehrminder flüchtiger Form, ein ekzematöser Grundprozeß abgespielt hat? Solche Zweifel werden stets auftauchen, und es ist schwer, ja oft unmöglich, sie zu beseitigen.

Damit soll jedoch der grundsätzlichen Bedeutung reflektorischer Mechanismen für die Klinik der Krankheit „Ekzem“ kein Abbruch getan werden. Dies gilt besonders für die sog. „eruptiven Reflexe“ (KAPOSI), sofern sich diese nicht so sehr auf das Exanthem als auf die Juckempfindung beziehen. Sie haben in der Regel stärkeren Juckzustand zur Voraussetzung. Denn was reflektiert und dahin oder dorthin projiziert wird, ist nicht das Exanthem, sondern der Juckreiz. Er ist meist das primum movens, und deshalb klinisch von größter Bedeutung. Aber das was zur Eruption führt, ist nicht so sehr der Juckreiz selbst, als vielmehr seine Folgeerscheinung: Das Kratzen. Dieses erst löst jene sensible Erregung aus, die die Entzündungsreaktion in Gang bringt. Ekzem ist Scheuereffekt und wohl kaum jemals Juckeffekt allein.

Die Frage, von welchen Elementen das Jucken primär ausgeht, ist strittig. Ob von bestimmten Hautnerven (sensiblen oder vasomotorischen) oder vom epidermalen Ödem (Spongiose), das an den Nerven zerrt, oder von der Spannung seines äußeren Produktes, des Bläschens, oder von irritierenden Stoffen seines Inhaltes, ist unentschieden, zumindestens schwer entscheidbar. Es wäre unvorsichtig, sich in bestimmter Richtung festzulegen, oder einer der genannten Möglichkeiten die Bedeutung abzusprechen. Klinisch sicher steht, daß nicht jeder ekzematöse Bläschenausbruch von Juckreiz begleitet ist (s. Fall W. Sch., S. 56, der uns sonst als „Kratzer" bekannt war) und wichtig zu betonen, daß somit sensible Erregung und Empfindung des Juckens nicht parallel zu gehen brauchen. Wahrscheinlich ist ferner, daß der Juckreiz um so stärker ausgeprägt zu sein pflegt, aus je tieferen Schichten (unterste Epidermislagen, Cutis) die Eruption hervorgeht (s. unter anderem die harten Knötchen sog. dysidrotischer Interdigitaldermatitis und solche pruriginösen Charakters) und allgemein bekannt, die Abhängigkeit seiner Größe vom Grad der zentralen Erregbarkeit, die anlagebedingt ist. Erst dort, wo diese ganz überwiegt und das Spiel zentraler Umschaltungsmechanismen beginnt, ist der Schauplatz reflektorischer Phänomene zu erwarten. Dies kann gelegentlich einmal beim „gemeinen Ekzem" der Fall sein, wird aber hauptsächlich und naturgemäß da angetroffen, wo die „Juckneurose" das Zustandsbild vollkommen beherrscht.

Das klinische Bild in seiner Abhängigkeit vom Reaktionsboden und von der Reaktionslage.

In einer Arbeit betitelt „das erste Trimenon"[1] habe ich zu zeigen versucht, daß sich aus der Periode des Säuglingsalters neben der Neugeborenenzeit ungezwungen noch ein weiterer, klinisch und biologisch sehr markanter Abschnitt herausheben läßt: Die ersten 3 Monate. Maßgebend für diese Sonderbetrachtung war vor allem die diesem verhältnismäßig eng begrenzten Zeitabschnitt eigentümliche pathologische Physiognomie, die sich in Krankheitsbildern und Reaktionsformen zu erkennen gibt, denen wir später nicht oder kaum mehr wiederbegegnen. Als besonders charakteristisch dafür stellte ich eine Gruppe von Dermatosen hin, die sich durch auffallend rasche Ausbreitung und obligate Verbundenheit mit „Seborrhoe" und „Desquamation" auszeichnet und die wir schon damals als „Erythrodermiegruppe" zusammenfaßten. Vor allem für ihren Höhentypus, die Erythrodermia desquamativa Leiner, konnten wir den Nachweis erbringen, daß sie niemals später beginnt und nur in vereinzelten Fällen das erste Vierteljahr überdauert. Es handelt sich also um eine richtige „Trimenondermatose".

Diese Zeitgebundenheit läßt mannigfache Erklärungsmöglichkeiten zu. Im Vordergrunde steht die

[1] Münch. med. Wschr. **1918**.

Altersbedingtheit.

Fassen wir zunächst den einfachsten Punkt ins Auge, der sichergestellt ist: **Äußere Reize, die zur Auslösung der Dermatose führen, treffen ein besonders geartetes Terrain. Dieser Reaktionsboden ist in den ersten Lebensmonaten anders beschaffen als später.**

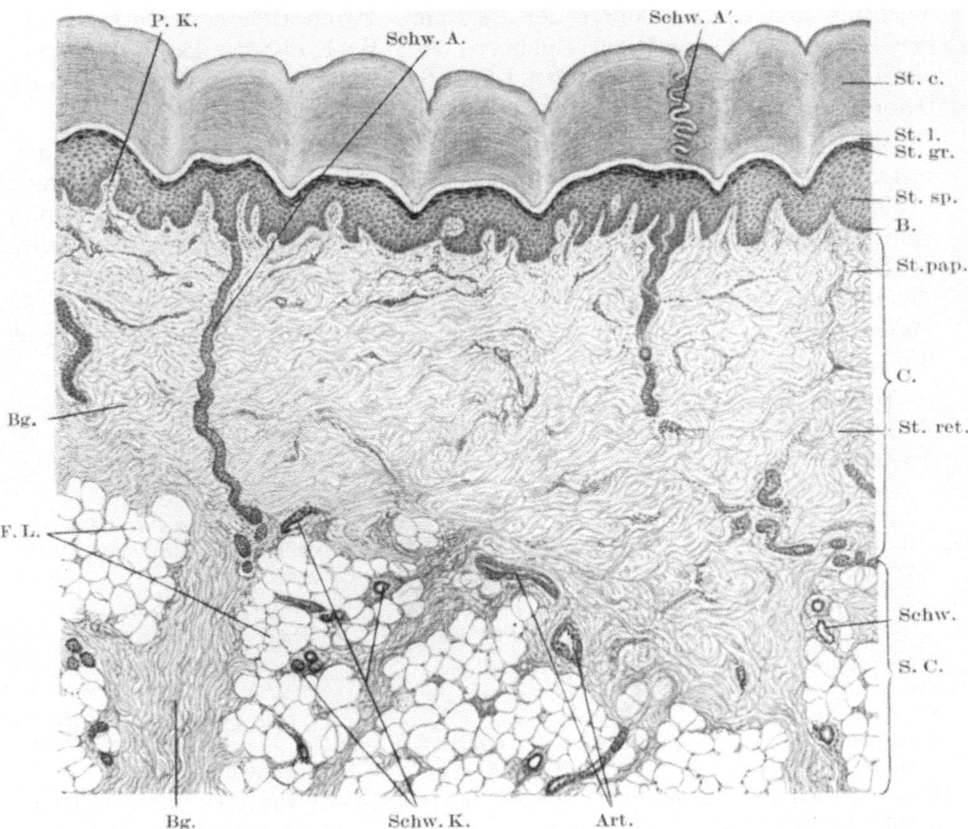

Abb. 73. Querschnitt durch die Palma manus eines Erwachsenen (Übersichtsbild). St. c. Stratum corneum, St. l. Stratum lucidum, St. gr. Stratum granulosum, St. sp. Stratum spinosum, B. Stratum basilare, C. Cutis, S. C. Subcutis, St. pap. Stratum papillare, St. ret. Stratum reticulare, Bg. Bindegewebe, F. L. Fettläppchen, Schw. K. Schweißdrüsenkörper, Schw. A. Schweißdrüsenausführungsgang, senkrecht durch die Cutis verlaufend, Schw. A', Durchtritt des Schweißausführungsganges durch die Hornschicht, korkzieherartige Windungen, P. K. Papillarkörpererhebung, Art. Arterie. (Aus KYRLE, Histologie der Haut. Berlin: Julius Springer 1925.)

Daß die Haut im frühesten Säuglingsalter besonders zart ist und dieses Gewebe mit zunehmender Entwicklung an Festigkeit gewinnt, ist eine Binsenwahrheit, die eigentlich keiner weiteren Begründung bedarf. Wenn wir darauf trotzdem etwas näher eingehen, so geschieht dies deshalb, weil diesem Gebiete — außer einer vortrefflichen Arbeit von J. BECKER — bisher verhältnismäßig wenig Beachtung geschenkt wurde und wir bei seiner Bearbeitung einigen Daten begegneten, die zur Berechtigung des Begriffes „erstes Trimenon" weitere Beiträge zu liefern in der Lage sind.

Abb. 73 stellt einen Schnitt durch die Palma manus eines Erwachsenen, Abb. 74 jenen durch die Planta eines Neugeborenen dar[1].

[1] Siehe außerdem Abb. 110, S. 115 (Schematischer Durchschnitt durch die Haut).

Vielfachen, von uns zum Teil nachgeprüften und ergänzten Untersuchungen [1] zufolge zeichnet sich die Haut des neugeborenen und jungen Säuglings durch folgende anatomische Besonderheiten aus:

Sehr dünne Hornschicht bis in die obersten Lagen, viel schwachfärbbare Kerne enthaltend (physiologische Parakeratose). Dünne Keimschicht. Saftreichtum und lockeres Gefüge der Epidermis. Papillarkörper auffallend blutreich. Cutis im Vergleich zur Epidermis (auch die Köpfe der Papillen) stellenweise relativ schwach entwickelt. Kapillarbild, entsprechend Ausbildung und Anordnung der Kapillarschlingen, erst mit 3 Monaten vollendet.

Reichliche Anlage, aber unvollkommener Bau der Schweißdrüsen, zunächst fast ohne Lumina (vielfach erst mit dem 3. bis 4. Monat fertiggestellt). Anlage der Talgdrüsen schon in den ersten Embryonalmonaten; enormes Wachstum, Sekretion; Differenzierung zur traubenförmigen Gestalt erst nach Beginn des 3. Monats. Arrectores pili gut entwickelt. Relative Faserarmut des Coriums. Reichliches Fettgewebe; viele kleine Zellen, unfertiger Zustand bis zum 4. Monat. Pigment nur ganz spärlich vorhanden, auch Vorstufen (Dopa) fehlen so gut wie ganz. Haare und Nägel in lebhafter Mauserung.

In die Sprache der pathologischen Physiologie übersetzt ergibt fast jeder Einzelbefund, vor allem aber ihre Gesamtheit in wechselseitiger Verkettung das eine: Sehr gesteigerte Lädierbarkeit und Entzündungsbereit-

---

[1] Diese Untersuchungen wurden in dankenswerter Weise von Herrn Prof. HOEPKE (Anatomisches Institut) an Hautstücken, die wir ihm zur Verfügung stellten, ausgeführt. Vergleichende Präparate (4% Formol) und Messungen ergaben folgendes:

	Neugeborener: Haut von der Fußsohle	Säugling, 9 Monate alt: Haut von der Fußsohle
Strat. spinos.	0,04—0,1 mm	0,06—0,08 mm
Strat. granul.	1 Zellage	1—2 Zellagen
Strat. lucid.	ganz dünn	ganz dünn
Strat. corn.	etwa 0,08—0,14 mm	0,2 mm
Corium	0,4—0,5 mm	0,6—0,8 mm
	Elastische Fasern sehr dünn. Schweißdrüsenknäuel unmittelbar unter dem Corium im Fettgewebe. Starkes arterielles Gefäßnetz in der Höhe der Knäuel. Venennetz etwas tiefer. Oberes arterielles Netz in der Nähe des Coriums.	Corpus papillare nicht sehr deutlich abgesondert: etwa 0,04 mm. Schweißdrüsenknäuel unmittelbar unter dem Corium im Fettgewebe. Im Corium sehr viele Gefäße horizontal und senkrecht aufsteigend.

	Rückenhaut	Rückenhaut
Strat. spinos.	0,04 mm	0,04 mm
Strat. granul.	1 Lage	2 Lagen
Strat. lucid.	fehlt	0,01 (höchstens)
Strat. corn.	0,01 mm	0,01 mm
Corium	0,7—0,8 mm	1,2—1,4 mm
Corp. papill.	etwa 0,06 mm	etwa 0,04 mm
	Grenze zwischen Corium und Fettgewebe scharf. Schweißdrüsenknäuel im Corium gelegen. In gleicher Höhe tiefes Gefäßnetz. Über den Knäueln Venennetz. Dicht unter dem Corp. papill. oberes, arterielles Netz.	Schweißdrüsenknäuel im Corium. In gleicher Höhe tiefes Gefäßnetz. Das ganze Corium sehr stark durchblutet.

Selbstverständlich schwanken die Maße individuell in weiten Grenzen. Eine Verallgemeinerung der obigen Daten wäre demnach unstatthaft.

schaft. Der Umbau des fetalen Charakters und das außerordentlich rasche Wachstum der Haut, das sich unter anderem schon in der übereilten Abstoßung noch kernhaltiger Hornschichten zu erkennen gibt, bedingt einen ungeheuer regen Arbeitsbetrieb. Organe, die sich in solchem Zustand befinden, sind Reizen gegenüber besonders empfindlich. Zum lockeren Gefüge gesellt sich demnach noch dieser auf die früheste Lebensperiode beschränkte Faktor.

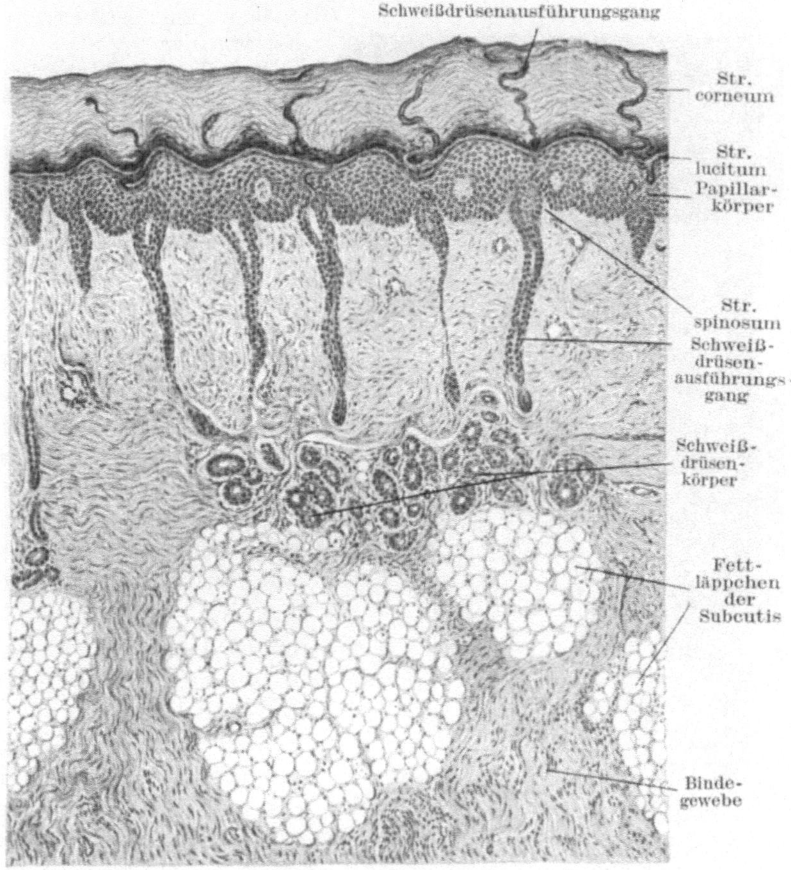

Abb. 74. Schnitt durch die Planta eines Neugeborenen. (Nach KYRLE.)

Das eigenartige Gepräge der Trimenondermatosen läßt sich kurz folgendermaßen kennzeichnen: Ausgesprochene Neigung zur diffusen erythematösen Dermatitis und Desquamation mit seborrhoischem Einschlag. Auf die Bedeutung der geschilderten Verhältnisse für die Altersgebundenheit der Erythrodermia desquamativa wurde bereits von LEINER wiederholt hingewiesen.

Bricht eine Erythrodermia desquamativa erst sehr spät aus, dann kommt zuweilen das vollausgeprägte Bild gar nicht mehr zustande, z. B.:

Abb. 75. Bei A. G., 3 Monate, mit frischer zweifelsfreier Erythrodermia desquamativa Leiner — nicht partielle, sondern ausgesprochen generalisierende Form — kam es trotz energischen Anläufen auf der ganzen Linie und intensivem

Erythem, nicht mehr zur großlamellösen Abblätterung. Die Dermatose heilte vollständig innerhalb von 12 Tagen.

Kopfseborrhoe. Vor 2 Wochen Dyspepsie. Beginn mit Schuppung an den Augenbrauen und am Hals, „erst vor einigen Tagen ging es dann am ganzen Körper los". Rücken, Gesäß, Lenden, Extremitäten (auch Füße) hochrot. Desquamation nur an den Streckseiten der Beine und am Bauch. Die pergamentartigen Schuppen an den Streckseiten der Unterschenkel haften fest auf ihrer Unterlage und sind nicht ohne Verletzung ablösbar (15. 1. 29).

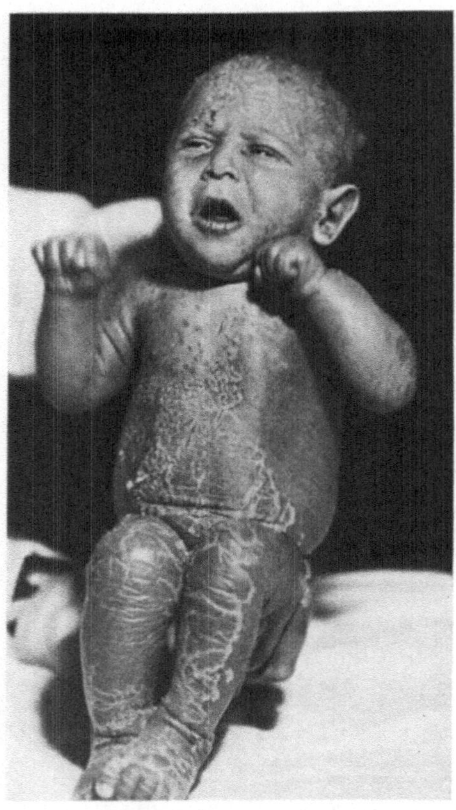

Abb. 75. A. G. 3 Mon. Frische Erythrodermia desquamativa Leiner (Spätform).

16. 1. Entzündung im raschen Rückgang begriffen.

18. 1. Trotz ausbleibender Zunahme und vermehrten Stühlen ausgezeichneter Zustand der Haut.

27. 1. Alles geheilt. Körpergewichtszunahme erst seit 3 Tagen.

Bei der Aussprache über die Altersbedingtheit muß aber außerdem noch ein weiterer Faktor in Erwägung gezogen werden. Zweifellos spielen äußere Reize beim Zustandekommen der Erythrodermien aller Formen und Grade eine sehr bedeutsame Rolle. Zum mindesten begünstigen sie die Propagation, wie die Erfahrung auf Säuglingsstationen lehrt, wo zuweilen nur durch Sauberkeit und sorgsame Pflege dem Fortschreiten dieser Dermatose Einhalt geboten wird. Aber:

Neben äußeren sind auch innere Reize wirksam, die nur in der ersten Lebenszeit zur Geltung gelangen.

Wer öfters in der Lage war, den Ausbruch der Erythrodermia desquamativa Leiner von seinen allerersten Anfängen an zu beobachten und weiter zu verfolgen, kann sich des Eindruckes nicht erwehren, daß hier irgendwie noch das Walten einer Noxe am Werke sein dürfte, die von innen her wirkt. Leiner dachte schon in seiner I. Mitteilung an ein „autotoxisches Erythem" und vermutete „in den Störungen des Darmtraktes möglicherweise die Ursache für die Hauterkrankung". Wir werden auf die mutmaßliche Bedeutung von „schädlichen Stoffwechselprodukten" für die Genese der Erythrodermia desquamativa in einem besonderen Abschnitte zu sprechen kommen.

An dieser Stelle möchten wir einen anderen, sehr naheliegenden Gedanken der Diskussion unterziehen: Die an die allererste Lebenszeit gebundene Wirkung von sog. Schwangerschaftsgiften oder — ganz allgemein und richtiger gesprochen — von mütterlichen Reizstoffen (außer Plazentarbestandteilen, individualfremden Eiweißsubstanzen, Eiweißspaltprodukten, vor allem Hormone und „Toxine" anderer, unbekannter Art), die auf dem Blutwege dem Fetus einverleibt werden. Brustdrüsenschwellung, Vaginalblutungen und Genitalödem (Mädchen und Knaben) der Neugeborenen, rechnet man schon seit Jahren zu den sog. Schwangerschaftsreaktionen HALBANs. Ebenso wie im eigenen, regen die mütterlichen Stoffe (hormonaler Natur) auch im kindlichen Organismus die entsprechenden Inkretdrüsen zu gesteigerter Tätigkeit an — „Puberté en miniature" der Franzosen, wozu im Hinblick auf die bekannten Beziehungen zwischen Keim- und Talgdrüsen, außerdem die auffallend vermehrte Talgabsonderung (Milien, Acne punctata mit Komedonen, Seborrhoea sicca) mit einbezogen wurde (JACQUET und RONDEAU)[1].

In neuerer Zeit hat sich vor allem MAYERHOFER mit diesem Gebiete befaßt und gab ihm insofern eine neue Wendung, als er zur Erklärung gewisser „Übergangsstörungen" (Erythema neonatorum toxicum, Vaginalblutungen, „akute Hydrokelen", spastisches Erbrechen der Neugeborenen), außerdem eine „allgemeine Allergie" der allerersten Lebenszeit (gegenüber Schwangerschaftsgiften, Hormonen usw.) annahm. Es würde uns vom Wege abführen, auf die interessanten Vorstellungen MAYERHOFERs näher einzugehen, da es gänzlich unbegründbar wäre, die Erythrodermia desquamativa mit „allergischen Vorgängen" in Zusammenhang zu bringen.

Hingegen interessiert uns hier eine andere Erscheinung: Die Vernix caseosa. Die Vernix caseosa ist im wesentlichen Produkt fetaler Seborrhoe. JACQUET und RONDEAU hatten darauf hingewiesen, daß sie an jenen Stellen am stärksten anzutreffen ist, an denen die Lanugohaare und mit ihnen die Talgdrüsen besonders reichlich vorhanden sind. Sie besteht zwar hauptsächlich aus Hornfett und nur zum geringeren Teil aus Sebum, dem eigentlichen Talgdrüsensekret. Dies ändert nichts an der Tatsache, daß sie ein Ausdruck vermehrter Hautdrüsentätigkeit ist. Ihre Bildung im Übermaße faßt MAYERHOFER gleichfalls als eine gesteigerte Seborrhoea universalis im Mutterleib auf, die auf die Wirkung von Schwangerschaftshormonen zurückzuführen ist.

Nun fand STOLTE, daß bei Kindern, die später an Erythrodermia desquamativa erkrankten, ausnahmslos „eine geradezu auffällig starke Entwicklung der Vernix caseosa vorhanden war". Er vermutete Beziehungen zwischen beiden Erscheinungen. Der „Status seborrhoicus" mit seiner obligaten Gneiskappe steht im Vordergrunde des Erythrodermiebildes, und es ist nicht nur so, daß die Dermatitis dabei die Seborrhoe fördert, sondern wahrscheinlich auch umgekehrt. Die Beziehungen zwischen der Dermatose und übermäßiger Talgdrüsensekretion, die sich in utero bereits als hochgradige Bildung von Vernix caseosa kundgab, wären demnach sehr inniger Art. Zieht man weiterhin die strenge Beschränkung der Erythrodermia desquamativa auf die erste Lebenszeit in

---

[1] WINKLER und UNNA führen die außerordentlich große Disposition zu ihren „seborrhoischen Ekzemen" in den ersten Lebenswochen, die nach dem zweiten Lebensmonat abnimmt, um erst wieder zur Zeit der Pubertät hervorzutreten, auf die gleiche Ursache zurück. „Es scheint, daß hier tatsächlich innige Beziehungen der seborrhoischen Hautdisposition zu den Geschlechtshormonen vorhanden sind, welche einerseits im Säuglingsalter vom mütterlichen Organismus stammen und andererseits in späteren Jahren von den endokrinen Drüsen gebildet werden" (Handbuch JADASSOHN, Bd. 6, I., S. 494. 1927).

Betracht, so wird der Gedanke an die Wirkung und Nachwirkung von Schwangerschaftshormonen um so näher gerückt [1].

Die vermeinten mütterlichen Reizstoffe könnten direkt oder indirekt wirken.

Direkt in der Weise, daß die entsprechenden, dem Blute des Kindes mitgegebenen Schwangerschaftshormone die Talgdrüsen (und die „fettabsondernde Funktion" des Stratum Malpighii) unmittelbar zu vermehrter Tätigkeit anfachen, oder Schwangerschaftstoxine anderer Art bei ihrer Ausscheidung – etwa im Sinne der „Ausscheidungsdermatosen" von H. FISCHER – den Follikelapparat krankhaft verändern. Histologische Anhaltspunkte für letzteren Modus liegen für die Erythrodermia desquamativa bisher allerdings nicht vor.

Indirekt insofern, als von der toxischen Wirkung der fraglichen Schwangerschaftssubstanzen die Regulationsmechanismen für die Talgsekretion getroffen werden könnten. Einerseits der endokrine Apparat, andererseits (d. h. daneben vielleicht auch) das vegetative Zentrum [2].

Die entwickelten Vorstellungen haben jedoch mit einer großen Schwierigkeit zu rechnen, nämlich mit dem relativ späten Auftreten der Erythrodermia desquamativa Leiner. Sämtliche Schwangerschaftsreaktionen sind gleich oder bald nach der Geburt feststellbar. Bis zu den ersten Erscheinungen der Erythrodermia desquamativa Leiner vergehen mindestens 3–4 Wochen. Manchmal gelangt sie erst gegen Ende des 3. Lebensmonates zum Ausbruch (s. Abb. 75). Solche Fälle sind zwar Ausnahmen, nichtsdestoweniger müssen sie sehr zu Bedenken Veranlassung geben. Für mehrwöchige Inkubationen könnten hingegen Hilfshypothesen herangezogen werden: Die „Schwangerschaftstoxine" wären zwar schon längst ausgeschieden – Vorderlappenhormon z. B. ist im Harn von Neugeborenen spätestens am 10. Tag nachweisbar (FELS) – aber sie hätten den Follikelapparat in mächtigen Reizzustand versetzt, der durch sekundäre Einflüsse in Dauererregung gehalten wird. Es käme aber auch eine weitere Möglichkeit in Frage, das ist die Neuzufuhr gleichgerichteter Reizstoffe durch die Milch [3].

LEINER vermutete seit jeher Zusammenhänge der Erythrodermia desquamativa mit der Milchnahrung, und zwar mit der Frauenmilch (Brustkinder 94,8%

[1] S. 38 wurde das auffallend häufige Erbrechen von Erythrodermiekindern hervorgehoben, das bei schweren Leinerformen zeitweise pylorospastischen Charakter annehmen kann. Besteht die hormonale Theorie des Pylorospasmus (bzw. der Pylorusstenose) von STOLTE zu Recht, dann wäre ein weiterer Zusammenhang hergestellt, wobei allerdings zu bemerken ist, daß wir bei unserem verhältnismäßig großen Material von Erythrodermia desquamativa Leiner bisher noch niemals der Syntropie mit typischem Pylorospasmus begegneten.

[2] Das „Salbengesicht" der Encephalitis lethargica legt eine zentrale Regulierung der Talgsekretion (zumindest betr. Gesicht, Stirn und Kopfhaut) außerordentlich nahe. „Sämtliche bisher mitgeteilten Fälle betrafen ausgeprägte striäre Symptomenbilder; das Auftreten der Seborrhoea faciei geht parallel mit der Entwicklung der Linsenkernsymptome, die sich nach Abklingen der akuten Krankheitsphase einstellen" (R. O. STEIN). Neuerdings neigt STIEFLER dazu, das Zentrum für die Talgsekretion nicht im Linsenkern, sondern in den Wandungen des 3. Ventrikels zu suchen.

Der zentrale Einfluß könnte — rein hypothetisch gedacht — im ersten Trimenon um so stärker zum Ausdruck gelangen, als in diesem Zeitabschnitt übergeordnete Hemmungsmechanismen für primitive Pallidumfunktionen noch wenig ausgebildet zu sein scheinen, wie unter anderem der Umklammerungsreflex zeigt, der gleichfalls auf die ersten 3 Lebensmonate beschränkt ist.

[3] Ähnlich wie bei STOLTE, der für seine hormonale Theorie der Pylorusstenose zur Überwindung der gleichen Schwierigkeit ebenfalls die Nachlieferung der fraglichen „Wachstumsstoffe" durch die Frauenmilch in Erwägung zog.

nach LEINER; 84% laut eigener Statistik) und bezeichnete das Krankheitsbild kurzerhand als „eigenartige Dermatose der Brustkinder". Offenbar dachte er an die Möglichkeit „spezifischer" Wirkungen der Frauenmilch, wie folgender Vorschlag annehmen läßt:

„Diese eventuelle ätiologische Bedeutung der Brustnahrung ließe sich vielleicht auch auf experimentellem Wege beweisen, indem wir an die Brust einer Frau, deren Kind an Erythrodermia desquamativa erkrankt ist, ein anderes bisher völlig gesundes Kind legten, um zu sehen, ob durch länger fortgesetzte, in dieser Weise geänderte Brustnahrung der Ausbruch der Dermatose provoziert werden könnte."

Obzwar LEINER den konstitutionellen Faktor niemals aus dem Auge ließ, mochten ihn zu der geplanten Versuchsanordnung folgende Beobachtungen geführt haben: Das gleichzeitige Auftreten der Erythrodermia desquamativa bei einem an der Mutterbrust genährten Zwillingspaar, und das Erkranken von zwei aufeinanderfolgenden Kindern an Erythrodermia desquamativa mit letalem Ausgang, die beide von derselben Mutter gestillt worden waren. Das dritte Kind wurde künstlich aufgezogen. Auch bei diesem kam es zu einer Erythrodermie aber nur leichten Grades, von der es wieder genas. Gewiß spricht dieser letzte Fall, wie auch LEINER ausdrücklich betont, sehr für die große Bedeutung des konstitutionellen Momentes. Immerhin erscheint bemerkenswert, daß die Schädigung bei Kuhmilchnahrung offenbar eine weit geringere war. Dieses Verhalten läßt mehrfache Erklärungsmöglichkeiten zu (s. S. 161). Aber als eine unter ihnen wäre die geringere „Toxicität" der Kuhmilch für das betreffende Kind nicht von der Hand zu weisen.

Daß auch Flaschenkinder an Erythrodermia desquamativa erkranken (5,2%; 16%) brauchte nicht wunderzunehmen. Denn, falls die vermeinten Substanzen überhaupt in die Milch übergehen, dürften sie auch in der Kuhmilch vorhanden sein. Die außerordentlich kleine Erkrankungsziffer bei Flaschenkindern könnte bei dieser Betrachtungsweise folgendermaßen gedeutet werden: Die Kuhmilch enthält die Reizstoffe nur in minimalen Mengen, und zwar um so weniger, je längere Zeit seit dem Kalben verstrichen ist. Die betreffenden Stoffe sind an die Fettfraktion „gebunden" (Verabreichung verdünnter Kuhmilchmischungen in der ersten Lebenszeit, gegenüber der relativ fettreichen Frauenmilch; Magermilch praktisch bevorzugt). Oder, die Resorption der fraglichen, vermutlich hochmolekularen Substanzen wird im Medium der Frauenmilch (analog den Antitoxinen und Toxinen, J. RÖMER, SALGE) gefördert.

FELS gelang es nicht, „Sexualhormon" in der Frauenmilch nachzuweisen. HEIM fand Vorderlappenhormon in den ersten 2 Wochenbettagen.

Gemeinsam mit Herrn Prof. SCHULTZE RHONHOF (Frauenklinik) untersuchten wir in dieser Richtung einen Fall von typischer Erythrodermia desquamativa Leiner. Das Ergebnis war vollständig negativ:

A. Muttermilch.

a) Konzentriert (6fach).

1. Tier 1635: 6mal 0,2 ccm 2. Tier 1636: 6mal 0,3 ccm 3. Tier 1637: 6mal 0,4 ccm 4. Tier 1638: 6mal 0,4 ccm 5. Tier 1639: 6mal 0,4 ccm	Tiere 1638, 1639 starben. Bei den anderen Tieren kein Vorderlappenhormon nachweisbar.

b) Nicht konzentriert.

Tiere 1645—1649 in gleicher Anordnung wie oben. Bei allen Tieren kein Vorderlappenhormon und kein Ovarialhormon nachweisbar.

B. Kind (Urin).

a) Nicht vorbehandelt.

Tiere 1650—1654 in gleicher Anordnung wie oben. Bei allen Tieren kein Vorderlappenhormon und kein Ovarialhormon nachweisbar.

b) Entgifteter Urin.

Tiere 1640—1644 in gleicher Anordnung wie oben. Bei allen Tieren kein Vorderlappenhormon nachweisbar.

C. Mutter.

Urin nicht vorbehandelt.

Tiere 1645—1649 in gleicher Anordnung wie oben. Bei allen Tieren kein Ovarialhormon und Vorderlappenhormon nachweisbar.

Die Versuche wurden an infantilen Tieren angestellt. Auf die Verwendung kastrierter Mäuse wurde verzichtet, da die infantilen Tiere in keinem Fall eine Brunstreaktion aufwiesen.

Die Ovarien sämtlicher Tiere sind im Serienschnitt untersucht worden.

Wir lehnen demnach die diskutierte Hypothese ab. Nicht so sehr wegen dieses einen negativen Resultates — zumal als entsprechend der bisher vorliegenden Methodik nur auf Vorderlappen- und Ovarialhormon untersucht wird —, sondern wegen des verhältnismäßig späten Eintrittes der Krankheitserscheinungen. Trotzdem wurde ihrer Besprechung ein breiterer Raum gewährt. Ich tat es deshalb, weil mir eine Forschungsrichtung, die, obgleich auf einem anderen Gebiete, bereits zu so überraschenden Ergebnissen geführt hat, sehr beachtenswert erscheint. Ich mußte es tun, weil man in einem Abschnitte, der sich mit der strengen Gebundenheit einer Dermatose an die erste Lebenszeit beschäftigt, daran nicht achtlos vorbeigehen darf, um so weniger, wenn, wie in diesem Falle, die Dermatose höchstwahrscheinlich zu den „Toxikodermien“ [1] zu rechnen ist.

Anlagebedingtheit.

Es hieße offene Türen einrennen, wollte man mit Belegen dafür kommen, daß die „Anlage“ für das Zustandekommen, das äußere Bild und den weiteren Verlauf in sämtlichen Fällen von überragender Bedeutung ist. Beispiele ließen sich in Unzahl anführen. Ich begnüge mich mit einem und knüpfe beim experimentellen Vorschlag LEINERS (s. S. 65) zur Erzeugung der Erythrodermie an.

Selbst unter der Voraussetzung, daß die Milch der Mutter von Erythrodermiekindern tatsächlich „spezifische“ Wirkungen zu entfalten imstande wäre, würde der angeregte Versuch höchstwahrscheinlich negativ verlaufen, d. h. ich glaube nicht, daß bei einem „völlig gesunden“ Kind eine Erythrodermie zum Ausbruch käme, wenn man es an der Brust der Mutter eines erythrodermiekranken Kindes trinken ließe; auch nicht, wenn man solche Ernährung beliebig lange fortsetzen wollte. Aussicht auf Erfolg hätte der Versuch nur dann, wenn dieses Kind bereits mit den ersten Anzeichen partieller Erythrodermie behaftet wäre. Mit anderen Worten, nur dann, wenn das Kind bereits nachweisbar jene konstitutionellen Besonderheiten und Grundeigenschaften besäße, die zum Erwerb der Erythrodermie erforderlich sind, dann allerdings könnte es unter dem Einflusse der betreffenden Milch vielleicht zur Erythrodermia desquamativa

[1] Im weitesten Sinne des Begriffes s. S. 159.

Leiner kommen, wäre in unserem Falle eine Generalisierung der Dermatose mit großlamellöser Desquamation denkbar. Mit diesem aprioristischen Urteil wird meine Einstellung zum Thema am deutlichsten gekennzeichnet.

Anlage und Konstitution sind Begriffe, die sich weitgehend decken. Wir werden sie im folgenden nicht gebrauchen, sondern an deren Stelle die Bezeichnung „Reaktionslage" setzen. Selbstverständlich ist die Reaktionslage

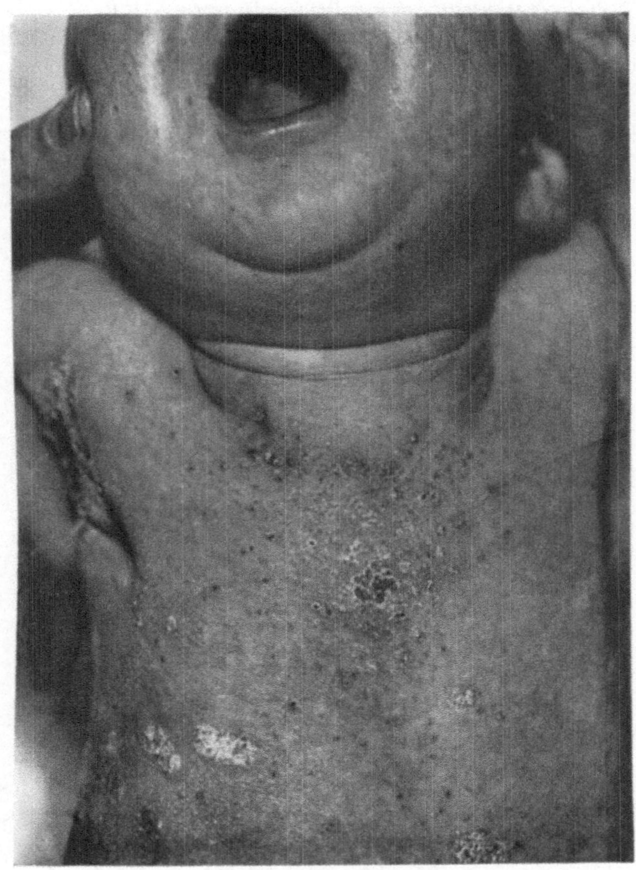

Abb. 76. L. N. 8 Woch. Squamöse Reaktion nach Juckpulvereinreibung.

gleichfalls und in erster Linie anlagebedingt und wird jede Reaktionslage von der Konstitution mächtig beherrscht. Aber der Ausdruck Reaktionslage bedeutet mehr als eine bloße Umschreibung des Konstitutionsbegriffes, indem sich damit viel besser die Vorstellung des Wandelbaren, Wiedervorübergehenden, der Labilität eines Zustandes verbinden läßt. Die Reaktionslage ist nur eine Erscheinungsform der Konstitution, aber gerade deshalb besser faßbar, was für die Darstellung einen großen Vorteil bedeutet.

Ich unterscheide eine seborrhoide, lymphophile und angioneurotische Reaktionslage.

1. Die seborrhoide Reaktionslage. Wir bezeichnen sie absichtlich nicht als „seborrhoisch", sondern ziehen für das frühe Kindesalter in Überein-

stimmung mit vielen Dermatologen (u. a. ROST, E. HOFFMANN) den Ausdruck „seborrhoeähnlich“ (= seborrhoid) vor. Eine kurze Begründung dafür wurde bereits auf S. 4 gebracht. Nur für die ersten Lebenswochen könnte eine Ausnahme gemacht werden. Hier handelt es sich wirklich um eine hypersekretorische Talgdrüsentätigkeit, die durch den Reiz der mütterlichen Sexualhormone zustande kommt. Die Bezeichnung „seborrhoisch“ für die Reaktionslage dieses knapp bemessenen Zeitraumes wäre demnach berechtigt.

Die seborrhoide Reaktionslage setzt eine erhöhte Reizbarkeit des hautfettproduzierenden — oder richtiger gesagt des fettausscheidenden — Apparates voraus, die anlagebedingt ist. Vor allem aber besteht ausgesprochene Neigung zur Desquamation. Wie sehr die Schuppenbildung das Bild beherrscht, geht aus der Häufigkeit psoriatiformer Spielarten hervor und wie charakteristisch

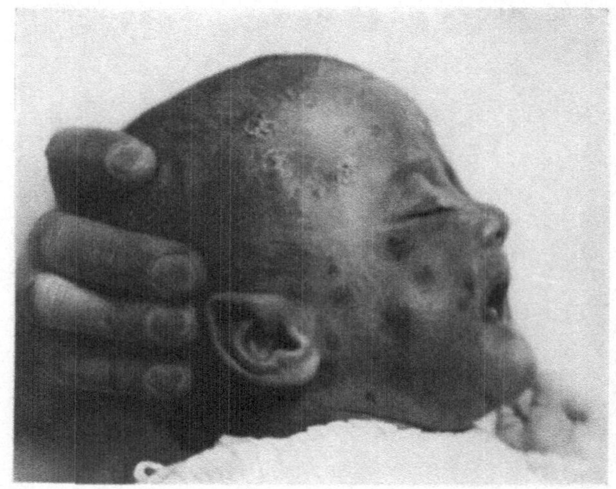

Abb. 77. K. B. 3 Mon. Psoriatiformer Reaktionseffekt nach Schnakenstichen.

sie für diese Reaktionslage ist, zeigt die Tatsache, daß während ihres Bestandes die mannigfachsten Reize mit vorwiegend squamösen Lokalerscheinungen beantwortet werden.

Als Beispiel seien zwei Beobachtungen angeführt, die aus dem Jahre 1928 stammen:

L. N., 2 Monate (Dermatitis erythematosa psoriasoides s. Abb. 6), wurde über dem Sternum mit Juckpulver eingerieben. Nach der üblichen Lokalreaktion zeigte sich an diesem Orte nach 5 Tagen ein ziemlich scharf begrenzter, lebhaft schuppender Hautbezirk von trockener Beschaffenheit. In der Peripherie vereinzelte, kleine Eiterbläschen (Abb. 76).

K. B., 3 Monate (schuppende Inseln am behaarten Kopf), wird im Gesicht und an den Schläfen mehrfach von Schnaken gestochen. Die urtikariellen Knoten verwandelten sich nach einigen Tagen in weißlich schuppende, hornartig erhabene Gebilde, die längere Zeit fast unverändert persistierten (Abb. 77).

In selteneren Fällen gelingt es aber auch, einen seborrhoischen Reizeffekt zu erzielen, z. B.:

H. B., 8 Wochen (abgelaufene Dermatitis seborrhoides von ausgesprochen seborrhoischem Charakter). Einreibung mit Juckpulverlanolin auf der rechten Wange. Am 3. bis 4. Tage erschienen am Inunktionsorte 6 stecknadelkopfgroße, harte Knötchen, die mit Talgdetritus gefüllt waren. Am Bein und Bauch nicht reagiert. Kontrolleinreibung nach einigen Tagen mit reinem Lanolin auf der linken Wange ohne Reaktion.

In allen 3 Fällen handelte es sich um Dermatitis seborrhoides. In den 2 ersten um psoriatiforme Varianten, im 3. Falle um eine seborrhoische Form. Im 1. Fall sahen wir auf Juckpulver, im 2. auf Schnakenstiche ausgesprochen squamöse Reaktionen, im 3. Fall auf Juckpulver einen unverkennbar seborrhoischen Effekt (nach Art der „Acne punctata") auftreten. Es dürfte berechtigt sein, auch diese Reaktionsweisen als „isomorphe Reizeffekte" anzusprechen [1],

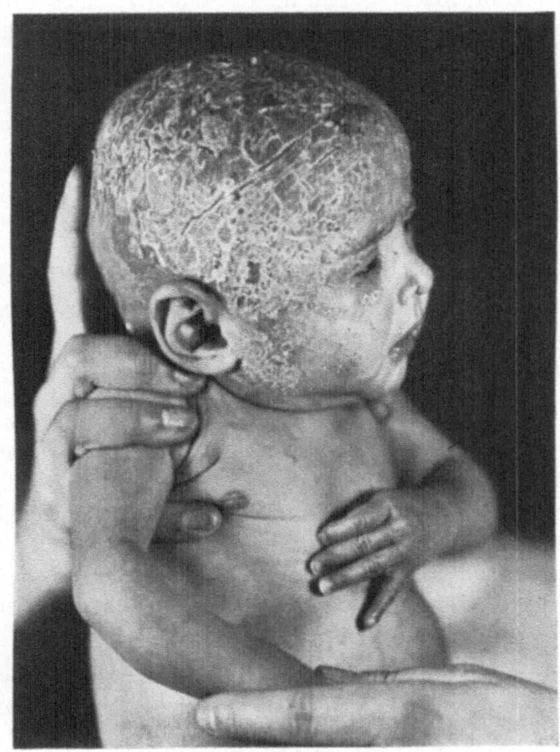

Abb. 78. G. H. 3 Mon. Reizdermatitis im Gesicht bei abheilender partieller Erythrodermie.

insofern wenigstens, als ihre Morphe der herrschenden Reaktionslage durchaus adäquat ist.

Die mitgeteilten Beobachtungen sind lehrreich, indem sie uns experimentelle Beispiele liefern für die Polymorphie der Hauterscheinungen bei gleicher Ätiologie, wie sie uns besonders bei der Lues congenita in so eindrucksvoller Weise vor Augen tritt, und worauf bereits FINKELSTEIN in seinem Lehrbuch (S. 824) hingewiesen hat. Ob bläschenbildend, nässend, serpiginös, papulös, schuppend, rupiaartig, hängt nicht von der Besonderheit des Erregers (Virulenz) und seiner Tätigkeit, sondern — man darf wohl sagen — ausschließlich von der jeweiligen Reaktionslage des Hautorgans ab. Im frühesten Kindesalter herrscht die seborrhoide Reaktionslage unter allen Umständen vor, daher die über-

[1] Oder im alten Sinne von BROCQ als „réactions cutanées" zu deuten (vgl. außerdem ŠAMBERGER, BETTMANN u. a.).

wiegende Häufigkeit der squamösen Syphilide. So wird es auch verständlich, warum gerade für diese Altersperiode das „squamöse Tuberkulid“ (mit seiner obligaten, zentralen Schuppe) so charakteristisch ist. Bei lymphophiler Reaktionslage oder aber bei der Kombination von seborrhoider und lymphophiler Reaktionslage erhalten die örtlichen Manifestationen naturgemäß ein völlig anderes Aussehen.

Ein weiteres Charakteristikum der seborrhoiden Reaktionslage ist die Trockenheit des Reaktionsbodens. Löst man die Schuppen mit Sorgfalt ab, so erscheint in unkomplizierten Fällen stets eine trockene Grundlage [1].

Daraus lassen sich unmittelbar zwei weitere Tatsachen ableiten, die klinisch von Bedeutung sind:

Die Seltenheit sekundärer Eiterinfekte. Dies gilt aber nur für die psoriatiformen Typen. Bei der Erythrodermia desquamativa führte LEINER diese Erscheinung auf eine Art Selbstreinigung durch die dauernde Desquamation zurück, indem mit den Schuppenmassen ständig auch die pyogenen Bakterien abgestoßen werden. Mir scheint die Trockenheit des Terrains, die für die Bakterienwirkung ungünstig ist, zur Erklärung auszureichen.

Das vollständige Fehlen der „Ekzematisation“ bei Erythrodermien. Sie kann gar nicht zustandekommen, weil die vorherrschende Reaktionslage zur Ausbildung des Status spongioides nicht befähigt ist, z. B.:

Zu Abb. 78. G. H., 3 Monate. Partielle Erythrodermie (psoriatiformer Typ) in Abheilung. Nach Waschen der Kopfhaut mit Seife und Abkämmen entwickelt sich dortselbst eine akute Reizdermatitis mit enormer Schuppenbildung. Gleichzeitig schossen zwar unzählige kleinste Bläschen an den Schläfen und der Stirn auf, die aber schon am nächsten Tage vollständig eintrockneten und schuppten (vgl. Fall 36 mit Besonnungseffekt, S. 20).

2. Die lymphophile Reaktionslage. Als „lymphophil“ bezeichnete UNNA jenen Typus der Haut („anämische, mit leicht verletzlicher Oberhaut bedeckte, vasomotorisch übererregbare Haut“), auf der nässende Ekzeme entstehen. Ich finde die Namenbildung außerordentlich zutreffend, weil damit die besondere Neigung zum „Lymphfluß“ (analog „hämophil“) sehr prägnant zum Ausdruck gebracht wird. Und dies eben ist das führende Merkmal der inredestehenden Reaktionslage, die sich klinisch im Hervortreten von Gewebssaft an die Oberfläche (mit und ohne Bläschenbildung) kundgibt. Im Gegensatz zur rein seborrhoiden Reaktionslage ist hier das Reaktionsterrain ausgesprochen feucht, für die Ansiedlung und Vermehrung von Eitererregern ein Nährboden ersten Ranges. Ihr histologisches Substrat ist vor allem die schwammige Struktur der Stachelschicht, die Spongiose, die durch örtliche Lymphstauung zu größeren Hohlräumen und in der Folge zur Bildung von Bläschen an der Oberfläche führen kann.

Anlagebedingt ist zum mindesten eine das Größenmaß der Norm überschreitende Weite des gesamten Saftkanalsystems in der Peripherie (als Wurzelgebiet der Lymphgefäße) und in der Tiefe. Schon diese Anomalie allein, die seit VIRCHOW und seiner Schule ein obligates Merkmal der lymphatischen Konstitution darstellt, läßt verstehen, daß der Saftfluß durch Öffnung der Poren einmal in Gang gesetzt, nur schwer zum Stillstand kommen kann. Die lymphophile Reaktionslage ist sehr charakteristisch für die exsudative Diathese.

[1] „Nässen“ wird vielfach nur vorgetäuscht durch Reibung und Mazeration infolge von Zersetzungsprodukten (besonders an intertriginösen Stellen).

Man könnte sie auch als „exsudativ" bezeichnen. Ich ziehe in diesem Zusammenhang den Ausdruck lymphophil vor, weil zunächst nichts über den entzündlichen Charakter der örtlichen Situation präjudiziert werden soll.

Die Träger dieser Reaktionslage sind meist blaß und fett. Aber die Adipositas allein disponiert noch nicht zur lymphophilen Reaktionslage. Dies ist erst dann der Fall, wenn der Fettansatz, wie so häufig und bisher nicht genügend geklärt, mit starker Anreicherung von Wasser in der Haut und von Gewebssaft in den interepithelialen Spalträumen vergesellschaftet ist. Es ist demnach ohne weiteres zu erwarten, daß sich nach der Einwirkung entsprechender Reize, beim sog. Habitus pastosus, die lymphophile Reaktionslage zu erkennen gibt.

3. Die angioneurotische Reaktionslage. Anlagebedingt ist die hochgradig gesteigerte Erregbarkeit des neurokapillären Reflexes und des die Juckempfindung vermittelnden Apparates, auffallend die starke Neigung zur Cutis anserina. Ausnahmslos herrscht unwiderstehlicher Drang zum Kratzen vor. Indes kann letzteres, allzu vulgäres Phänomen nicht als untrügliches Kennzeichen dieser besonders gearteten Reaktionslage angesehen werden. Charakteristisch dafür ist vielmehr, daß der Juckreiz offenbar primär auftritt und erst durch das daraufhin erfolgende Kratzen die Eruptionen hervorgerufen werden. Diese sind demnach im wesentlichen Scheuer- und Kratzeffekte. Ob Bläschen, Papeln oder größere, derbe, pruriginöse Knoten überwiegen, hängt — ceteris paribus — sehr von der Intensität des durch das Kratzen gesetzten Reizes ab. Ausgedehnte Infiltrate sind oft nur die Folge von Reizen mit größerer Tiefenwirkung und somit nur ein Ausdruck verstärkter Reizantworten, an denen neben der Epidermis, hier eben auch die Cutis besonders lebhaften Anteil nimmt[1] (s. Abb. 62 und 71).

Der reinen angioneurotischen Reaktionslage begegnet man fast ausschließlich bei mageren Kindern. Das unausgesetzte Kratzen und Scheuern ist mit ungeheuerem Energieverbrauch verbunden. Im Säuglingsalter kann unter diesen Umständen ein solider Ansatz gar nicht zustandekommen. Andererseits spricht vieles dafür, der vorliegenden Magerkeit konstitutionellen Charakter beizumessen.

Kombinierte Reaktionslagen. Die beschriebenen Reaktionslagen können in reiner Form isoliert vorhanden sein, wie dies z. B. bei der Erythrodermie der Fall ist, oder sie können sich kombinieren. Es kommt dann zu Interferenzerscheinungen, deren klinische Auswirkung vom Überwiegen der einen oder anderen Komponente abhängig ist. Sieht man zunächst vom Hinzutreten spezifischer Noxen (Allergene, Bakterien) ab, so läßt sich, ausgehend von den bisherigen Auseinandersetzungen und auf Grund der klinischen Erfahrung allein, folgendes sagen:

Die häufigste Kombination ist 1 + 2, dann folgt 2 + 3. Bei Vorliegen von 1 + 2 ist die Entstehung von typischer Erythrodermie kaum denkbar. Es erscheinen dann meist kombinierte Effekte, die wir besonders häufig bei exsudativer Diathese antreffen (Beispiel: „Ekzematisierter" Milchschorf). Bei sog.

[1] Es ist ein Verhalten, durchaus vergleichbar den verschiedenen Formen der Tuberkulinreaktion. Bei der perkutanen Einreibung: Ausschließlich epidermaler Reiz mit Bläschen- und Knötcheneruption. Bei der Bohrung: Kutaner Reiz mit Papelbildung. Intrakutan: Derbes Infiltrat. Überall ein anders geartetes Reaktionsprodukt, grundsätzlich aber doch immer ein und derselbe Reaktionsvorgang.

exsudativen Kindern begegnen wir außerdem und naturgemäß sehr oft der Kombination von 2 + 3. Die Konstitutionslehre spricht dann von exsudativer Diathese + Neuropathie. Da jedoch die Steigerung der Juckempfindung und des neurokapillaren Reflexes nicht selten als einzige Zeichen der nervösen Übererregbarkeit in Erscheinung treten und die weitere Beobachtung dieser Kinder, gleichfalls nicht selten, einwandfreie Symptome von „Neuropathie" vermissen lassen, wäre es nicht allein vorsichtiger, sondern — gerade mit Rücksicht auf den schwankenden Charakter des jeweiligen Zustandsbildes — auch richtiger, sich in solchen Fällen mit der Annahme kombinierter Reaktionslagen zu begnügen.

Seltener ist die Kombination von 1 + 3. Sie ist klinisch wichtig und deshalb interessant, weil sie für die Entwicklung jenes Zustandes wesentlich zu sein scheint, den wir als Neurodermitis circumscripta bezeichnet haben.

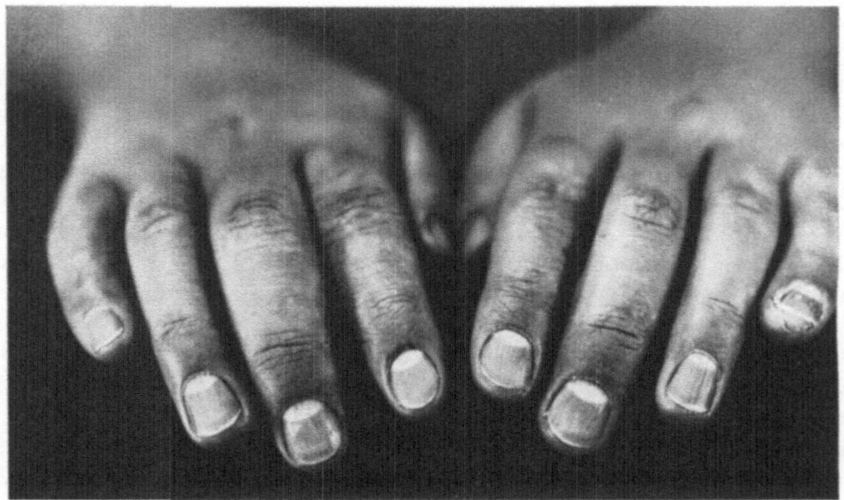

Abb. 79. K. B. 10 J. Nagelveränderungen bei Neurodermitis.

In der Anamnese solcher Fälle läßt sich in der Regel Dermatitis seborrhoides im Säuglingsalter feststellen; aber auch noch während ihres Bestandes kann man, und zwar zuweilen noch im vorgerückteren Alter, eindeutige Erscheinungsformen der seborrhoiden Reaktionslage nachweisen.

Dazu kommen die Veränderungen an den Nägeln, die sich meist einstellen, wenn die Finger vom Krankheitsprozeß befallen werden. Ihr Bild geht über das einer einfachen Ernährungsstörung hinaus und erinnert sehr an jenes der Nagelpsoriasis: Neben Brüchigkeit und Unebenheiten (Buckeln und Einziehungen) ist die Nagelplatte häufig gestichelt, unregelmäßig punktiert, gelegentlich auch tiefere Tüpfel und Grübchen aufweisend (Abb. 79, 80).

An dem Bestand der angioneurotischen Reaktionslage (3) ist bei der cirkumskripten Form der Neurodermitis nicht zu zweifeln. Es sprechen dafür lokal: Der primäre Juckreiz und die verstärkte Reizantwort aus der Tiefe der Cutis; allgemein: Die Vasolabilität und die häufige Verbundenheit mit Asthma und Eosinophilie.

Das Zusammentreffen mit der seborrhoiden Reaktionslage (1) scheint uns indes nicht weniger beachtenswert zu sein. Zwei führende Kennzeichen der Dermatose werden so dem Verständnis näher gebracht: Die Neigung zur lichenoiden Spätreaktion und die typische Lokalisation.

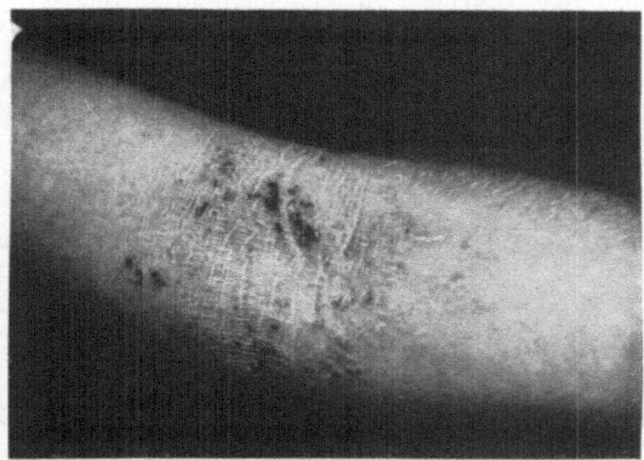

Abb. 80. K. B. 10 Jahre. Neurodermitis circumscripta in der Ellenbeuge.

Lichenoide Gebilde sind, im frühen Kindesalter wenigstens, so gut wie regelmäßig an eine seborrhoide (bzw. psoriatiforme) Reaktionslage gebunden (man beachte die Initialeruptionen der Erythrodermie), und das Bild der sekundären Lichenifikation ist für diese sogar charakteristisch. Wir begegnen ihm niemals bei reiner angioneurotischer Reaktionslage.

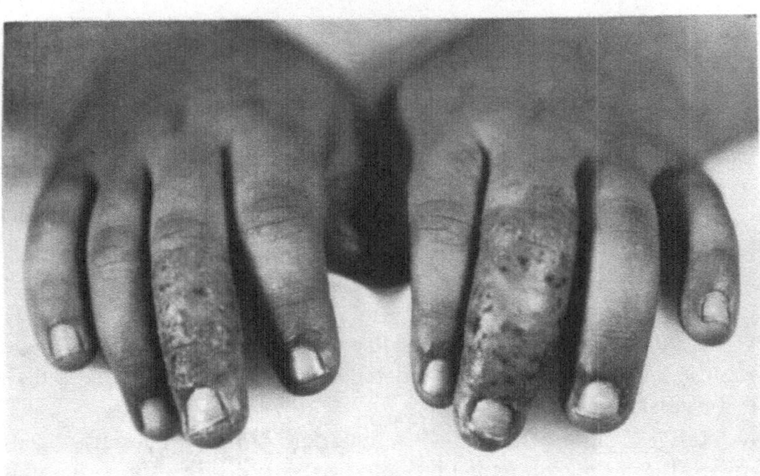

Abb. 81. W. Sch. 4 Jahre. Mittelfingerekzem bei Neurodermitis.

Vorzugsorte der neurodermitischen Herde sind die Gelenkbeugen. Die symmetrische Beteiligung fällt auf und wird mancherseits als Stütze für die neurogene Natur des Leidens bewertet. Begegnet man der symmetrischen Lokalisation, z. B. an den Mittelfingern (s. Abb. 81), dann sind Erwägungen im obigen Sinn durchaus verständlich. Bei den Beugen hingegen erscheint mir die Deutung als Reibungs- und Scheuerungseffekt so außerordentlich naheliegend, daß man es sich meines Erachtens ersparen kann, nach tieferen Ursachen für die symmetrische Anordnung — die übrigens nicht selten vermißt wird (s. Abb. 82 u. v. a.) — zu fahnden. Ich bringe die „Prädilektionsstellen" mit der seborrhoiden Reaktionslage in Zusammenhang, die sich ebenso wie im

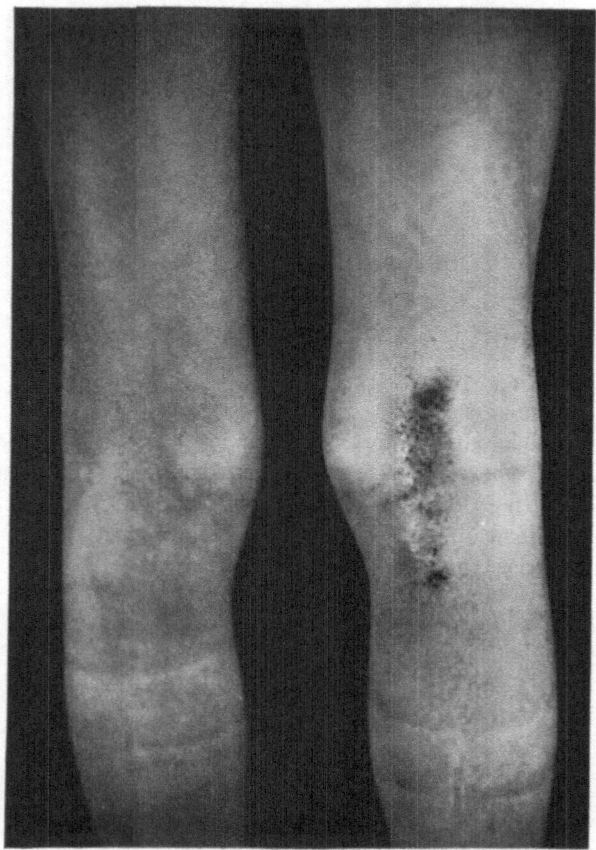

Abb. 82. W. L. $11^1/_2$ Jahre. Neurodermitis circumscripta (einseitig).

frühen, so auch im späteren Kindesalter mit Vorliebe an solchen Stellen manifestiert, die mechanischen und anderen äußeren Reizen in besonders hohem Grade ausgesetzt sind.

Die häufige Kombination von 1 + 3 bei der sog. Neurodermitis circumscripta des Kindesalters ist gesicherter klinischer Tatbestand, ihre Bewertung als Grundlage und Voraussetzung zur Entwicklung der örtlichen Herde vorerst nur Annahme. Man darf sich vorstellen, daß hier die unentwirrbare Zusammenarbeit von seborrhoider und angioneurotischer Reaktionslage erforderlich ist, um das charakteristische Produkt entstehen zu lassen. Trifft diese Vorstellung zu, dann hätten wir in diesem Falle nicht ein Nebeneinander, sondern eine „Hybride" von 1 + 3 vor uns, deren scheinbare Eigenart durch die Neigung zu lichenoid-hyperplasierenden Prozessen gekennzeichnet ist.

Sekundäre Einflüsse.

Reaktionsboden und Reaktionslage können durch mannigfache Momente akzidenteller Art Veränderungen erfahren. Damit gewinnt auch das klinische Bild ein anderes Aussehen. Bald sind es Verschlimmerungen, bald Besserungen der Dermatose, letztere allerdings nur scheinbar, d. h. vorübergehender Natur. Die Vorkommnisse sind so bekannt und geläufig, daß wir uns kurz fassen dürfen.

Durchfälle. Wir nennen sie obenan wegen ihrer häufigen Interkurrenz im frühen Kindesalter, und weil hier die Verhältnisse relativ klar liegen. Das Ekzem geht so gut wie gesetzmäßig zurück. Zuweilen verschwindet es fast vollkommen, kehrt aber nachher wieder. Die Erscheinung ist großenteils auf die Eintrocknung des Reaktionsbodens durch Wasserverlust zurückzuführen. Gleiches gilt von solchen

Ernährungsmaßregeln, die mit stärkerer Gewichtsabnahme verbunden sind. Von dieser Erfahrungstatsache macht die Behandlung gern Gebrauch, indem sie mit einer Flüssigkeitsreduktion eingeleitet wird, die sich allerdings nur bei fetten (richtiger pastösen) Kindern mit vorwiegend lymphatischer Reaktionslage günstig auswirkt. Der Einfluß der Ernährung auf Reaktionsboden und Reaktionslage mag sehr kompliziert sein; aber daß in so gelegenen Fällen die Besserung des Lokalprozesses in erster Linie auf Entwässerung beruht, ist äußerst wahrscheinlich (weiteres darüber S. 148).

Fieberhafte Erkrankungen sind in der Regel von temporärem Rückgang der ekzematösen Hauterscheinungen begleitet. Mehrfache Faktoren können daran beteiligt sein: Die Entwässerung (bei gleichzeitiger Gewichtsabnahme), die Dämpfung der nervösen Hauterregbarkeit (mit Zurücktreten des Juckreizes), die Einstellung örtlicher Reaktionserscheinungen zugunsten frischer, andersgearteter Reizherde (analog der „Konkurrenz der Antigene“), ferner vor allem bei universellen Ekzemen: Der Einfluß vegetativer Reflexmechanismen (Entleerung des subpapillaren Plexus nach inneren Blutdepots unter Erblassen der Haut) und das Abströmen des Blutes nach inneren Krankheitsherden (Nachinnenschlagen), z. B. nach der Lunge (Seckel). Am wirksamsten sind die Masern. Finkelstein spricht sogar von „einer spezifischen Heilwirkung der Masern auf das Ekzem“ und bringt diesen Scheinerfolg (von höchstens 4 bis 6wöchiger Dauer) mit der bekannten „Anergie“ in Zusammenhang. Das Gegenteil davon ist bei und nach der Vakzination der Fall.

Das Kratzen ist der größte Förderer zur Verschlimmerung ekzematöser Prozesse und seine Verhinderung die wirksamste Gegenmaßregel im frühen Kindesalter. Und doch gibt es eine Ausnahme. Bei ausschließlich lymphophiler Reaktionslage oder bei 1 + 2, also besonders in solchen Fällen, wo ausschließlich das Gesicht befallen und der ganze übrige Körper vollkommen frei ist („ekzematisierter“ Milchschorf), kann man gelegentlich beobachten, daß der örtliche Prozeß scheinbar zum Stillstand kommt, wenn das Ekzem aufgekratzt wird. Das Kind kratzt so lange und so heftig, „bis der brennende Schmerz seiner Kratzwunden den Juckreiz übertönt hat“. Die Verletzungen haben den neuro-kapillären Reflexbogen gewaltsam unterbrochen. Dazu kommt aber noch ein weiteres. Die vermeinten Ekzeme sind ursprünglich meist vesikulärer Art. Die Bläschen werden aufgekratzt, es entleert sich ihr Inhalt und weitere Läsionen verstärken und unterhalten das Nässen aus der Tiefe. Die austretende Lymphe gerinnt an der Oberfläche zu den bekannten honiggelben

Krusten, die die gesamte Ekzemfläche überdecken. Das Kind setzt sich gewissermaßen selbst „die Ekzemmaske“ auf und schließt so das Reaktionsterrain von den Reizen der Außenwelt ab. Das Ekzema crustosum (et rubrum) bietet zwar einen entsetzlichen Anblick, ist aber bei weitem nicht das undankbarste Objekt ärztlicher Behandlung.

Die pyogene Sekundärinfektion führt nicht selten zum gleichen Effekt. So lange Gesicht und Kopf mit Eiterborken dicht bedeckt sind (sog. Ekzema impetiginosum) herrscht Ruhe und Zufriedenheit. Erst wenn mit der beginnenden

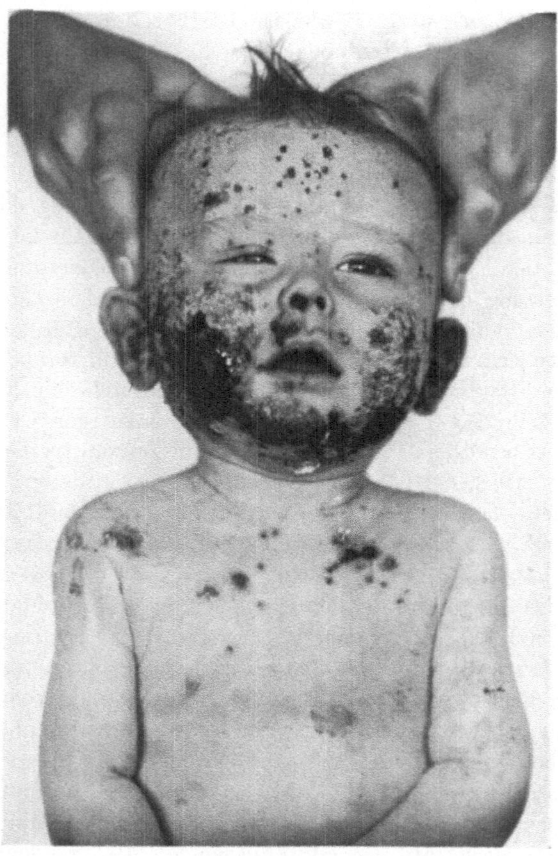

Abb. 83. R. W. 10 Mon. Pustulosis vacciniformis acuta. Fieberhaftes Stadium. (Vor der Behandlung.)

Behandlung die Borken abgelöst werden, setzt der Juckreiz wieder ein und es kommt zuweilen auch am bisher verschonten Stamm da und dort zu frischen Eruptionsherden. WINKLER und UNNA schreiben über „die Vierziger“, die meist von der Kopfhaut ausgehen und oft impetigoartig auf das Gesicht absteigen, folgendes: „Die Schwierigkeiten, welche die Mütter beim Entfernen der Schuppen finden und der Umstand, daß sich oft keine weitere Hauterkrankung an die Schuppenbildung anschließt, haben der Volksmedizin den Anlaß gegeben, die Erkrankung als ein Noli me tangere zu betrachten und sie nicht behandeln zu lassen, sondern ihr spontanes, freilich erst nach vielen Wochen – in Österreich nennt der Volksmund die Krankheit die „Vierziger", weil die Krankheit 40 Wochen andauere – eintretendes Abheilen abzuwarten"[1].

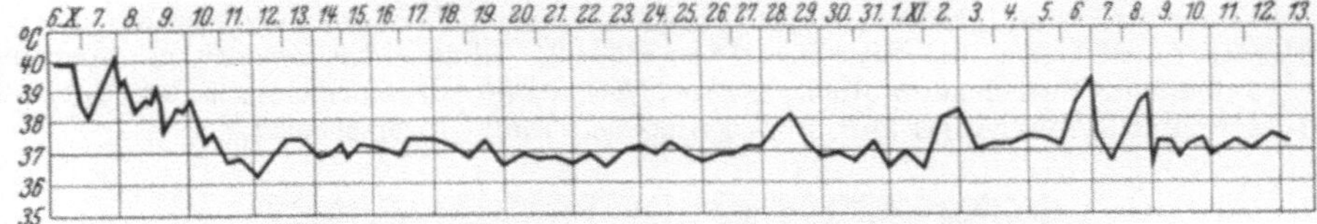

Abb. 84. R. W. 10 Mon. Pustulosis vacciniformis acuta. Temperaturkurve.

Damit soll der Nichtbehandlung keineswegs das Wort geredet werden, zumal als die eitrige Superinfektion bisweilen zu äußerst bedrohlichen Krankheitsbildern führen kann. Nicht so sehr bei den sog. impetiginösen Ekzemen als vielmehr bei jenen Zuständen, die FINKELSTEIN als „*Pustulosis acuta des*

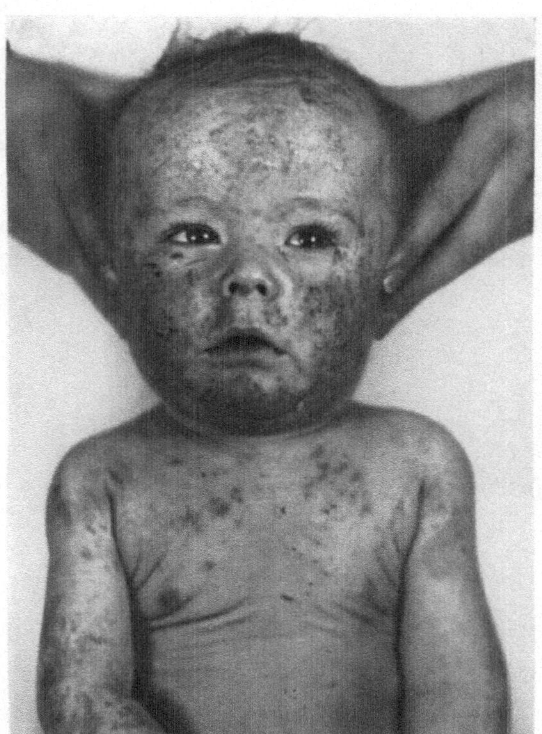

Abb. 85. R. W. 10 Mon. Pustulosis vacciniformis acuta. Hervortreten des Ekzemcharakters nach äußerer Behandlung.

Ekzems" bezeichnet. Wir hatten unlängst Gelegenheit, ihre eigenartige Variante, die *Pustulosis vacciniformis acuta*, zu beobachten. Ich lasse die Krankengeschichte folgen wegen der Seltenheit der wenig gekannten Dermatose[2] und in *diesem* Zusammenhange, weil der Fall geeignet ist, vieles von dem vor Augen zu führen, was soeben besprochen wurde.

---

[1] WINKLER u. UNNA: Handbuch JADASSOHN, Bd. 6, I., S. 467. 1927.

[2] FINKELSTEIN hat bisher einen einzigen Fall beobachtet.

R. W., 10 Monate, Abb. 83—86.

Aus der Anamnese. Bereits in der 3. Lebenswoche rauhe Haut an der Stirn und an den Wangen mit eingestreuten roten Knötchen, ohne Juckreiz. An den Oberschenkeln und am Gesäß wund („wie abgezogen"). Später von der Präaurikulargegend ausgehend, „2 rote rauhe Platten, die zeitweise etwas näßten". Allmähliche Ausbreitung über das ganze Gesicht. Mit 4 Monaten Juckreiz. Im 5. Monat mit sehr stark einsetzendem Juckreiz Übergreifen des Ausschlages auf Brust, Kniekehlen und Unterschenkel.

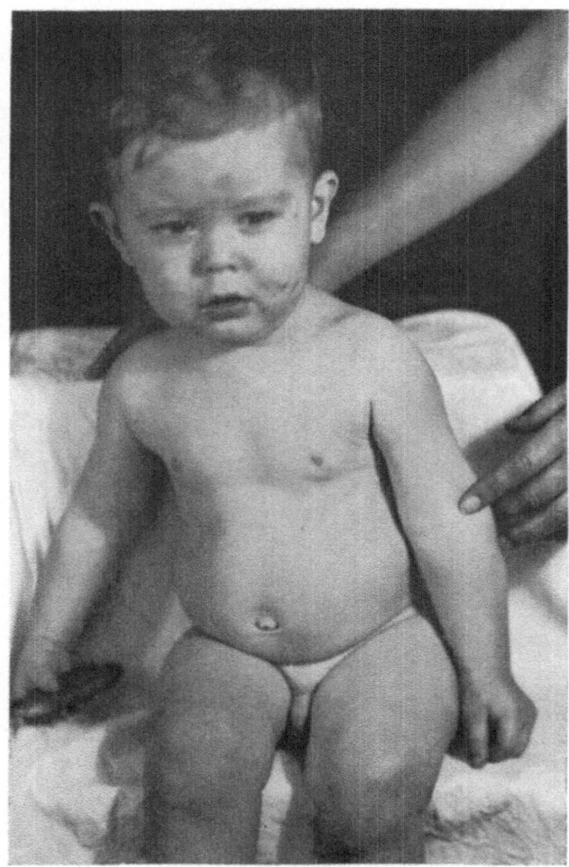

Abb. 86. R. W. $1^3/_4$ Jahre. Ekzem geheilt.

Vor 6 Tagen plötzlich hohes Fieber, das seither andauerte. Vor 4 Tagen Pusteln im Gesicht und am Hals. Der behandelnde Arzt dachte an Ekzema vaccinatum, obwohl kein anamnestischer Anhaltspunkt vorhanden war. Seitdem das Fieber besteht, ist das Ekzem am ganzen Körper vollkommen geschwunden.

6. 10. Aufnahme. Temperatur 40 (Fieberkurve s. Abb. 84). Beängstigendes Aussehen. Apathie. Enorme Blässe. Haut fühlt sich weich und teigig an.

Kopf mit graugelben, dicken Schuppenmassen bedeckt. Im Gesicht: Dichtstehende, ausgesprochen vaccineähnliche, mehr flache, durchwegs zentral gedellte Pusteln, von weißgelber Farbe, zum Teil in der Mitte verschorft. Daneben ganz frische, dünne Blasen mit gelblichem Inhalt. Pusteln und Blasen meist von einem roten Saum umgeben. Auf der rechten Wange und am Kinn breite, wunde, blutende oder mit eingetrocknetem Blut bedeckte Flächen. An der Brust und auch an der übrigen Haut (Streckseite der Arme) stellenweise rauhe, von papierdünnen, gelblich-weißen, fettigen Schuppen bedeckte Partien; sonst frei von Ausschlag.

Hals-, Nacken- und Kinndrüsen geschwollen, hart. Sonst o. B. Milz und Leber nicht vergrößert. Ohren, Urin frei. Hb.: 45%, Blutbild normal, Eo.: 2%.

7. 10. Kein Juckreiz. Kind ist trotz des andauernd hohen Fiebers munter und lacht. Gute Nahrungsaufnahme (1. Lichtbild Abb. 83).

8. 10. Beginn der äußeren Behandlung. Nach Ablösung der Borken und Borwasserumschlägen schießen „unzählige, etwa linsengroße, mit seröser Flüssigkeit gefüllte Blasen auf, die nach einiger Zeit eine Delle bilden und dann eintrocknen. Die wunden Flächen neigen zu Blutungen".

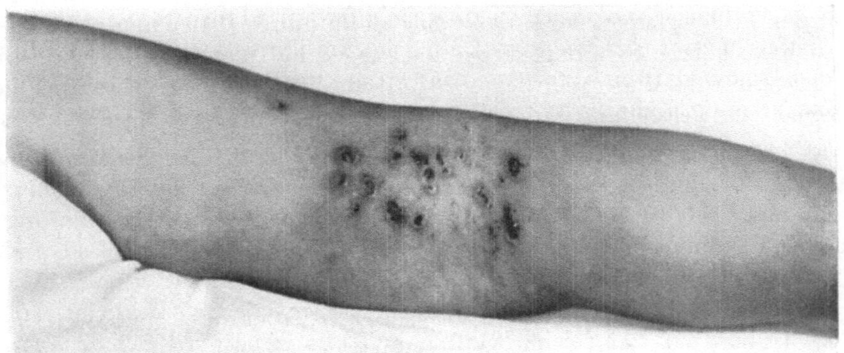

Abb. 87. H. B. 2¾ Jahre. Schwindendes Ekzema flexuarum nach pyogener Infektion.

9. 10. Auf dringendes Ersuchen des einweisenden Arztes wurde frischer Pustelinhalt auf die Kaninchenhornhaut überimpft. Ergebnis bis auf leichte Conjunktivitis vollständig negativ.

10. 10. Temperatur normal. Keine Nachschübe der Pustulosis. Entzündliche Rötung blaßt ab. Erneuter heftiger Juckreiz. Frische Ekzemeruptionen (blasse, nässende Knötchen) in beiden Kniekehlen und an beiden Waden (mit Status punctosus).

12. 10. Desgleichen an beiden Armen, am Kopf und im ganzen Gesicht (Abb. 85).

13. 11. Nach wechselnden Erscheinungen Entlassung in sehr gebessertem Zustand.

Weiterer Verlauf. Kontrolle 3 Monate später ergab: Nach der Entlassung immer wieder Eruptionen am Kopf, die vereiterten. Im Gesicht typisches Ekzem mit seborrhoidem Einschlag, ebenso an der Brust stellenweise insulär angeordnet. In den Kniekehlen und an den Beinen (Beugseiten) Ekzempartien mehr pruriginösen Charakters. Die Intensität des Ausschlags stark wechselnd, „ein stetes Kommen und Gehen". Eo.: 12%.

Abb. 86: 11 Monate später alles in Ordnung.

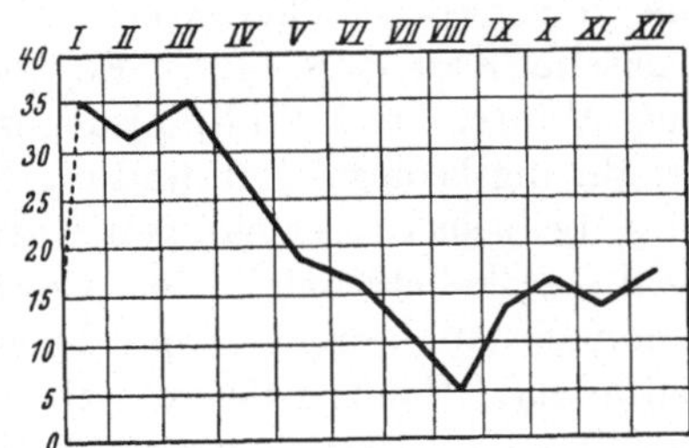

Abb. 88. Jahreszeitliche Schwankungen des Ekzema infantum.

„Wenn die Impetigines kommen, heilt das Ekzem". Dieser Ausspruch der alten Kliniker läßt sich verstehen, erfordert aber gewisse ergänzende Bemerkungen. Einmal war nicht alles „Ekzem", was nach pyogener Infektion zur Abheilung gelangte, vor allem aber verhielt es sich wohl vielfach so, daß das Ekzem nicht deshalb abheilte, weil die Impetigines kamen, sondern umgekehrt. Zur Illustration folgendes Beispiel:

H. B., Abb. 87, 2¾ Jahre. Seit dem 1. Lebensjahr „Ekzem". Beginn an der Stirn mit kleinen roten Knötchen, die wie Gänsehaut aussahen. „Dieser Ausschlag verschwand wieder, statt dessen in beiden Ellenbeugen, Kniekehlen und an den Handrücken rauhe, spröde, schrundige Haut mit starkem Juckreiz." Unter Naftalanbehandlung ist die Haut allmählich weicher und geschmeidiger geworden. Vor 3 Wochen schossen eiterige Pusteln auf (vereinzelt auch am Kinn und rechten Ohr), der ekzemartige Ausschlag verschwand vollends und kehrte nicht mehr wieder. Urin: Alb. +.

Der Hergang war wohl der, daß mit der Umstimmung des Reaktionsbodens die endgültige Abheilung der bisher trockenen, seborrhoiden Dermatose angebahnt wurde. Diese Veränderung (stärkere Durchfeuchtung) schaffte aber gleichzeitig günstige Bedingungen für das Haftenbleiben der Eitererreger.

Jahreszeitliche Einflüsse. Im Anschluß an meine Untersuchungen über den Frühlingsgipfel der Tetanie ging ich im Jahre 1919 daran, nachzusehen, ob sich auch beim Säuglingsekzem ähnliche Verhältnisse ergeben. In Abb. 88 ist das Eintrittsdatum sämtlicher 237 (1906—1919) wegen „konstitutionellen Ekzems" zur Behandlung aufgenommenen Kinder unter 2 Jahren eingetragen.

Es zeigt sich: Außerordentlich geringe Frequenz in den Sommermonaten, deutliche Zunahme im September und steiler Anstieg im Januar. Höhepunkt im Januar, Februar und März, aber auch noch im April. Die Häufung der Ekzeme in den Winter- und ersten Frühjahrsmonaten war auffallend und der Charakter des Ekzema infantum als Saisonkrankheit damit erwiesen.

Diese jahreszeitlichen Schwankungen des Ekzemverlaufes brachte ich damals unter Hinweis auf zahlreiche Beispiele aus der Klinik und experimentellen Pathologie mit der Übererregbarkeit des vegetativen Systems im „biologischen Frühjahr" in Zusammenhang. In Erweiterung der alten Arbeiten von Luithlen wurde neuerdings wiederum, und zwar in sehr umfangreichen und sorgfältigen Untersuchungen der Nachweis erbracht, daß bei den herbivoren Laboratoriumstieren (vor allem Meerschweinchen) die Empfindlichkeit der Haut (Sensibilisierungsfähigkeit) gegenüber äußeren Reizsubstanzen (Ursol, Neosalvarsan) bei Winterkost (Trockenfutter) gesteigert und bei Sommerkost (Grünfutter) herabgesetzt erscheint (L. Mayer und Sulzberger). Aber nicht so sehr die Vitamine sollen es sein, die hier den Ausschlag geben, als vielmehr die verschiedenen Charaktere dieser beiden Ernährungsformen als saure bzw. basische Kost (s. S. 146). Es ist naheliegend, die Häufung der Ekzeme in den Winter- und Frühjahrsmonaten beim Menschen gleichfalls auf solche ernährungsbedingte Entzündungsbereitschaft zurückzuführen. Für den Säugling, bei seiner gleichmäßigen Kost, kommt solche saisongebundene „Säuerung" resp. „Alkalinisierung" der Gewebe wohl kaum in Betracht. Ich möchte demnach an meinem oben abgegebenen Erklärungsversuch, für den mir die auffallende Häufung der plötzlichen Todesfälle bei Ekzemkindern („Ekzemtod") im gleichen Zeitraum [1] eine weitere Stütze darbot, festhalten, ohne die Bedeutung anderer Faktoren, darunter auch des Ernährungsfaktors, sowie der Kapillarverhältnisse (Bettmann) zu unterschätzen.

[1] Die 15 Fälle von „Ekzemtod" (wovon 11 einer Arbeit von Feer entnommen sind und 4 eigenen Beobachtungen entstammen) verteilen sich auf die Monate folgendermaßen:

Januar	—	Juli	—
Februar † † † † † † †	7	August	—
März † † †	3	September	—
April † † †	3	Oktober † (Skabies)	1
Mai	—	November	—
Juni	—	(31.) Dezember †	1

Das Ekzema infantum als allergisches Phänomen.

Kaum einer Lehre ist seitens der deutschen Pädiatrie so großes Mißtrauen entgegengebracht worden, wie jener von der allergisch-idiosynkrasischen Genese des Kinderekzems. Nicht mit Unrecht. Denn schon ihre methodische Grundlage, die Prüfung der Haut mit den mannigfachsten Allergenen, vielerorts in Angriff genommen, versagte vollkommen. Zwar wurden gelegentlich Reaktionen beobachtet, aber sie waren entweder schwer ablesbar, oder erwiesen sich als gänzlich unspezifisch. Einzelne Autoren gingen sogar so weit, „Warnungssignale“ gegen solche Art von Methodik verlauten zu lassen. An den Ergebnissen der Immunitätsforschung und den Aufdeckungen der Erwachsenendermatologie zweifelte freilich niemand, aber mit den Kinderekzemen mußte es wohl eine eigene Bewandtnis haben. Dies um so mehr, als ja die allergisierenden Noxen beim Erwachsenen meist äußerlich angreifen sollen, was beim Säugling nur wenig in Frage kommen kann. Die Arbeiten der Amerikaner (Schloss, Baker, Blackfan, Talbot, O'Keefe-Rackemann u. a.) über alimentäre Allergie beim Säugling wurden kaum beachtet; oder aber man konnte den darin zutage tretenden Optimismus zwar bewundern, aber nicht verstehen.

In meinem Wiesbadener Referat (April 1929) habe ich zur Allergiefrage keinerlei bestimmte Stellung eingenommen, weil mir, wie ich mich damals ausdrückte, mangels eigener Erfahrung dazu die wissenschaftliche Berechtigung fehlte, hielt aber gleichfalls die Aussichten betr. das Kinderekzem im Gegensatz zu den beim Erwachsenen erhobenen Befunden für gering.

Gerade ein Jahr später mußte ich an gleicher Stelle bekennen, daß meine damaligen Zweifel nicht berechtigt waren. Anlaß dazu gaben mir Untersuchungen, die in der Zwischenzeit, gemeinsam mit György und Witebsky an meiner Klinik und im serologischen Institut (Prof. Sachs) angestellt worden waren. Wir arbeiteten lediglich mit Antigenen aus der Nährstoffreihe, und zwar zunächst in Verdünnungen von 1 : 50. Das Resultat war durchwegs negativ. Erst als wir zu weit stärkeren Konzentrationen übergingen, gelangten wir zu allerlei beachtenswerten Ergebnissen vor allem mit Eiklar.

Die Eiklarreaktion.

Je 1 Tropfen frisches Eiklar (1 : 1 Ringer[1]) und Ringerlösung (als Kontrolle) werden auf die Rückenhaut gebracht. In der Mitte beider Tropfen Bohrung nach Pirquet.

Ablesung nach 10, 15 und 20 Min., nachdem die Tropfen (nach den ersten 10 Min.) abgewaschen wurden. Die dreifache Ablesung ist erforderlich, weil zuweilen die Reaktion erst nach 20 (ausnahmsweise 35) Min. auftritt. Nach etwa einer halben Stunde pflegt sie abzuklingen.

Die positive Reaktion besteht in einer weißen mehr oder weniger erhabenen, von einem erythematösen Hof umgebenen Quaddel, mit einem Durchmesser von etwa 1—2 cm. Sie war (meist schon nach 10 Min.) so deutlich ausgeprägt, daß wir im Vergleich mit den Kontrollen niemals im Zweifel waren (Abb. 89).

[1] Das Eiklar kann auch unverdünnt verwendet werden, allerdings mit dem Nachteil, daß der auf die Haut gebrachte Tropfen in dieser Form sehr rasch eintrocknet.

Bei sehr starker Eiklarempfindlichkeit ließ ein auf die unverletzte Haut gebrachter Eiklartropfen sofort eine weiße Quaddel aufschießen. Zufällig neben die Bohrstelle gelangtes Eiklar führte uns zu dieser Beobachtung und weiterhin zur Anstellung von Percutanproben, die zuweilen stark positiv verliefen,

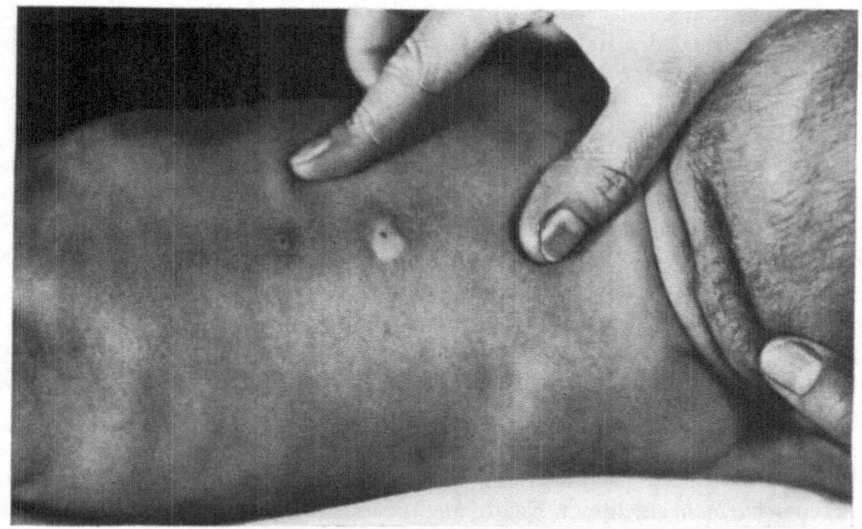

Abb. 89. Eiklarcutanreaktion.

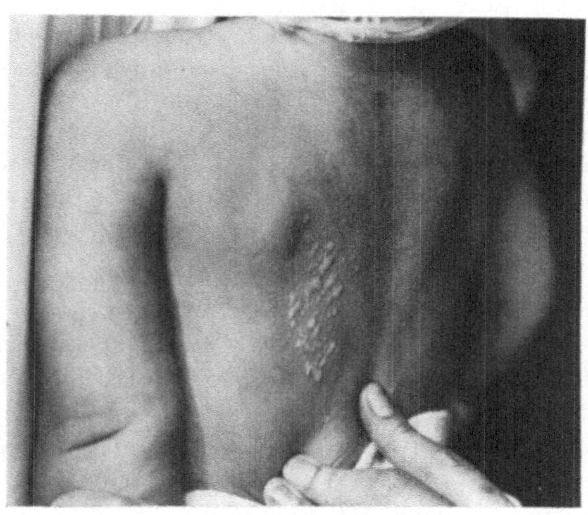

Abb. 90. Percutanreaktion nach Einreibung von Eiklar in die Haut.

indem sich im Eiklareinreibungsbezirk zahlreiche, dichtstehende Quaddeln auf geröteter Grundlage entwickelten (Abb. 90).

Einige Parallelversuche mit reinem (eiklarfreiem) Eigelb verliefen vollständig negativ, desgleichen je ein Versuch mit Taubeneiklar und Schildkrötenei.

Über die Gesamtzahl der bis 1. April 1930 geprüften Fälle orientiert folgende Tabelle 2:

Tabelle 2.

Dermatose	Fälle	Eiklarcutanreaktion	
		positiv	negativ
Ekzem	49	40	9
Dermatitis seborrhoides	45	2	43
Normalkinder als Kontrollfälle . . .	362	—	362

Entsprechend der Altersverteilung des Ekzema infantum standen Säuglinge und Kleinkinder weit in der Überzahl. Bei Ekzem: Säuglinge 31, Kleinkinder (1—3 Jahre) 10, ältere Kinder 8. Bei Dermatitis seborrhoides: Säuglinge 22, Kleinkinder 21, ältere Kinder 2[1].

Bis 31. 12. 30 wurden noch weitere 64 einschlägige Dermatosen (meist Ekzeme) der cutanen Eiklarprobe unterzogen (also im ganzen 158 Fälle). Angesichts der völlig gleichbleibenden Resultate wurde seit diesem Zeitpunkte die Statistik nicht weiter fortgeführt.

Ihr Ergebnis war klinisch wichtig und für uns vor allem deshalb erfreulich, weil es mit der streng durchgeführten Abtrennung der Dermatitis seborrhoides vom echten Ekzem in Einklang gebracht werden konnte. Es sei aber ausdrücklich darauf hingewiesen, daß nicht sämtliche „echten Kinderekzeme“ auf Eiklar cutan reagieren, wir also in der Eiklarreaktion nicht etwa eine diagnostische Ekzemprobe in Händen haben. In unserer Untersuchungsreihe reagierten 20% negativ. Bei weniger strenger Abgrenzung mögen es auch mehr sein. Indes boten die eiklarnegativen Ekzemfälle vielfach Besonderheiten dar, auf die wir in einem eigenen Abschnitt (S. 93) zu sprechen kommen werden.

Größte Aufmerksamkeit schenkten wir seit 1929 dem PRAUSNITZ-KÜSTNERschen Übertragungsversuch (PKR.). Das Verfahren beruht bekanntlich darauf, daß mit dem Serum des Empfindlichen die betreffende Empfindlichkeit auf einen bestimmten Hautbezirk eines normalen Empfängers passiv übertragen werden kann. Die Reaktion ist streng spezifisch, gestattet ein sehr exaktes Arbeiten und erfreut sich bei der Erforschung der sog. allergischen Erkrankungen stetig wachsender Wertschätzung. Ihre Ergebnisse bei Asthma, Urticaria und Heuschnupfen waren außerordentlich befriedigend. Die solide Grundlage auf der heute die Idiosynkrasielehre steht, ist hauptsächlich den imposanten Ausschlägen dieses Prüfungsverfahrens zu verdanken. Beim Ekzem wurde es bisher nur selten angewendet; beim Kinderekzem — außer in je einem Fall von WALZER (bei COCA) und von BLOCH — meines Wissens überhaupt nicht.

Für unseren Fall gestaltete sich die Methode folgendermaßen: 0,1 des zu prüfenden Ekzemserums werden in die Rückenhaut von Normalkindern intracutan injiziert. An dieser Stelle erfolgt 12—24 Stunden später die intracutane Einspritzung von 0,1 Eiklar (1 : 10 oder 1 : 100). Positive Reaktion: Markstückgroße, sehr erhabene reinweiße Quaddel mit breitem erythematösem Hof. Kontrollen mit Ringer und Normalserum (Abb. 91).

[1] Außerdem wurden 6 Erwachsene geprüft. Bei 5 Normalfällen war die Reaktion negativ. In einem 6. (zur Zeit ekzemfreie Mutter eines eiklarstarkpositiven Ekzemkindes) deutlich positiv. Dieser Fall wird uns später nochmals beschäftigen (S. 118).

Die PKR. ist auch dann auslösbar, wenn die Nachinjektion nicht in dem am Vortag präparierten Bezirk, sondern an anderem Orte erfolgt (sog. Fernauslösung, URBACH, W. JADASSOHN). Zur Erleichterung der Ablesung bedienten wir uns bei Eiklarempfindlichkeit in der Folge nur mehr dieser, im Wesen einer „Herdreaktion“ gleichzusetzenden Modifikation — wir injizierten (0,1 Eiklar 1: 1) das zweitemal gleichfalls in die Rückenhaut — bei der ausschließlich die mit Ekzemserum vorbehandelten Stellen reagierten, während die Kontrollen vollständig negativ blieben. Bei der von uns bevorzugten „Fernauslösung“ dauert es 20—60 Min., bis es zur Reaktion kommt.

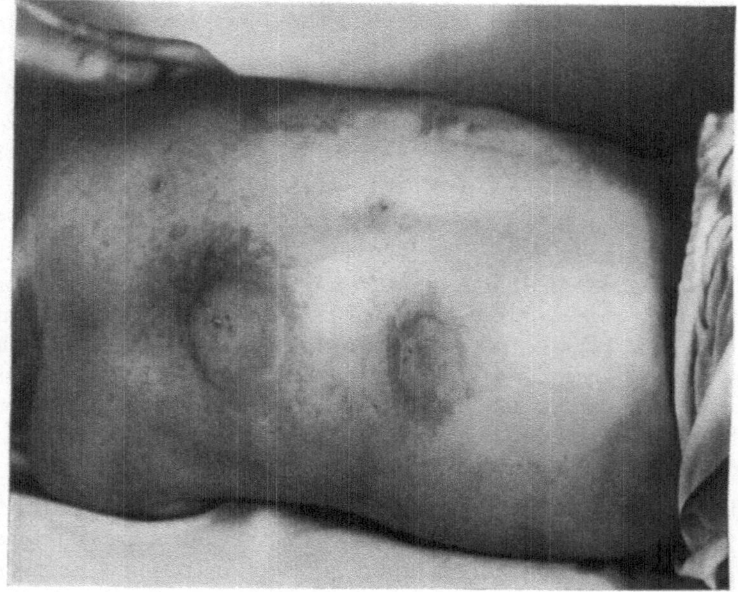

Abb. 91. PRAUSNITZ-KÜSTNER-Reaktion, direkte Auslösung. Zwei mit Ekzemseren präparierte Bezirke in der Mitte Kontrolle.

Abb. 92 zeigt einen derartigen Fall. Die Injektionsstelle rechts betrifft die Nachinjektion von Eiklar, die höhergelegene linke den am Vortag präparierten Bezirk.

In einzelnen Fällen ist es aber auch durch perorale Verabreichung von Antigenen gelungen, Fernauslösungen zu erzielen (WALZER). Solches Verfahren war für uns von besonderem Interesse, weil es den natürlichen Verhältnissen am meisten entsprach. Es wurde am Vortag 0,1 Ekzemserum in die Rückenhaut intracutan injiziert und etwa 24 Stunden später eine bestimmte Menge Eiklar mit der Nahrung zugeführt. Der Versuch in sehr großer Zahl ausgeführt, ergab fast ausnahmslos ein positives Resultat, dessen Stärke naturgemäß vom Grad der Darmdurchlässigkeit und von der Quantität des verabreichten Eiklars abhängig war (Abb. 93). Zuweilen trat die Reaktion schon 25 Min. nach Aufnahme des Eiklars, meist erst nach einer Stunde ein. Schwächere Reaktionen erhielten wir auch nach Verfütterung von gekochtem Ei.

Die PKR. gelang auch mit inaktiviertem Ekzemserum, jedoch war der Effekt deutlich abgeschwächt.

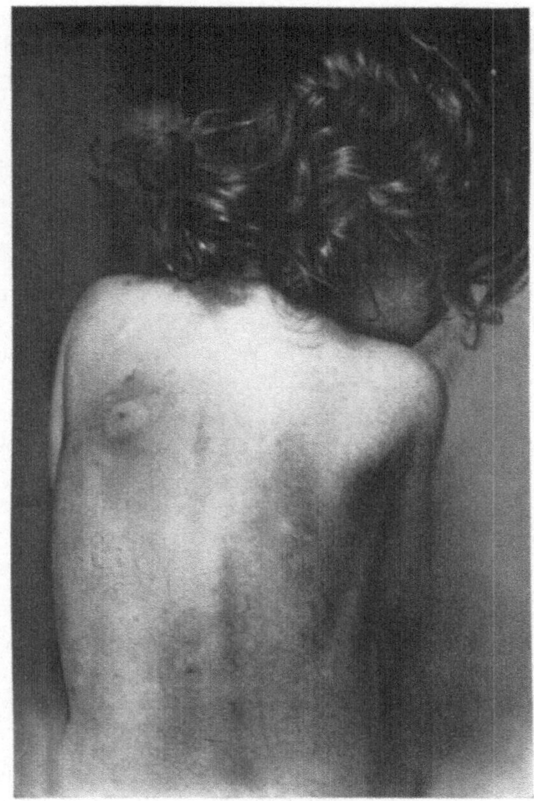

Abb. 92. PRAUSNITZ-KÜSTNER-Reaktion, Fernauslösung. Links oben mit Ekzemserum präparierter Bezirk, rechts unten Nachinjektionsstelle des Eiklars.

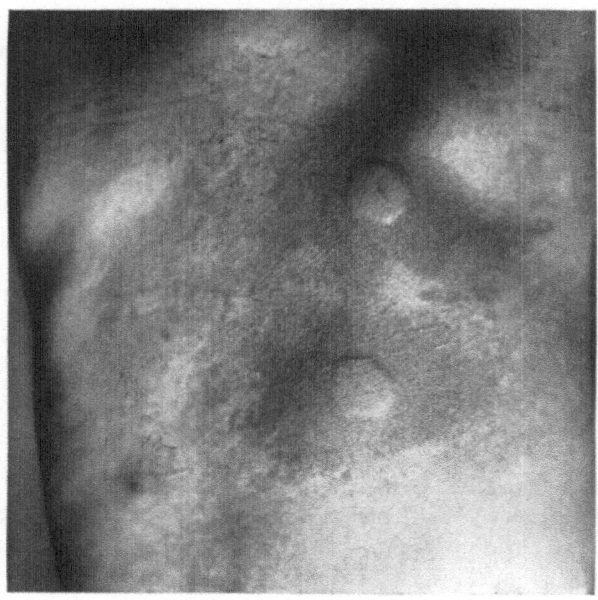

Abb. 93. PRAUSNITZ-KÜSTNER-Reaktion nach peroraler Auslösung.

Auf Grund einer Erfahrung von weit über 100 Fällen sind wir in der Lage behaupten zu können, daß bei eiklarpositiven Ekzemkindern die PKR. regelmäßig positiv verläuft, d. h. daß sich mit dem Serum dieser Kinder die Eiklarempfindlichkeit so gut wie ausnahmslos in zweifelsfreier Weise auf die Haut von Normalkindern übertragen läßt. Dies ist ein wichtiger Punkt, der der Eiklarempfindlichkeit ein viel ernsteres Gepräge verleiht, als das cutanurticarielle Reizphänomen des ekzembehafteten Kindes allein.

Weitere Testantigene.

Neben Eiklar wurden außerdem Cutanproben mit Kuhmilch und Weizenmehl angestellt (etwa 150 Ekzemkinder). Kuhmilch (roh und unverdünnt), Weizenmehl in Breiform oder als $10^0/_0$ Weizeneiweißlösung (mit entsprechender Kontrolle). Zur Vermeidung zahlreicherer Bohrungen beschränkten wir uns auf diese Minimalzahl von Antigenen. Einige wenige Fälle wurden nebenbei mit den Tests von PARK-DAVIS (Eimilch, Mehl, Fisch, Bakterienprotein, Kontrollsalbe) geprüft.

Sämtliche Fälle, die überhaupt reagierten, zeigten mit einer einzigen Ausnahme positive Eiklarreaktion.

D. L., 2 Jahre. Ekzema verum, papulo-vesiculös, nässend, teilweise pruriginös mit lederartig infiltrierten Hautpartien.

5. 12. 30. Eiklar 0, Kuhmilch ++, Mehl 0, Ringer 0.

PARK-DAVIS: Eimilch (Mischtest) 0, Mehl 0, Fisch 0, Bakterien 0, Kontrollsalbe 0.

Schon in unserer 1. Mitteilung wurde auf die außerordentliche Seltenheit positiver Cutanreaktionen mit anderen Antigenen hingewiesen. Diese Tatsache bestätigte sich auch in der Folgezeit. Mit Kuhmilch (neben Eiklar) erhielten wir bisher nur in 5 Fällen (meist stark) positive Reaktion, mit Fischantigen PARK-DAVIS (bei wenigen Prüfungen) und mit Weizenmehl (bei sehr zahlreichen Prüfungen) je ein einziges positives Ergebnis.

Damit soll jedoch die Bedeutung dieser und ähnlicher Allergene für die Genese des Ekzema infantum keineswegs unterschätzt werden. Vor allem unsere Beobachtungen bei Kuhmilchallergie zwingen dazu, dies ausdrücklich zu betonen. Zwar war die Cutanreaktion mit Kuhmilch äußerst selten positiv; aber der PRAUSNITZ-KÜSTNERsche Übertragungsversuch (Milch-PKR., angestellt analog der Eiklar-PKR.) gelang zweifelsfrei in zahlreichen Fällen, allerdings nur bei direkter Auslösung.

Der Beweis, daß in solchen Fällen neben Eiklar auch Kuhmilch als Antigen fungierte, war damit einwandfrei erbracht und es ergab sich, wollte man in der Behandlung einigermaßen sicher gehen, die Forderung, die Prüfung zumindestens nach dieser Richtung, d. h. durch Anstellung der Milch-PKR. (neben den Cutanproben) zu ergänzen. Trotzdem sich das Prüfungsverfahren auf diese Weise wesentlich komplizierter gestaltete, haben wir dieser Forderung in letzter Zeit (d. h. seit etwa einem Jahre) regelmäßig entsprochen. Manches eiklarnegative Ekzemkind entpuppte sich so als Kuhmilchallergiker und mancher therapeutische Erfolg war nur der strengen kuhmilchlosen Diät zu verdanken, die auf Grund der solcher Art gewonnenen Erkenntnis eingeleitet wurde.

Die Kuhmilchallergie läßt sich also in der Regel nur indirekt, d. h. durch den Nachweis des auf den spezifischen Antigenreiz erfolgten Reaktionsproduktes erschließen. Vielleicht verhält es sich mit anderen Allergenen ebenso. Untersuchungen darüber wurden unsererseits nicht angestellt.

Die große Seltenheit positiver Hautreaktionen mit Kuhmilch und Weizenmehl glaubten wir in erster Linie darauf zurückführen zu dürfen, daß sich diese Substanzen zur cutanen Probe weniger eignen, während gerade Eiklar hinsichtlich Konzentration und Form (Lösungszustand) die günstigsten Versuchsbedingungen darbot. Zweifellos ist dieses Moment von bedeutsamen Einfluß. Einzig maßgebend kann es jedoch nicht sein, da doch einige Fälle auf reine Kuhmilch ausgezeichnet reagierten, besser als auf die entsprechenden Tests von PARK-DAVIS. Zweifellos wären mit intracutanen Einspritzungen zahlreichere positive Resultate erzielbar gewesen. Wir zogen von vornherein das cutane Prüfungsverfahren vor, und zwar nicht allein wegen seiner Schmerzlosigkeit, sondern vor allem deshalb, weil es uns auf Grund umfangreicher Erfahrungen bekannt war, daß die ICR. eine Unzahl von Täuschungsmöglichkeiten mit sich bringt. Sie mag auf anderen Gebieten Vorteile gewähren, hier steht sie hinter der cutanen Applikation entschieden zurück. Wie recht wir mit dieser „vorgefaßten" Meinung hatten, geht besonders schlagkräftig aus unseren Beobachtungen bei Kuhmilchallergie (S. 81, 82) hervor. Die cutane Prüfungsweise bringt in unserem Falle den Spezifizitätscharakter der Reaktion weit schärfer zur Geltung, während der Ausschlag der intracutanen Sofortreaktion viel zu stark und, verwischt durch unspezifische Begleiterscheinungen, oft schwer beurteilbar ist. Dies mag eines der Hauptgründe gewesen sein, weshalb man der allergischen Prüfungsmethode vielerorts mit so großem Mißtrauen begegnete. Zweifel kommen bei der Cutanreaktion überhaupt nicht vor, jedenfalls nicht mehr als etwa bei der PIRQUETschen Tuberkulinprobe. Wir erblicken in der grundsätzlichen Bevorzugung des cutanen Prüfungsverfahrens einen Fortschritt gegenüber den meisten amerikanischen Arbeiten und nur mit seiner Hilfe waren wir in der Lage zu erkennen, daß bei Ekzema infantum das Eiklar in der Antigenreihe absolut führend ist, ein Ergebnis, dem wir überragende Bedeutung beizumessen geneigt sind.

Der Antikörper.

Aus unseren ausgedehnten Erfahrungen mit der PRAUSNITZ-KÜSTNER-reaktion (PKR.) geht hervor, daß die Sera von Ekzemkindern die Eigenschaft besitzen, die Empfindlichkeit auf die Normalhaut zu übertragen. Bei der Gepflogenheit solche Eigenschaften „besonderen Stoffen" zuzuschreiben, und in Anbetracht der strengen Spezifität der PKR. liegt es nahe, anzunehmen, daß diese Stoffe „Antikörper" (oder an Antikörper gebunden) sind. Sämtliche Untersuchungen zu ihrer Erfassung im Reagenzglas verliefen bisher negativ. COCA und DOERR bezeichneten sie daher in unverbindlicher Weise als „Reagine", in diesem Falle als „PRAUSNITZ-KÜSTNERreagine".

Wir nahmen die Frage (1929) erneut in Angriff und verbanden uns zu diesem Zwecke mit dem serologischen Institut (Prof. SACHS). Das Ergebnis war positiv (WITEBSKY). In der Mehrzahl der Patientensera mit starker Eiklarcutanreaktion und positiver PKR. konnten komplementbindende Antikörper gegen Eiklar nachgewiesen werden, die aber im Gegensatz zu dem üblichen Verhalten von Antiseren, wie sie nach künstlicher Vorbehandlung mit Eiklar gewinnbar sind, nur in einer bestimmten Zone, und zwar beginnend meist erst bei außerordentlich starken Verdünnungen des Antigens evident werden. Sie erschien in der Regel erst bei einer 30 000fachen Eiklarverdünnung (nur in einzelnen Fällen bereits bei 1: 10 000) und reichte vielfach bis 1: 3 000 000 und darüber. Die untere Grenze lag nicht selten bei etwa 10 000 000. In einem Falle (H. St. 1931) erreichte sie die enorme Verdünnung von 1: 10 000 000 000.

Das unter dem Namen „Überschußhemmung" bekannte Phänomen erschien hier in besonderem Ausmaße und sein flüchtiger Charakter, d. h. die relativ rasche Nachlösung bemerkenswert. Die scharfe, wenn auch zuweilen eng umgrenzte Komplementbindungszone war streng spezifisch, ein Zweifel, daß es

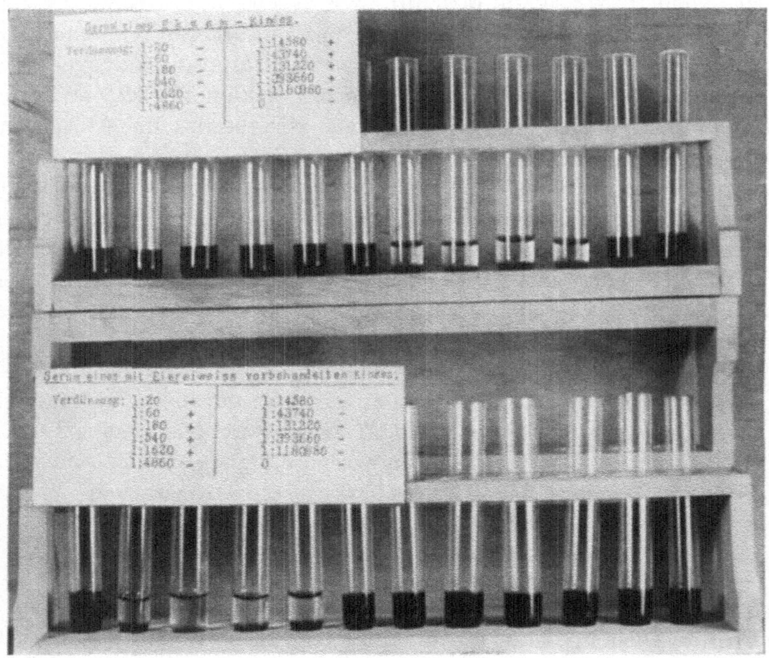

Abb. 94. „Rechtszone".

sich hier um echte Antikörperwirkung handelte, ausgeschlossen. Der Kürze halber bezeichneten wir diese Zone als „Ekzemzone" oder — weniger prätentiös — als „Rechtszone" (Abb. 94).

Aus den Tabellen (3 und 4) gehen die Hauptpunkte des eben geschilderten Verhaltens deutlich hervor.

Dieser Unterschied zwischen den Eiklarantikörpern des Ekzemserums und jenen, die nach künstlicher Vorbehandlung mit Eiklar gewonnen werden, ist aber nicht allein in vitro nachweisbar, sondern geht außerdem besonders deutlich aus dem PK.-Versuch hervor. Denn nur mit den Ekzemseren läßt sich die Eiklarempfindlichkeit auf Normalkinder übertragen. Mit Antieiklarkaninchenserum (nach älteren Untersuchungen von Coca und Grove, deren negatives Ergebnis auf das Ausbleiben der Verankerung artfremder Antikörper zurückgeführt werden könnte), aber auch mit Antieiklarmenschenserum (nach eigenen Beobachtungen), d. h. mit dem Serum von

Tabelle 3.

Absteigende Eiklar-mengen	Hämolyse von Hammelblut durch Amboceptor und Komplement nach Vorbehandlung des letzteren mit Eiklar und Serum eines			
	I Eiklar-überempfindlichen Ekzemkindes		II gesunden Kindes	
Verdünnung	α nach 15 Min. bei 37°	β nach 30 Min. bei 37°	α nach 15 Min. bei 37°	β nach 30 Min. bei 37°
1 : 30 000	fk	k	k	k
1 : 60 000	fk	k	k	k
1 : 120 000	o	k	k	k
1 : 240 000	o	sp	k	k
1 : 480 000	o	o	k	k
1 : 960 000	o	o	k	k
1 : 1 920 000 . . .	o	sp	k	k
1 : 8 840 000 . . .	o	m	k	k
0	k	k	k	k

Tabelle 4.

Absteigende Eiklar-mengen	Hämolyse von Hammelblut durch Amboceptor und Komplement nach Vorbehandlung des letzteren mit Eiklar und Patientenserum			
	I eines gegen Eiklar künstlich sensibilisierten Normalkindes Sch.		II eines normalen Kindes	
Verdünnung	α 20 Min. bei 37°	β 2 Stdn. bei 37°	α 20 Min. bei 37°	β 2 Stdn. bei 37°
1 : 10	fk	k	k	k
1 : 30	m	k	k	k
1 : 90	sp	m	k	k
1 : 270	o	o	k	k
1 : 810	o	o	k	k
1 : 2430	o	o	k	k
1 : 7290	o	o	k	k
1 : 21 870	o	o	k	k
1 : 65 610	o	o	k	k
1 : 196 830	sp	m	k	k
1 : 590 490	m	k	k	k
0	k	k	k	k

künstlich sensibilisierten Normalkindern — es handelte sich um Kinder, denen zur Auslösung der PKR. ein- oder mehrmals Eiklar injiziert wurde — verlief trotz sehr hohen Antikörpergehaltes der betreffenden Sera, die PKR. ausnahmslos vollkommen negativ.

Der endgültige Beweis, daß diese Antikörper mit den „PK.-Reaginen" identisch sind, ist damit strenggenommen noch nicht erbracht. Da aber die Eiklarantikörper in der charakteristischen Rechtszone bisher nur in Seren mit positiver PKR. nachweisbar waren, darf geschlossen werden, daß sie zu den „PK.-Reaginen" zum mindesten engste Beziehungen aufweisen dürften. In Anlehnung an die PIRQUETsche Nomenklatur könnte man sie als Ergine, in diesem Falle als „Trophergine" bezeichnen.

Nicht so einfach und durchsichtig liegen die Verhältnisse, wenn Milch als Antigen fungiert. Wir wählen als Beispiel unsere erste Beobachtung von Milchempfindlichkeit bei Ekzema infantum, die bereits a. a. O. publiziert wurde.

W. G., geb. 10. 1. 30. Typisches ausgedehntes Ekzema verum.

2. 4. Cutanreaktion: Eiklar ++, Kuhmilch 0, Weizeneiweiß 0, Eosino 26%.

PKR. (direkt und Fernauslösung): Eiklar ++, Kuhmilch ++, Ziegenmilch 0, Frauenmilch 0.

Buttermilchdiät und Lokalbehandlung.

7. 4. Antikörpernachweis in vitro: Eiklar +++, Kuhmilch ++.

12. 5. PKR.: Eiklar ++, Kuhmilch +, Buttermilch +, Ziegenmilch 0, Frauenmilch 0.

13. 5. Antikörpernachweis in vitro: Eiklar +++, Kuhmilch 0.

13. 6. PKR.: Eiklar ++, Kuhmilch 0, Eosino 29%.

Antikörpernachweis in vitro: Eiklar +++, Kuhmilch 0.

27. 6. PKR.: Eiklar ++, Kuhmilch +.

Antikörpernachweis in vitro: Eiklar ++, Kuhmilch ++.

7. 7. PKR.: Eiklar ++, Kuhmilch 0.

Antikörpernachweis in vitro: Eiklar +++, Kuhmilch +.

Folgende Befunde schienen von jenen abzuweichen, die wir bei Eiklarempfindlichkeit zu erheben gewohnt waren:

1. PKR. und Antikörpernachweis in vitro ergaben positive Resultate, während die Cutanreaktion mit Kuhmilch negativ verlief (2. 4.). Diese Diskrepanz, der wir bei Eiklar niemals begegneten, beruht einfach darauf, daß sich, wie bereits betont, die genuine Milch vermöge ihrer physikalischen Struktur zum cutanen Prüfstoff weniger eignet als das Eiklar.

2. Der humorale Antikörpergehalt (PKR. und Reagenzglasprüfung) war bei Milch größeren Schwankungen unterworfen als bei Eiklar. Während die Antikörper gegen Eiklar die ganze Zeit hindurch in jeder Blutprobe mit Sicherheit nachweisbar waren, traf dies für die Antikörper gegen Kuhmilch nicht zu (13. 5., 13. 6.). Diese Schwankungen glaubten wir auf „Absättigungsvorgänge" zurückführen zu dürfen. Das Kind erhielt die ganze Zeit hindurch reichlich Buttermilch, Antigenmengen, wie sie bei Eiklar praktisch niemals in Frage kommen können.

3. Die Rechtszone in vitro war zwar auch bei Milchantigen deutlich nachweisbar, ließ aber doch gelegentlich jene Schärfe und Regelmäßigkeit vermissen, wie sie für Eiklar charakteristisch ist.

4. Besonders auffallend war die Notiz vom 7. 7., wonach Milchantikörper in vitro nachgewiesen werden konnten, während die PKR. vollständig negativ verlief. Zwar hielt sich die (sehr schwache) Antikörperwirkung im Gegensatz zu Eiklar nur in der äußersten Linkszone (1: 100 bis 1: 500). Trotzdem mußte der Befund befremden, da sich die PKR. bisher ausnahmslos als weit empfindlicher erwies wie der Antikörpernachweis in vitro.

Wir stünden vor einem Rätsel, hätte uns nicht eine zufällige Beobachtung die Lösung gebracht. Diese Beobachtung bestand darin, daß wir bei künstlich (oder mit Zwiemilch) genährten Normalkindern unserer Säuglingsstation — und zwar bei wahllosem Vorgehen — in einem überraschend hohen Prozentsatz (mehr als die Hälfte) komplementbindende Antikörper im Serum nachweisen konnten [1]. Der Befund bestätigte und erweiterte Ergebnisse von SCHLOSS-

[1] GYÖRGY, MORO, WITEBSKY: Über Milchantikörper im Serum von Säuglingen. Klin. Wschr. **1931**, 821.

New York und Mitarbeitern (ANDERSON, MYERS), die sie (1927) mit der Präzipitinmethode erzielen konnten. Beim Antikörpernachweis im Serum von Ekzemkindern (gegen Eiklar und Kuhmilch) war eine relativ flüchtige Wirkung als charakteristisch bezeichnet worden. Hier war sie sehr stabil und unterschied sich nicht von den Komplementbindungsversuchen bei Verwendung anderer Antigenantikörpersysteme. Die Immunkörper verhielten sich wie jene, die beim Versuchstier nach künstlicher Vorbehandlung mit Milcheiweiß oder anderen Eiweißantigenen gewonnen werden, sind also als eine Sache für sich zu betrachten und — nach allem, was wir bisher wissen und sahen — von den Milchantikörpern der Ekzemseren ebenso zu trennen, wie die „Eiklarekzemantikörper" von den Antieiklarimmunkörpern. Gleich wie bei SCHLOSS handelte es sich auch bei uns um nichts weiter als um die Aufdeckung der Tatsache, daß Milcheiweiß offenbar recht häufig in unabgebautem und somit antigenem Zustand den Säuglingsdarm passieren und so zu banaler Immunkörperbildung Veranlassung geben kann.

Bei Kuhmilchallergie ist also mit der Möglichkeit zu rechnen, daß im Reagenzglas gleichzeitig 2, ursprünglich zwar dem gleichen Grundantigen entstammende, aber in ihrer Reaktionsweise verschiedene Antikörper nachweisbar werden. Eine Qualität, die sich bereits bei schwächerer (links) und eine zweite, die sich erst bei stärkerer Antigenverdünnung (rechts) bemerkbar macht und die „auffallende" Beobachtung vom 7. 7. ist wohl einfach so zu erklären, daß an diesem Tage in vitro der gemeine Befund geringfügiger Milchantikörper nach Art der Präzipitine erhoben werden konnte. Die gleichzeitig negative PKR. war demnach nicht verwunderlich, sondern zu fordern.

Zuweilen ist man in der Lage, eine freie Zwischenzone wahrzunehmen, d. h. beide Wirkungen getrennt zu erfassen, wie folgendes Protokoll zeigt:

Tabelle 5.

Kuhmilchverdünnungen	Hämolyse von Hammelblut durch Amboceptor und Komplement nach dessen Vorbehandlung mit Säuglingsserum und Kuhmilch	
	a Serum W. G.	b normales Serum
1 : 100	sp	fk
1 : 300	o	fk
1 : 900	o	fk
1 : 2700	m	fk
1 : 8100	m	fk
1 : 24 300	o	fk
1 : 72 900	o	fk
1 : 218 700	t	fk
1 : 656 100	fk	fk
1 : 1 968 300	fk	fk
1 : 5 904 900	fk	fk
0	fk	fk

Es ist klar, daß es unter solchen Umständen zu allerlei Interferenzerscheinungen in vitro (Verbreiterung, Verschiebungen und Ineinanderfließen der

Hemmungszonen) kommen kann. Zwar sind wir dem Phänomen bisher nur bei Kuhmilch und niemals bei Eiklar begegnet, halten es aber für denkbar, daß ähnliche Komplikationen auch bei anderen Antigenen angetroffen werden könnten. Die Kenntnis und Berücksichtigung solcher Möglichkeiten ist daher für jeden von Bedeutung, der auf diesem Gebiete arbeiten will.

5. Ein letzter und wichtiger Punkt, wobei wir an den vorangehenden Abschnitt über das Milchantigen anknüpfen.

Das schärfste und zuverlässigste Kennzeichen für das Vorliegen allergischer Zustände ist nach dem einstimmigen Urteil aller Erfahrenen die positive PKR. Sie verlief bei sämtlichen Säuglingen mit den gemeinen Milchantikörpern im Serum vollständig negativ. Auch die Cutanreaktion war ausnahmslos negativ, während die Intracutanreaktion häufig (nach eigenen Erfahrungen — nach SCHLOSS sogar regelmäßig) ein positives Resultat ergab. Völlig gleiches Verhalten hatten wir bereits bei jenen Normalkindern kennengelernt (S. 89), die (zur Auslösung der PKR.) als Empfänger mehrmals Eiklar injiziert erhielten; auch diese zeigten vielfach sehr hohen Immunkörpertiter mit deutlich positiver Intracutanreaktion, aber stets negative PKR. und Cutanprobe. Damit erscheint auch durch die Milchuntersuchungen der bedeutsame Unterschied festgestellt zwischen der Wirkung jener Immunitätslage, die sich nur im Auftreten gemeiner Immunkörper („Präzipitine") im Blut äußert, und jenes Zustandes, der klinisch zu allergischen Erscheinungsformen führt. Im ersten Falle positive Intracutanreaktion allein und ausnahmslos negative PKR., im zweiten (außerdem meist) positive Cutanreaktion und positive PKR. Weiterhin bestätigt sich von neuem die Richtigkeit unseres bereits rein empirisch gewonnenen Urteils, wonach die cutane Probe als Allergenprüfung höher zu bewerten ist als die intracutane. Selbstverständlich ist letzteres Verfahren das „empfindlichere"; aber es hat, wie die vorgeführten Tatsachen beweisen, den großen Nachteil, daß es unter Umständen Reizzustände (Reaktionslagen) miterfaßt, die mit der gesuchten Allergie nichts zu tun haben.

Ein kritischer Rückblick zeigt, daß sämtliche „Abweichungen" einer Erklärung leicht zugänglich waren und im Grunde genommen der Antikörper bei Milchempfindlichkeit die gleichen Merkmale darbot, wie jener bei Eiklarempfindlichkeit. Die verwickeltere Sachlage ließ hier sogar die Sonderstellung des allergischen Antikörpers gegenüber den Präzipitinen noch schärfer hervortreten als beim Eiklar [1].

Die einfachste und nächstliegende Lösung wäre die, daß es sich hier lediglich um quantitative Unterschiede ein und desselben Antikörpers handelt. Wir sind heute nicht in der Lage, solche Annahme abzulehnen, möchten aber doch, abgesehen vom Mangel jeglicher Gegenbeweise, allein schon im Hinblick auf die in mehrfacher Hinsicht (PKR., Hautreaktivität, Verhalten in vitro) ganz

[1] Ein sehr bemerkenswerter Nebenbefund, der als weiterer Unterschied herangezogen werden darf, besteht darin, daß bei den Allergenreaktionen das bekannte Mitreagieren gruppenverwandter Antigene, dem man bei der präzipitierenden Funktion so häufig begegnet, anscheinend vollkommen fehlt. So z. B. konnte niemals, weder bei der PKR., noch im Reagenzglas, ein, wenn auch noch so geringfügiges Übergreifen der Kuhmilch auf Ziegenmilch und umgekehrt, beobachtet werden (G. M. W.: Milchantikörper. Klin. Wschr. **1931**, 821).

eigenartige und gutcharakterisierte Reaktionsfähigkeit der allergischen Antikörper daran festhalten, daß der Unterschied „qualitativer" Art sein dürfte. Damit schließen wir uns grundsätzlich einer Meinung von SACHS an, die er bereits 1930 in der Diskussion zu meinem Vortrag (1930) geäußert hat. Vielleicht sind die allergischen Antikörper gegen bestimmte Partialantigene gerichtet, vielleicht entstammen sie besonderen Bildungsstätten (Haut!), vielleicht verdanken sie ihre charakteristische Reaktionsweise der Aufnahme des Antigens auf dem Verdauungswege (Dispersitätsgrad), vielleicht vorangehenden Koppelungen an Plasmabestandteile des Allergikerblutes. Über all dies ist bisher nichts Sicheres bekannt. Das Gebiet ist kaum eröffnet, die Forschung in ihren ersten Anfängen.

Eiklarnegative Ekzemkinder.

Es liegt in der Natur der Sache, daß in der cutanen Eiklarreaktion zwar eine biologisch-funktionelle, aber keine praktisch-diagnostische Prüfungsmethode zu erblicken ist. Trotzdem kann ihr auch bei rein klinischer Wertung eine gewisse Bedeutung nicht abgesprochen werden, wenn wir uns vergegenwärtigen, daß man bei unkomplizierter Dermatitis seborrhoides so gut wie ausnahmslos negative und bei Ekzema verum in etwa 80% positive Reaktionen erhält.

Die in etwa 4% positiv reagierenden Dermatitis seborrhoides-Fälle dürfen mit einer an Sicherheit grenzenden Wahrscheinlichkeit als sog. Übergangsformen gedeutet werden. Es bleiben demnach nur noch die 20% eiklarnegativen „Ekzemkinder" zu erörtern.

Dabei ist vorauszuschicken, daß das Ergebnis der Statistik naturgemäß ganz davon abhängt, ob man den klinischen Ekzembegriff weiter oder enger faßt. Hauptsache ist, zwischen den „ekzemartigen", seborrhoiden Dermatitiden und dem echten Ekzem zu unterscheiden, wofür in erster Linie dermatologische Kriterien im Zusammenhang mit dem Verlauf maßgebend sind. Wesentlich erleichtert wurde uns diese Aufgabe dadurch, daß die Kinder dauernd in Beobachtung standen und das Hautbild wiederholt photographisch festgehalten wurde.

Mit der Tatsache, daß bei klinisch zweifelsfreiem Ekzem die Eiklarreaktion in etwa 20% negativ verläuft, muß gerechnet werden. In den Abb. 95—100 sind 6 solche Fälle vor Augen geführt. Dies spricht natürlich durchaus nicht etwa gegen eine allergische Genese und für anders geartete Grundlagen, zumal als wir fast ausnahmslos mit der Minimalzahl von 3 „alimentären Antigenen" arbeiteten. Mit weiteren in der Allergiediagnostik üblichen Prüfstoffen wären vielleicht auch hier positive Reaktionen erzielbar gewesen. Außerdem begegneten wir 4mal Fällen, die bei der ersten Prüfung negativ und (einige Wochen oder Monate) später stark positiv reagierten, was darauf hinweist, daß zur endgültigen Beurteilung eine einmalige Probe nicht immer ausreicht.

Endlich ist daran zu erinnern, daß wir erst seit kurzer Zeit der Forderung entsprachen, die Allergieprüfung durch die Anstellung der Milch-PKR. zu ergänzen. Ich bin davon überzeugt, daß sich mit diesem erweiterten Verfahren etliche unter den 6 abgebildeten „eiklarnegativen Ekzemkindern" nachträglich als Kuhmilchallergiker herausgestellt hätten, um so mehr, als mir nach unseren

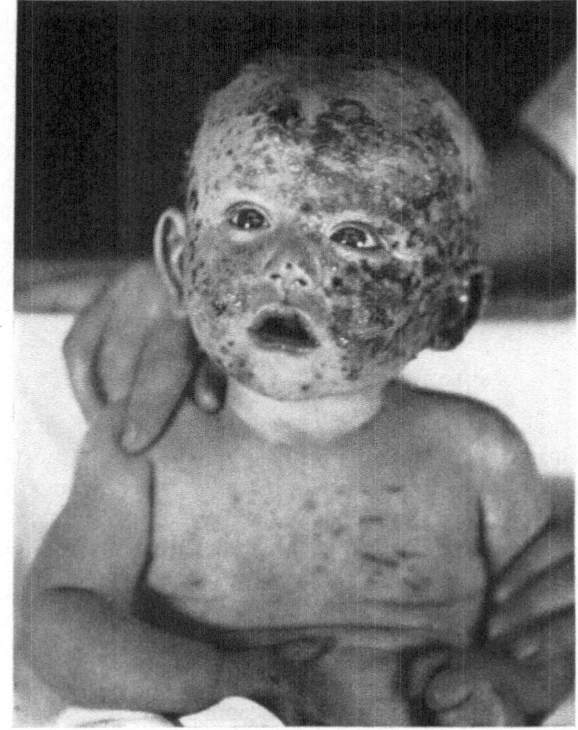

Abb. 95. F. R. 6 Mon.

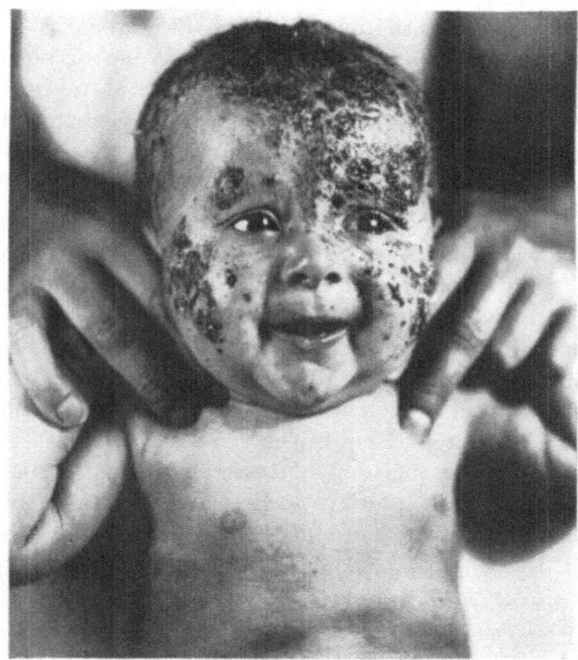

Abb. 96. E. H. 8 Mon.

Abb. 95 und 96. Ekzemkinder mit negativer Eiklarcutanreaktion.

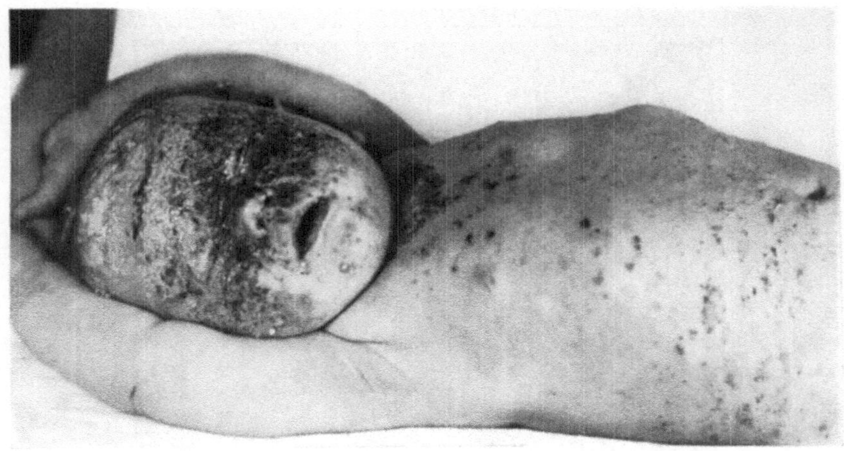

Abb. 97. H. H. 9 Mon.

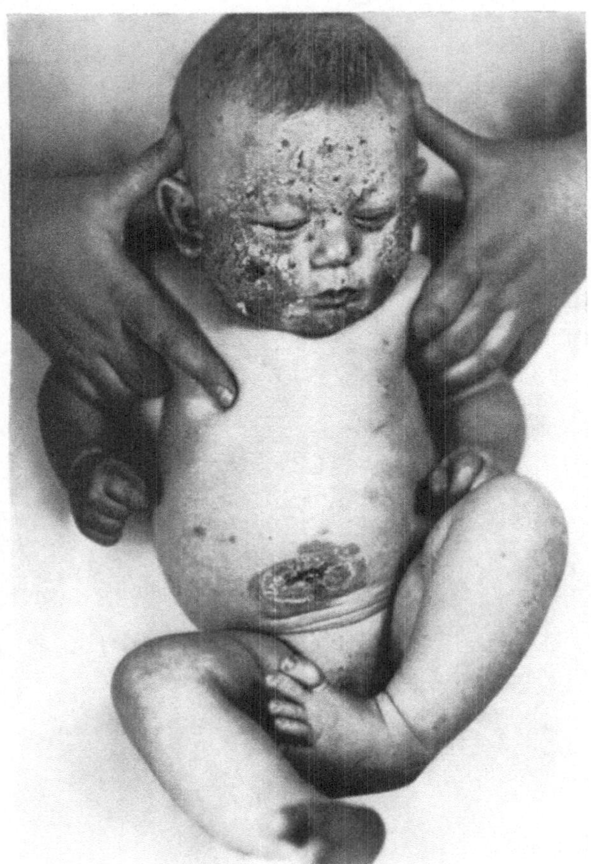

Abb. 98. B. E. 4 Mon.

Abb. 97 und 98. Ekzemkinder mit negativer Eiklarcutanreaktion.

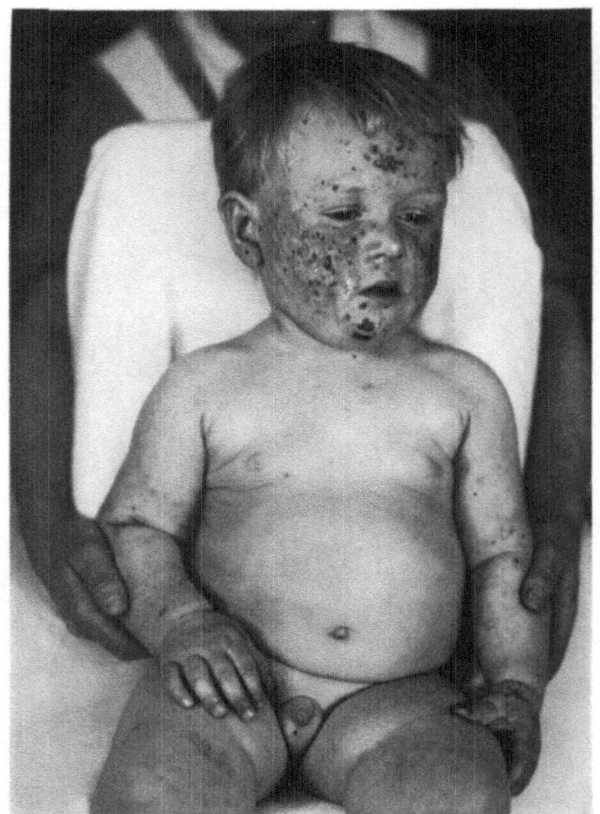

Abb. 99. B. Sch. $1^1/_2$ Jahre.

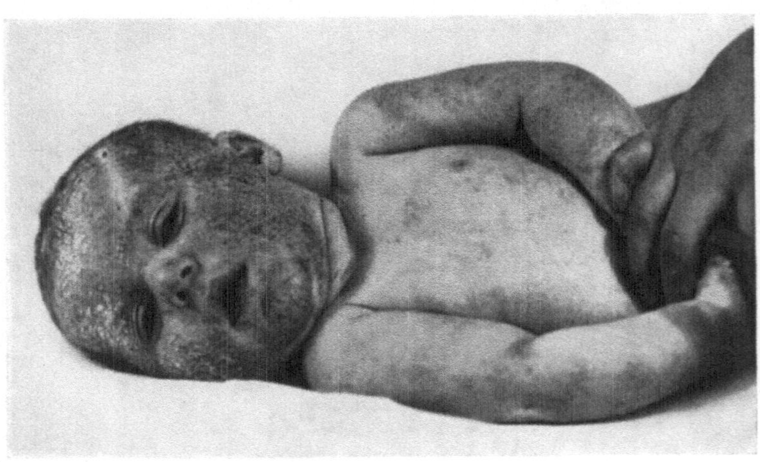

Abb. 100. F. R. 5 Mon.
Abb. 99 und 100. Ekzemkinder mit negativer Eiklarkutanreaktion.

bisherigen Erfahrungen gerade diese „Milchschorftypen" mit ihren verhältnismäßig gutartigen Gesichts- und Kopfekzemen nach dieser Richtung sehr verdächtig erscheinen.

Dazu kommt folgende in mehrfacher Hinsicht lehrreiche Beobachtung. Wir beschäftigten uns eine Zeitlang mit parenteralen Desensibilisierungsversuchen und unterzogen diesem Verfahren hauptsächlich solche Fälle, die der üblichen örtlichen und diätetischen Behandlung hartnäckigsten Widerstand entgegensetzten. Dabei machten wir die Erfahrung, daß einige cutan vollständig negative

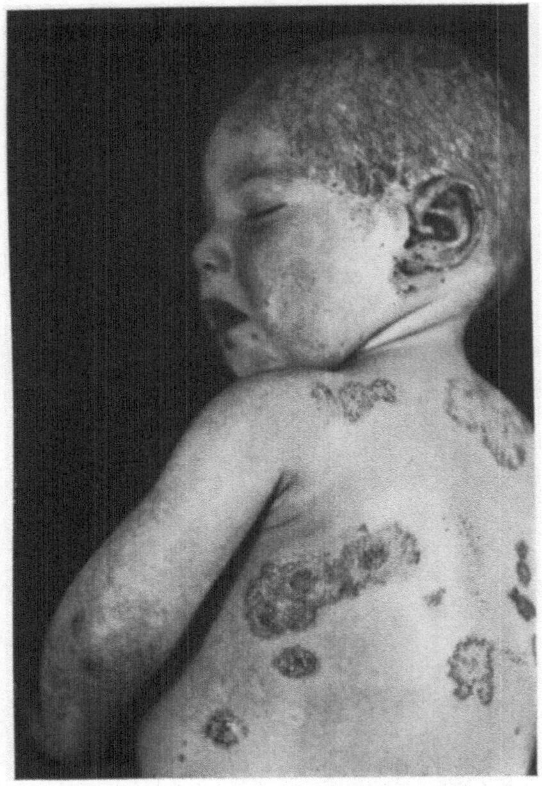

Abb. 101. W. H. 1½ Jahre. Ekzema petaloides (Eiklarcutanreaktion negativ).

Ekzemkinder auf die Einspritzung von Eiklar in die Haut sofort mit Allgemeinerscheinungen reagierten.

F. R., 5 Monate. Beginn des Ausschlages in der 2. Lebenswoche (Gesicht, Kopf, Hals). Dermatitis seborrhoides eccematisata mit Plaques an Armen und Händen. Enormer Juckreiz. Eiklar, Milch, Weizenmehl cutan negativ. Trotz sorgfältigster, mit den üblichen diätetischen Maßnahmen verbundenen Lokaltherapie fortschreitende Verschlimmerung. Eo.: 10% (Abb. 103).

15. 4. 30. 9 Uhr: Injektion von 0,001 Eiklar in die Haut am Rücken rechts. Lokalreaktion: Quaddeldurchmesser = 2 cm, Erythemdurchmesser = 4 cm.

9,20: Allgemeine Urticaria, zunächst in der Nähe der Injektionsstelle, dann an der Innenseite des rechten Oberarmes, am Rücken (auch links), Nacken, an der Brust, an beiden Beinen. Gleichzeitig vorübergehend vertiefte Atmung mit Giemen. Quaddeln verschwinden; es erscheint ein mehr fleckiges, universelles Exanthem.

9,35: Starke Schwellung beider Ohrmuscheln, Ödem der Lider.

10,10: Schwellung der Oberlippe. Heftigster Juckreiz.

11,00: Rückgang sämtlicher Erscheinungen. Nur das masernartige Erythem besteht fort.

16. 4. Alles in Ordnung; frisch und munter.

W. H., $11^1/_2$ Monate. Am 23. 5. 29 wegen Dermatitis seborrhoides und Ekzem erstmalig aufgenommen (Abb. 28). Eiklarreaktion nicht angestellt. 11. 6. „geheilt" entlassen.

Wiederaufnahme am 5. 2. 30 (19 Monate) mit „Ekzema petaloides" (Abb. 101). Cutane Eiklarreaktion vollständig negativ. Die Hauterscheinungen bleiben trotz sorgfältigster Lokalbehandlung nahezu unbeeinflußt. Erythematöse Reizerscheinungen. Eo.: 5%.

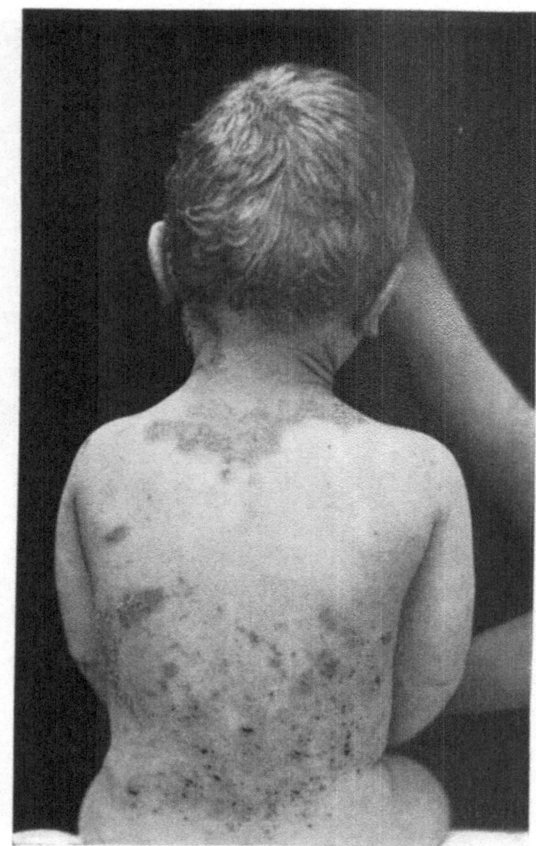

Abb. 102. W. H. 1 Jahr. Ekzema seborrhoicorum (Eiklarcutanreaktion verzögert).

20. 3. 11,05: Injektion von 0,001 Eiklar in die Haut. Lokale Quaddelreaktion.

11,20: Keuchende Atmung, Pfeifen, Giemen, tiefstehende Lungengrenzen.

11,24: Allgemeine Urticaria. Zunächst an den alten Ekzemstellen (Rücken, Nacken, Bauch, Wangen). Extremitäten frei.

11,40: 3 Teilstriche Adrenalin.

11,55: Beginnt zu spielen; über beiden Lungen nur noch großblasige RG. Urticaria schwindet.

12,25: Normale Atmung. Ruhiger Schlaf.

G. E., 12 Monate. Dermatitis seborrhoides eccematisata. 3. 4. 30: Eiklar negativ. 5. 4.: Verschlimmerung des Ausschlages. Enormer Juckreiz. Einleitung strenger Ekzemdiät in Aussicht genommen.

9. 4. 8,45: Injektion von 0,001 Eiklar in die Haut.
8,52: Lokalreaktion (Quaddeldurchmesser = 4 cm, Erythem = 8 : 12 cm).
9,03: Allgemeiner Urticariaausbruch; heftiger Juckreiz.
9,12: Über den Lungen Giemen, Brummen und Pfeifen.
10,10: Abklingen der Urticaria (Eo.: 4%, Leuko: 9300).
12,45: Lungenbefund schwindet; ruhige Atmung.
2,00: Erneut Unruhe. Scharlachähnliches Exanthem am ganzen Körper. 37,5. Starker Juckreiz. Vereinzelte Urticariaeruptionen.
2,30: Alles in Ordnung. Haut frei, normale Atmung, ruhiger Schlaf.

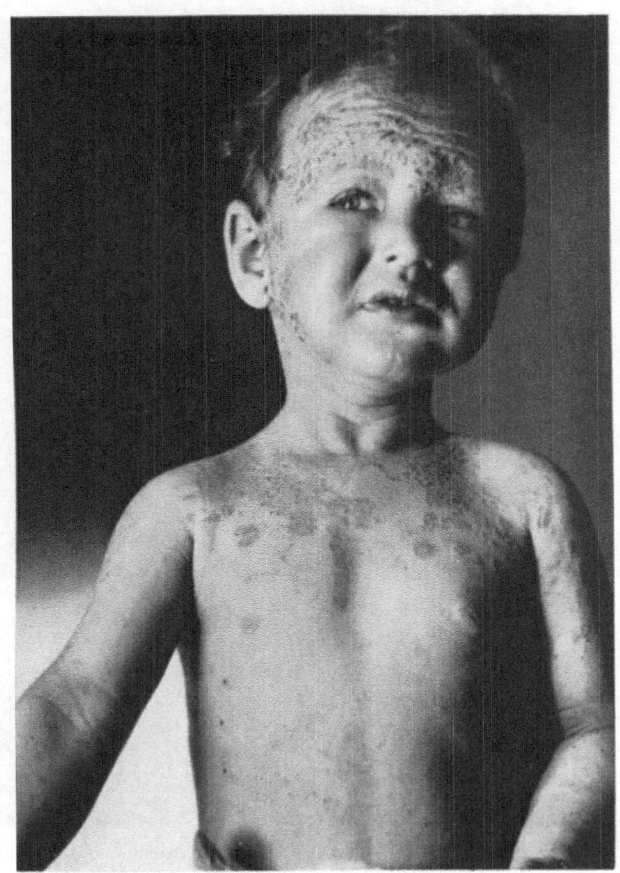

Abb. 103. D. St. 1½ Jahre. Ekzema petaloides (Eiklarcutanreaktion verzögert).

Ich lasse die Abb. 102 und 103 von 2 Kindern (W. H. und D. St.) folgen, wobei die cutane Eiklarreaktion nicht (wie gewöhnlich) in 2—10 Min., sondern verzögert (und schwach) in 15—35 Min. in Erscheinung trat.

Im vorangehenden Abschnitt wurde bereits angedeutet, daß die Ekzemfälle mit negativer Eiklarcutanreaktion in der Regel durch dermatologische Besonderheiten gekennzeichnet waren. Dies ist der Hauptgrund, weshalb diesen cutannegativen Ekzemkindern ein eigenes Kapitel mit zahlreichen Abbildungen gewidmet wurde. Bis auf vereinzelte Ausnahmen gehörten sie sämtlich der ausgesprochen seborrhoiden Ekzemgruppe an. Der Status punctosus trat sehr in den Hintergrund. Vielfach trugen die Eruptionen mehr flächenhaften Charakter. Man beachte den von UNNA so treffend als blumenblattartig bezeichneten „Petaloidestyp“ mit seiner Neigung zur peripheren exzentrischen Ausbreitung. Es liegt nahe, das „abwegige“ Verhalten der Eiklarreaktion, ihr verspätetes und zögerndes Erscheinen oder ihre ausschließlich hämatogene Auslösbarkeit damit in Zusammenhang zu bringen. Wir verzichten

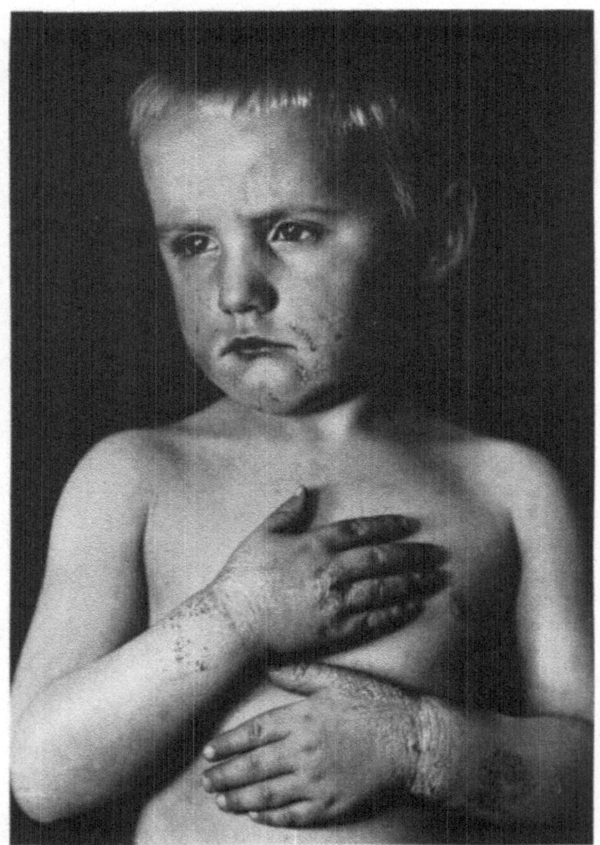

Abb. 104. H. K. $3^{1}/_{4}$ Jahre. Neurodermitis (Eiklarcutanreaktion verzögert und schwach).

darauf, Gedankengänge, die sich daran leicht anknüpfen ließen, bis zu gewissen theoretischen Schlußfolgerungen weiterzuspinnen und begnügen uns an dieser Stelle mit folgender Bemerkung: Die moderne Dermatologie hat — soweit ich es beurteilen kann — zwischen dem alten „Ekzema seborrhoicum“ UNNAS [1] und dem neuen Ekzembegriff, im Sinne einer „idiosynkrasisch“ bedingten Epitheliose eine tiefe Kluft gegraben. Es ist nicht ausgeschlossen, daß auf den eben gewiesenen Wegen pathogenetische Einblicke gewonnen werden könnten, die diese Kluft stellenweise als überbrückbar erscheinen lassen (s. S. 125).

---

[1] Im engeren Sinne, d. h. nach Ausschluß der von uns mit Sicherheit abgetrennten Dermatitis seborrhoides infantum.

Legt man solchen Beobachtungen entsprechende Bedeutung bei, dann wird verständlich, wieso auch die Neurodermitis offensichtlich aus der Reihe fällt. Unter 11 Fällen von lokalisierter Neurodermitis fiel die cutane Eiklarreaktion nur einmal stark positiv (bei H. B., Abb. 69, S. 49) und einmal verzögert und schwach positiv (H. K., Abb. 104) aus, sonst stets negativ. Anamnese, Verlauf, bevorzugte Lokalisation an Stellen, die der Reibung ausgesetzt sind (besonders Beugen), sowie die Neigung zu lichenoiden Reaktionserscheinungen führten uns dazu, innige genetische Zusammenhänge der sog. Neurodermitis circumscripta mit der Dermatitis seborrhoides anzunehmen. Wir sehen demnach in ihrem ähnlichen Verhalten zur cutanen Eiklarreaktion nur eine weitere Stütze für die Vertretbarkeit unserer bereits rein klinisch abgeleiteten Auffassung.

Die Annäherung der Neurodermitis des Kindesalters zur seborrhoiden Ekzemgruppe wäre noch stärker betont, wenn in solchen Fällen nur die intracutane Einspritzung ein positives Resultat ergäbe. Wir verfügen bisher über einen einzigen einschlägigen Versuch. Er betraf unseren letzten, ausgeprägtesten Fall von Neurodermitis circumscripta (Abb. 105—108) und verlief in diesem Sinne.

O. St., $8^1/_2$ Jahre.

Aus der Anamnese: Als Säugling von wenigen Wochen Schuppen auf dem Kopf. Mit 6 Monaten trockener schuppender Ausschlag im Gesicht, der bald zu nässen begann und auf die Hände übergriff. Bereits vielfach ärztlich behandelt. Periodenweise Schwankungen. War schon 1928 zur Behandlung aufgenommen. Damalige Diagnose: „Chronisches Ekzem“ (hauptsächlich in den Kniekehlen und an der Innenseite beider Unterschenkel mit lederartig verdickten Randpartien). Sprach damals auf Naftalan und Teer sehr gut an.

Kam Oktober 1930 wieder, mit den Erscheinungen, wie sie in den Abb. 105—108 zu sehen sind. Seit Ende Mai erstmalige Lokalisation im Gesicht, hinter dem Ohr, im Nacken und an den Handgelenken.

Die Hauterscheinungen an den Händen, im Nacken, am Kinn, besonders aber im Gesicht verschlechtern sich in auffälliger Weise seit dem Tragen eines wollenen, dunkelblau gefärbten Pullovers. Wir sind geneigt, besonders die Verschlimmerung im Gesicht — der straffe Pullover wurde beim Ein- und Ausziehen über das Gesicht gezogen — damit in Zusammenhang zu bringen, zumal nach Abstellung dieses Kleidungsstückes rasche Besserung eintrat. Inwieweit daran außerdem die von uns auf Grund der Allergenproben eingeleitete radikale Milch-Eikarrenz beteiligt war, läßt sich schwer beurteilen.

Cutane Prüfung: Eiklar ∅, Milch ∅.

Intracutane Prüfung (Prof. Hansen): Eiklar (1 : 10 und 1 : 100) +; Milch (1 : 10 und 1 : 100) + +; Ascaridenantigen ∅; Schafwolle ∅.

PKR.: Eiklar (1 : 10) in 3 Versuchen 1mal +; Milch (1 : 10) in 3 Versuchen jedesmal + bei direkter Auslösung.

Komplementbindung: Milch stark + in der Rechtszone; Eiklar gleichfalls +, aber schwächer.

Die sog. Neurodermitis circumscripta mit klassischer Lichenifikation besonders in den Kniekehlen war demnach auch hier aus gemeinem chronisch rezidivierendem Ekzem (anamnestisch: Dermatitis seborrhoides im Säuglingsalter) hervorgegangen. Auf die seborrhoide Grundkomponente deuten mit Nachdruck der retroaurikuläre Prozeß und psoriatiforme Auflagerungen an der linken Augenbraue. Der sekundäre Lichen in den Kniekehlen sieht wie abgeschliffen aus (erfolgreicher Effekt einer a. a. O. vorgenommenen einmaligen Röntgenbestrahlung) (Abb. 108).

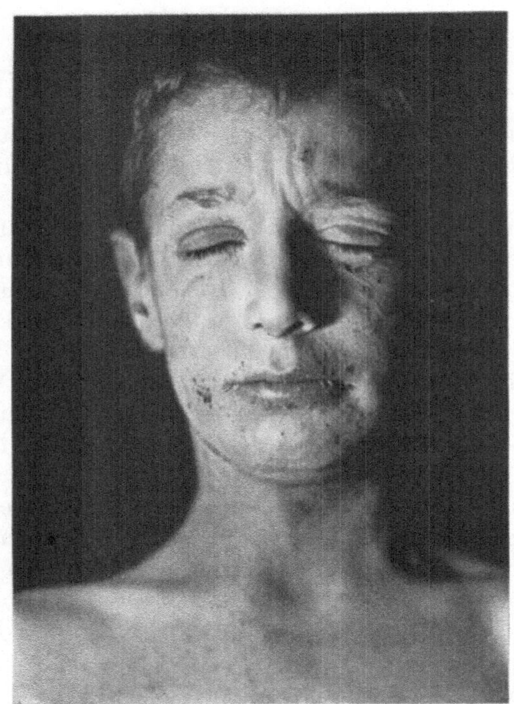

Abb. 105. O. St. $8^1/_2$ Jahre. Neurodermitis circumscripta (Eiklar- und Milch cutan negativ, intracutan positiv).

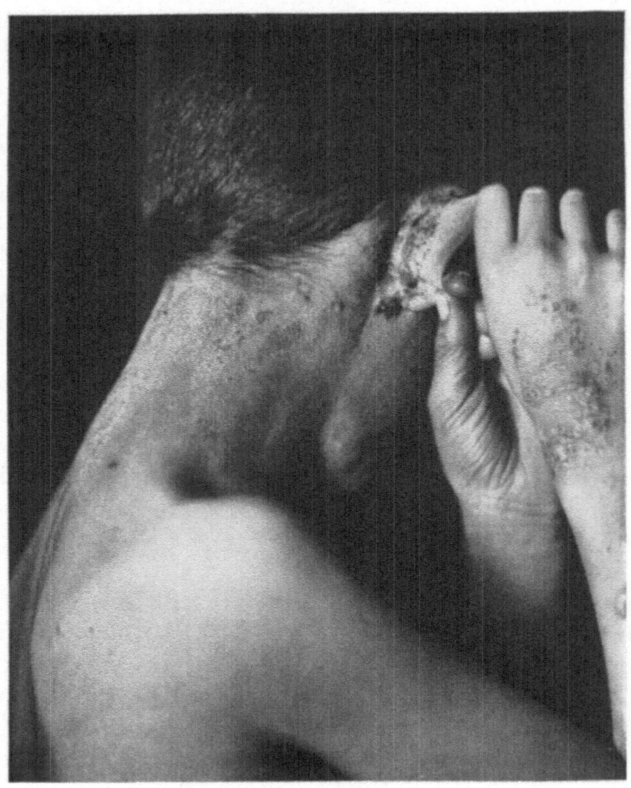

Abb. 106. O. St. $8^1/_2$ Jahre.

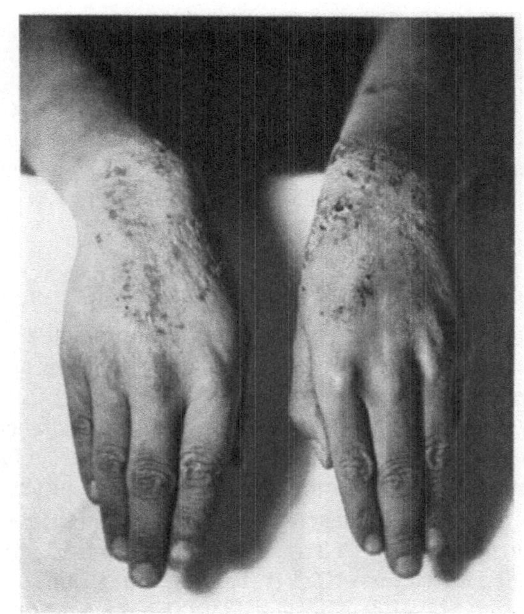

Abb. 107. O. St. $8^1/_2$ Jahre.

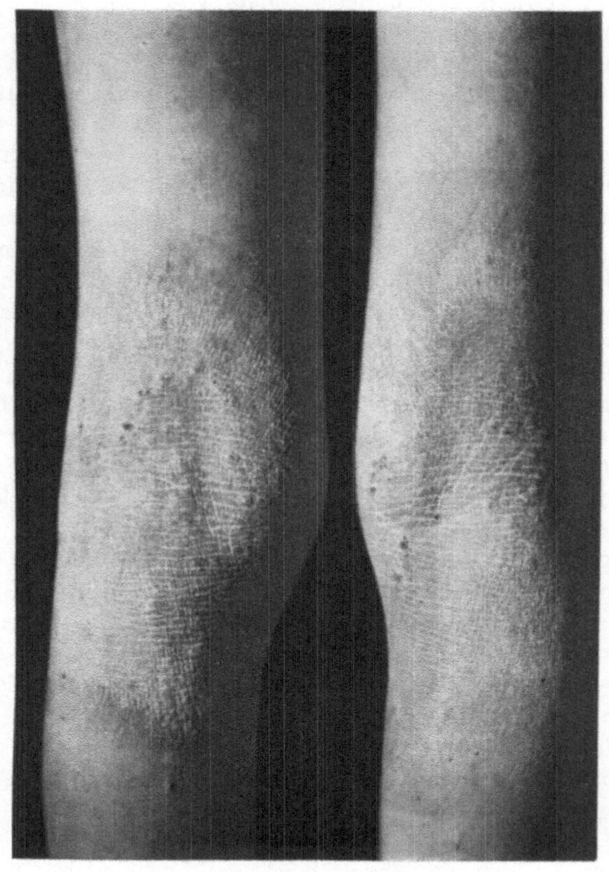

Abb. 108. O. St. $8^1/_2$ Jahre.

Die Mitteilung des Falles diene gleichzeitig zur Ergänzung des Abschnittes über die Neurodermitis. Sie ist unter anderem auch deshalb lehrreich, weil die Beobachtungen auf mehrfache Sensibilisierungsmöglichkeiten (ektogen — Wolle?, Farbstoff?, endogen — Milch, Eiklar) hinwiesen, die bei der Behandlung gleicherweise zu berücksichtigen waren.

Wesen und Bedingungen der hautallergischen Reaktion.

Die Vorstellungen, die man sich vom Zustandekommen allergischer Phänomene im Sinne spezifischer Überempfindlichkeit zu machen pflegt, werden von zwei Lehren beherrscht:

Von einer älteren Lehre, die das Wesen klinisch-allergischer Erscheinungen auf „Antigen-Antikörperreaktionen in vivo“ zurückführt, und deren Urheberschaft v. PIRQUET und SCHICK für sich in Anspruch zu nehmen das Recht besitzen, und von einer neueren Lehre, deren subtile Ausarbeitung und exakte Begründung hauptsächlich TH. LEWIS zu danken ist, und die man kurz als die „Lehre vom Histamineffekt“ bezeichnen kann.

Die beiden Lehren stehen zueinander nicht im gegensätzlichen Verhältnis, lassen sich vielmehr gerade in bezug auf die hautallergische Reaktion bestens vereinigen, ein Versuch, der übrigens bereits von LEHNER und RAJKA [1] mit Erfolg durchgeführt wurde.

Die Anwendung auf unseren Sonderfall, wobei wir wiederum von der führenden Eiklarempfindlichkeit ausgehen wollen, gestaltet sich etwa folgendermaßen:

Wird an der Haut (nach Art der Kontrolle) mittels des PIRQUETschen Meißels ein oberflächliches Trauma gesetzt, so entsteht an dieser Stelle eine, von einem roten Hof umgebene Quaddel. Dieses rasch vorübergehende Phänomen kommt so zustande, daß bei der Zellschädigung Histamin, oder richtiger gesagt eine histaminähnliche Substanz (H-Substanz LEWIS) frei wird, die einen dreifachen Reiz ausübt, indem sie auf die kleinsten Gefäße mit endothelialer Wandung erweiternd wirkt, deren Permeabilität steigert und auf dem Wege des lokalen neuro-vaskulären Reflexes eine Dilatation der Arteriolen hervorruft. Der gleiche Vorgang, nur in sehr erheblich verstärktem Ausmaße, spielt sich bei der cutanen Eiklarreaktion ab. Das Hinzutreten des Eiklars hat also eine weit größere Menge Histamin [2] frei gemacht, als die traumatische Läsion allein. Die Fähigkeit zur vermehrten Histaminbildung war in diesem Falle den Bestandteilen des Gewebes an Ort und Stelle immanent.

Diese Eigenschaft ist aber meist auch im Blute enthalten; denn sie läßt sich mit dem Serum auf die (menschliche) Normalhaut intracutan übertragen. Der betreffende Hautbezirk des Empfängers wird mit dieser Eigenschaft gewissermaßen imprägniert. Wenn wir sie im vorangehenden Abschnitt der Wirkung bestimmter Antikörper zuschrieben, so soll damit kolloidchemischen Betrachtungsweisen kein Abbruch getan werden. Wir ziehen hier immunbiologische (im alten Sinne EHRLICHs) vor, weil sie vorläufig, d. h. bei dem derzeitigen Stand unseres Wissens, eine anschaulichere Darstellung ermöglichen.

---

[1] LEHNER u. RAJKA: Allergieerscheinungen der Haut. Slg Abh. Dermat., N. F. H. 10. Halle 1927. — Über das Wesen der Allergie. Klin. Wschr. **1929**, 1724.

[2] Der Ausdruck „Histamin“ anstatt H-Substanz LEWIS sei hier und im folgenden nur der Kürze halber gebraucht.

Hält man sich vor Augen, daß in dem vor einiger Zeit durch Ekzemserumübertragung präparierten, äußerlich völlig unveränderten Hautgebiet des Normalempfängers, in gesetzmäßiger Weise intensivste Histaminwirkung ausgelöst wird, sobald der cutane Reizstoff des allergischen Serumspenders und nur dieser allein, irgendwo und irgendwie, parenteral oder enteral in die Blutbahn gelangt, so mußte dieser Effekt durch einen Kontakt dieser 2 aufeinandereingestellten Substanzen herbeigeführt worden sein, den man als Antigen-Antikörperreaktion bezeichnet.

Fraglich bleibt, auf welche Weise die örtliche Histaminmobilisierung zustandekommt. Die einfachste Vorstellung, die der alten Anaphylaxielehre entsprechen würde, wäre die, daß infolge der Verbindung von Antigen und Antikörper, gewissermaßen als Reaktionsprodukt, Histamin entsteht. Wäre dem so, dann müßte es durch entsprechende Mischung von Antigen und Antikörper wohl auch in vitro gelingen, Histamin zu erzeugen und nach Einspritzung des Gemisches in die Haut den gleichen, oder einen ähnlich starken Histamineffekt zu erzielen. Dies trifft aber in keiner Weise zu. Zwar findet auch im Reagenzglas die Antigen-Antikörperreaktion statt, was daraus hervorgeht, daß das antikörperhaltige Spenderserum nach Antigenzusatz zur Übertragung nicht mehr geeignet, abgeschwächt, spezifisch unwirksam, „neutralisiert" wird, aber Histamin läßt sich dabei nicht nachweisen. Die Mithilfe lebenden Gewebes ist also erforderlich und es bleibt nichts anderes übrig als anzunehmen, daß der Ablauf der Antigen-Antikörperreaktion in vivo auf das Gewebe einen Reiz ausübt, durch dessen Vermittlung erst Histamin frei wird und zur Wirkung gelangt [1].

Der spezifische Histamineffekt hat demnach die Anwesenheit (Verankerung) des Antikörpers im Gewebe zur Voraussetzung. Das Vermögen, sich an das Gewebe zu fixieren, ist ein Hauptpostulat seiner Wirksamkeit. Wie die PKR. beweist, besitzt der Antikörper der Sera von Ekzemkindern diese Eigenschaft in ausgesprochenem Maße. Sie vor allem verleiht ihm die Sonderstellung in der Antikörperreihe [2] und den Charakter als allergisches Reagens.

Es ist unmöglich — um nochmals daran zu erinnern — durch künstliche Vorbehandlung mit Eiklar (oder Milch) das Blut des normalen Säuglings so zu verändern, daß es zur PKR. geeignet wird. Das positive Ergebnis ist offenbar an das Vorliegen einer besonderen Veranlagung gebunden, deren biologisches Hauptmerkmal eben die Fähigkeit zur Bildung des oben (und bereits früher mehrfach) charakterisierten allergischen Antikörpers ist, und die man kurz als „allergische Konstitution" bezeichnen kann [2].

[1] Über die Möglichkeit, diese Vorstellung auf experimenteller Grundlage (mittels der Depotinjektionsmethode nach Török) theoretisch auszubauen, siehe bei Lehner und Rajka (l. c. S. 104).

[2] Auf S. 93 wurde die Frage aufgeworfen, ob die allergischen Antikörper ihre eigenartige Reaktionsweise nicht „vorangehenden Koppelungen (des Antigens) an Plasmabestandteile des Allergikerblutes" zu verdanken hätten. Mit der Annahme, daß im Besitz solcher Plasmabestandteile (Anlage) nur der Allergiker sei, wäre ein Faktor für die wesentliche Mithilfe der „allergischen Konstitution" bei der Bildung dieser Antikörper vor Augen geführt. Ferner würde die arteigene Komponente des komplexen Antigens, die sich der Antikörperqualität mitteilt, die Grundeigenschaft des allergischen Antikörpers, nämlich sein ausgesprochenes Fixationsvermögen an das homologe Gewebe, dem Verständnis näher bringen.

Dieser Antikörper kann beim Menschen in den Geweben verschiedenster Organe seßhaft sein. Seine (zellständige) Anwesenheit stempelt das betreffende Körpergebiet zum reaktionsfähigen „Shockorgan"; denn sobald der fixe Antikörper Gelegenheit findet, sich mit seinem Antigen zu verbinden, ist die Grundbedingung zum Ablauf der allergischen Reaktion an Ort und Stelle gegeben, deren klinischer Effekt als (lokaler) „Shock" in Erscheinung tritt.

Eine besonders starke Affinität zum allergischen Antikörper besitzt die Haut; denn es gelingt leicht und mit großer Regelmäßigkeit den Antikörper an diesem Organ zum Haften zu bringen, was ohne weiteres aus der PKR. hervorgeht. Ihr positives Ergebnis ist ein Beweis für die experimentelle Umgestaltung eines beliebigen Hautgebietes zum spezifisch reaktionsfähigen Shockgewebe (von mehrwöchiger Dauer) und ihre Auslösung gleichbedeutend mit einem künstlich erzeugten Shock.

Solchen „Shock im Kleinen", beruhend auf der Gegenwart fixierter Antikörper in der Haut, stellt auch die positive Cutanreaktion dar. Während die positive PKR. (als untrüglicher Indikator allergischer Antikörper im Serum) die allergische Konstitution des Blutspenders mit eindeutiger Sicherheit aufdeckt [1], besagt die mit ihr (bei Eiklarempfindlichkeit so gut wie regelmäßig) verbundene positive Cutanreaktion darüber hinaus, daß bei dem betreffenden Kind zum mindesten die Haut als reaktionsfähiges Shockorgan in Betracht gezogen werden muß.

Mit den eben vorgebrachten Darlegungen wurde den bekannten theoretischen Vorstellungen DOERRs in wesentlichen Punkten Gefolgschaft geleistet. Sie entsprangen hauptsächlich gewissen Beobachtungen bei der passiven Anaphylaxie (Latenzzeit) und den Ergebnissen des DALEschen Versuches. Mit Recht wird dieser als kräftigste Stütze für die Theorie herangezogen. Denn wenn sich am isolierten und blutleeren Uterus (oder Darmstück) des anaphylaktischen Meerschweinchens nach Antigenzusatz die typische Reaktion in spezifischer Weise hervorrufen läßt und ihr Wesen, woran nach dem vorliegenden Tatsachenmaterial nicht zu zweifeln ist, im Effekt der Verbindung von Antigen und Antikörper besteht, so ergibt sich der Schluß, daß der Antikörper an das Gewebe fixiert gewesen sein mußte.

In einem Abschnitt, der sich mit der allergischen Hautreaktivität beschäftigt, darf die (bisher in ungebührender Weise vernachlässigte) Frage nach der Rolle des Nervensystems beim Auftreten und Ablauf der Reaktion nicht unberührt bleiben. Das Ergebnis des DALEschen Versuches scheint ihm eine solche überhaupt abzusprechen. Es ist aber zu bedenken, daß dieser zur Entscheidung nicht geeignet ist, da ein allfälliger Einfluß nervöser Elemente auch am isolierten Organ (intramurale Ganglien beim Uterus, AUERBACH-MEISSNERscher Plexus beim Darmstück) nicht ausgeschlossen ist und, unbeschadet des Versuchsobjektes, bisher in einwandfreier Weise nicht ausgeschaltet werden konnte. Am nervenfreien Gewebe anaphylaktischer Tiere gelang es weder meinem Mitarbeiter W. KELLER (Gewebsatmung, Glykolyse), noch K. MEYER

---

[1] Selbstredend spricht eine negative PKR. (Möglichkeit des zeitweiligen Fehlens frei zirkulierender Antikörper in der Blutbahn, bei Gegenwart fixierter im Gewebe) nicht dagegen; ein Verhalten, dem man zwar kaum jemals beim Ekzema infantum, aber erfahrungsgemäß sonst (besonders beim Erwachsenen) nicht selten begegnet.

und LÖWENTHAL (Wachstum von Gewebskulturen) nach Antigenzusatz einen Unterschied in der Reaktion gegenüber Normalgewebe in vitro festzustellen.

Klinischer Beobachtung und Erfahrung gemäß steht jedenfalls fest, daß dem Nervensystem beim Vorgang und Grad der allergischen Reaktion große Bedeutung zukommen müsse. Aber wie und wo sein Einfluß in den Mechanismus eingreift, darüber ist wenig bekannt. Daß der Histaminreiz auf vegetativen Leitungsbahnen das Erfolgsorgan erreicht, geht aus den Untersuchungen von TH. LEWIS hervor und liegt in der Natur der Sache. Desgleichen ist wohl mit Sicherheit anzunehmen, daß ein von diesem Reiz wiederholt getroffenes Gewebe, zunächst eine Erregbarkeitssteigerung und in weiterer Folge (vor allem bei anhaltender Reizwirkung) eine Erregbarkeitsverminderung (Ermüdung, Abstumpfung) seiner (autonomen) Innervation aufweisen dürfte. Der Vorgang könnte mit vollem Recht als „Sensibilisierung“ bzw. „Desensibilisierung“ angesprochen werden. Ein streng spezifischer Charakter käme ihm in diesem Falle nicht zu. Anders verhielte es sich, wenn der rezeptive Nervenapparat neben dem ihm zugehörigen Zellgebiet („reizempfänglicher Zellkomplex“ [1]) bereits primär vom Antigenreiz mitgetroffen würde. Bei solcher Sachlage müßte ihm ein aktiver Anteil auch am „spezifischen“ Sensibilisierungsvorgang eingeräumt werden; eine Frage von weitreichender Bedeutung, die heute weder bejaht noch verneint werden kann.

Trophallergie und Ekzemgenese.

Während bei allergischen Krankheitsformen mit aërogener Eintrittspforte der Noxe die Cutanreaktionen vorwiegend mit „Stauballergenen“ erzielt werden, beherrschen beim Ekzema infantum Nährstoffantigene vollkommen das Feld. Nach den bekannten Ergebnissen der amerikanischen Forscher, die durch unsere Untersuchungen bestätigt, ergänzt und erweitert wurden, besteht gar kein Zweifel darüber, daß der allergische Zustand vom Säugling in der Regel auf alimentärem Wege erworben wird. Solche Allergie bezeichnen wir als Trophallergie.

Von den Nährstoffen erwiesen sich uns fast ausschließlich Eiklar und Milch als wirksam. Indes stand das Eiklar so stark im Vordergrund, daß es gestattet sei, auch den folgenden Ausführungen zunächst die Eiklarempfindlichkeit zugrunde zu legen; zumal, als wir meinen, daß die auf diesem Sondergebiete gewonnenen allgemeinen Gesichtspunkte auch für Trophallergien anderer Herkunft Geltung haben dürften.

Eiklarempfindlichkeit ist nicht gleichbedeutend mit Hühnereiweißempfindlichkeit. Abgesehen von den bekannten Erfahrungen bei Eiidiosynkrasikern, wonach diese Hühnerfleisch in jeder Form anstandslos ertragen [2], ließ sich in eigenen Untersuchungen die PRAUSNITZ-KÜSTNER-Reaktion nur mit Eiklar und nicht mit Hühnerserum hervorrufen. Ebenso verlief die Komplementbindung der Ekzemsera mit Hühnerserum als Antigen vollständig negativ (WITEBSKY). BLOCH und PRIETO leugneten überhaupt die Eiweißnatur des Eiklarantigens, da es ihnen in ihrem Fall von „Eiidiosynkrasie“ mit Eiklardialysat als Antigen

---

[1] Womit der von BLOCH in gleichem Zusammenhange gebrauchte Ausdruck inhaltlich eine wesentliche Ergänzung erfahren würde.

[2] Siehe den vielzitierten Fall „LANDMANN“ (MORO: Klinische Überempfindlichkeit, 1910. S. 166).

gelungen war, die PKR. auszulösen. „Ce n'est donc pas une protéine". Nun stellte sich in jüngsten Untersuchungen von BOSCH, GYÖRGY und WITEBSKY [1] heraus, daß diese Dialysate einer Antigenverdünnung von $^1/_{1000000}$—$^1/_{10000000}$ entsprachen. In dieser Verdünnung gibt aber auch noch ein nicht dialysiertes Eiklar die PKR. Dialysierhülsen, die solch minimale Antigenspuren nicht durchlassen würden, sind allem Anschein nach nicht herstellbar. Die Autoren hielten es deshalb für geboten, die Eiweißfraktionen des Eiklars (Ovalbumin, Ovoglobulin, Ovomucin, Ovomucoid) eingehender Prüfung zu unterziehen. Sie ergab, daß das ausschlaggebende Antigen des Eiklars im „Ovalbumin" zu suchen und das geringgradige Mitreagieren von Ovoglobulin und Ovomucin in vitro nur auf Verunreinigungen dieser Eiweißfraktion mit Ovalbumin zurückzuführen sei. Wahrscheinlich ist jedoch das Ovalbumin nicht das einzige Antigen, auf das die Antikörper bei Eiklarempfindlichkeit eingestellt sind; denn mit Hilfe der „partiellen Absättigung" gelang es in einem Falle zu zeigen, daß die PKR. außer durch Ovalbumin auch durch Ovomucin, für das komplementbindende Antikörper im Serum nicht nachweisbar waren, ausgelöst werden konnte. „Hier wurde also die Eiklarempfindlichkeit mindestens durch 2 Eiweißfraktionen (oder durch Bestandteile derselben) als Antigen unterhalten."

Die Frage, ob an der Allergennatur der Eiweißfraktion „Ovalbumin" neben dem Eiweiß noch andere Bestandteile beteiligt sind (komplexes Antigen), muß die weitere Forschung entscheiden. Fest steht, daß es sich offenbar um eine immunbiologisch hochwirksame Substanz handelt. WELLS [2] gelang es noch mit einer einmaligen Injektion von 0,00000005 g Eieralbumin zu sensibilisieren, und GYÖRGY erzielte unlängst die direkte PKR. noch mit einer Ovalbuminverdünnung von 1: 10 Milliarden, was auf ihren N-Gehalt umgerechnet einer Eiklarverdünnung von 1: 600 Milliarden entsprechen würde.

Welchem Umstande gerade das Eiklar seine so hochgradige „biologische Toxizität" verdankt, ist schwer zu sagen. Wir stehen einer Tatsache gegenüber, die als merkwürdig bezeichnet werden darf und nur dann etwas verständlicher erscheint, wenn man sich vergegenwärtigt, daß das Eiklar — im Gegensatz zum Eidotter — primär nicht etwa Nährmaterial, sondern spezifisches Drüsensekret (Absonderungsprodukt besonders gearteter Eiweißdrüsen) ist [3], das — teleologisch gesprochen — vor allem die Aufgabe hat, das Ei mit einer Schutzhülle zu umgeben.

In der Ernährung des jungen Säuglings spielt das Hühnerei keine Rolle. Die Anamnese läßt demnach häufig im Stich. In solchen Fällen erfolgte die Sensibilisierung entweder an der Brust oder diaplazentar. Letzterem Weg ist höchstwahrscheinlich überragende Bedeutung beizumessen. Voraussetzung ist

[1] BOSCH, GYÖRGY u. WITEBSKY: Die immuno-chemische Analyse der Eiklarempfindlichkeit bei Ekzema infantum. Klin. Wschr. **1931**.

[2] WELLS: Zit. nach HANSEN.

[3] Die Notwendigkeit der streng getrennten Betrachtung von Eidotter und Eiklar, die auch für die praktische Bewertung des Hühnereies als Kindernahrung richtunggebend bleiben muß, habe ich bereits vor Jahren betont (über Eier als Kindernahrung. Dtsch. med. Wschr. **1924**, Nr 38). In diesem Zusammenhang genügt es nochmals darauf hinzuweisen, daß nur mit Eiklar und nicht mit Eidotter Cutanreaktionen zu erhalten sind. Falls diese (oder Komplementbindungen in vitro) bei hochgradiger Empfindlichkeit gelegentlich einmal auch mit Eidotter (schwach) positiv ausfallen, dann ist solches Ergebnis höchstwahrscheinlich nur den der Dottermasse anhaftenden Eiklarspuren zuzuschreiben.

beide Male, daß die Mutter Eiklar mit der Nahrung aufgenommen und den wirksamen Bestandteil resorbiert hat. Eine längere Pause zwischen der ersten und nächstfolgenden Allergenaufnahme scheint für den klinischen Effekt der Sensibilisierung förderlich zu sein. Es sei an analoge Verhältnisse bei der sog. Kuhmilchidiosynkrasie der Brustkinder erinnert, wo nach LUST die erste Kuhmilchgabe der reaktionsauslösenden Zweitdosis oft viele Monate vorausgegangen war (meist Beifütterung kleiner Kuhmilchmengen bei Hypogalaktie in den ersten Lebenswochen).

Der Nachweis von Eiklarantigen in der Frauenmilch wurde durch GYÖRGY und DONNALLY auf folgendem Wege erbracht: Übertragung von Serum eines eiklarpositiven Ekzemkindes auf die Haut eines Normalempfängers; einige Tage später (direkte) Auslösung der PKR. mit Frauenmilch einer Amme, der einige Stunden vorher Eier peroral verabreicht wurden. Die meisten Versuche verliefen positiv. Freilich war dazu die Verfütterung verhältnismäßig großer Eiklarmengen (einmalige Mahlzeit von 2—3 rohen Eiern) erforderlich. Mit einer indirekten Methode („stille Absättigung“ — GYÖRGY [1]) gelang es aber auch mit weit weniger massiven Dosen (2 rohe Eier täglich) das gleiche Resultat zu erzielen. Der einwandfreie Beweis, daß Eiklar vom Darm aus in antigenfähigen Zustand in die Frauenmilch übergehen kann, war damit jedenfalls geliefert.

Die Versuche wurden mit rohem Eiklar ausgeführt. Mit gekochtem Eiklar ergaben sie kein positives Resultat. Nach Verfütterung übertrieben großer Mengen oder pharmakologischer Steigerung der Darmpermeabilität wäre solches wahrscheinlich auch damit erzwingbar gewesen, da ja die PKR. nach peroraler Verabreichung von gekochtem Eiklar (an den Empfänger), wenn auch in abgeschwächter Weise, gleichfalls auslösbar ist. Der Unterschied in der antigenen Wirksamkeit zwischen rohem und gekochtem Eiklar ist demnach kein prinzipieller, sondern nur gradueller Art. Nichtsdestoweniger ist dieser Punkt (Abschwächung durch Kochprozeß, Koagulation, erschwerte Darmwandpassage) sehr beachtenswert. Er führt uns zur klinisch wichtigen Konsequenz, die gelegentlich auch anamnestisch in eindrucksvoller Weise erhärtet werden konnte, daß rohes Eiklar in Speisen (sog. Glasur, Eierschaum, Ei in Suppe eingeschlagen usw.), trotz wesentlich geringerer Quantitäten als weit reaktiver anzusehen sei, wie die Aufnahme von Eiklar in gekochtem und geronnenem Zustande.

Wir standen bisher im Banne der Lehre, daß Nährstoffe in antigener Form nur dann die Darmwand zu passieren vermögen, wenn sie entweder in sehr reichlicher, digestiv kaum bewältigbarer Menge zugeführt werden, oder die trennende Schranke (funktionelle) Läsionen aufweist, „abnorm durchlässig“ geworden ist. Die Erfahrungen der experimentellen Allergieforschung zwingen uns auf diesem Gebiete gründlich umzulernen (WALZER). Es ist geradezu erstaunlich, wie minimale Eiklarmengen zur peroralen Auslösung der PKR. ausreichen. So beobachtete GYÖRGY, bei entsprechender Versuchsanordnung (PKR. vorbereitet mit Serum eiklarpositiver Ekzemkinder) zuweilen bereits mit 0,5 Eiklar in Milch (und zwar auch bei älteren Kindern und auf nicht nüchternen Magen) 1—2 Stunden später, mächtiges Aufflammen der spezifisch präparierten Hautstelle. W. KELLER, der sich zur Bearbeitung anderer Fragestellungen einer ähnlichen Versuchsanordnung bediente, erreichte das gleiche

[1] GYÖRGY: Eiklarantigen in der Frauenmilch. Jb. f. Kinderheilk. **1931**.

mitunter sogar schon mit 0,1, ja in einem Falle (10 Monate alter gesunder Säugling) mit 0,05 Eiklar in Ringerlösung und regelmäßig dann, wenn die Zufuhr per Klysma (anhepatisch) erfolgte [1].

Zieht man die enorme Verdünnung in Betracht, die diese minimalen Antigenmengen weiterhin im Blute erfahren, Quantitäten, die tatsächlich an homöopathische Dosierungen erinnern, dann fällt es nicht mehr schwer, sich vorzustellen, daß unter den gegebenen Bedingungen wirksame Sensibilisierungen sowohl diaplazentar als auch via Frauenmilch zustandekommen können. Vielleicht nimmt hier das Eiklar, dank seiner biologischen Aktivität („Toxizität"), eine besonders bevorzugte Stellung ein. Verhält es sich aber so, dann wird die Führung, die wir ihm schon früher in der Reihe der Nährstoffantigene zuerkennen mußten, leicht verständlich.

Unsere Beobachtungen, Untersuchungen und Erfahrungen beschränken sich in ihrer Gesamtheit ausschließlich auf das frühe Kindesalter und somit können auch die Schlüsse, die daraus gezogen werden, nur für diese Lebensperiode Geltung beanspruchen. Wie es damit beim älteren Kinde und wie beim erwachsenen Menschen steht, weiß ich nicht. Nach dem wenigen, was bisher darüber vorliegt [2], scheint die Eiklarempfindlichkeit in späteren Jahren geringer zu werden, vielleicht sogar ganz zu schwinden. Ihre mutmaßliche Bedeutung für die Pathogenese des Ekzema infantum, die uns hier allein beschäftigt, wird dadurch nicht geschmälert.

Nehmen wir die eben geäußerten Voraussetzungen als gegeben an, so erhebt sich sofort die Frage: Was ist der Grund für dieses allmähliche Abklingen der Eiklarempfindlichkeit? Wie kommt es, daß sich die Wirksamkeit eines so scharfen Allergens später abgestumpft hat, die spezifische Sensibilisierungsfähigkeit vielleicht überhaupt nur an diese früheste Lebenszeit gebunden erscheint? Zunahme der Darmwanddichte, geringere Lädierbarkeit der Darmschleimhaut, Seltenerwerden dyspeptischer Störungen, größere Leistungsfähigkeit der „entgiftenden" Leberfunktion, derberes Hautgefüge, dürften als nächstliegende Antworten darauf zu erteilen sein. Und doch ist es nicht angängig, sie allein als maßgebend zu erachten. Erinnern wir uns an die Versuche von Walzer, der auch beim völlig normalen Erwachsenen die unversehrte Passage von Ei- und Fischantigen durch beide Barrieren, und zwar nach Verabreichung durchaus physiologischer Quantitäten (1 halbes Ei, 1 Hering) mittels der von ihm begründeten peroralen PKR.-Auslösung feststellen konnte, dann müssen

[1] Keller, W.: Über enterale Resorption. Tagg. d. Dtsch. Ges. f. Kinderheilk. Dresden 1931.

[2] „Soweit nach etwa 500 Patienten auf der Überempfindlichkeitsabteilung im Institut ‚Robert Koch' geurteilt werden kann, ist die Überempfindlichkeit gegen Milch und gegen Eiereiweiß relativ selten."

„Der Ekzematiker reagiert, wie uns die Beobachtungen an über 40 Ekzemkranken gelehrt haben, in der Regel nicht auf die Intracutanproben mit den üblichen Allergenen. Positive Hautreaktionen werden nur vereinzelt beobachtet, ..." (Adelsberger, L.: Überempfindlichkeitskrankheiten. Beih d. Med. Klin. **1929**, H. 7, 150, 156).

E. Urbach im Abschnitt „Nutritive Idiosynkrasien als Ursache von Dermatosen": „Dabei ist festzustellen, daß die cutane Prüfung auf Nahrungsallergene, wie sie seinerzeit hauptsächlich von den Amerikanern ausgeführt wurde, fast völlig im Stiche läßt ....." „Die Prüfung auf nutritive Allergene kann daher einzig und allein nur in der Weise erfolgen, daß wir bei Verdacht auf ein Eiweißallergen den Kranken auf eine eiweißfreie Kost setzen ....." (Hautkrankheiten und Ernährung. Klin. Wschr. **1930**, **462**, **463**).

für die Altersgebundenheit der dominierenden Eiklarempfindlichkeit (zum mindesten daneben) noch andere Faktoren in Frage kommen, deren Natur vorläufig allerdings unbekannt und undurchsichtig ist.

Für das Auftreten der Eiklarempfindlichkeit wurde im Vorangehenden lediglich der regelrechte Sensibilisierungsweg verantwortlich gemacht. Gibt es nun außerdem auch eine angeborene Eiklarempfindlichkeit, die sofort beim ersten Kontakt mit dem Antigen, also primär in Erscheinung tritt und vorbereitender Sensibilisierung gar nicht bedarf? Könnte der „fixe Antikörper" nicht bereits angeborener (recte: vererbter) Zellbestand sein und hätten wir dann nicht das vor uns, was man gemeinhin unter „Idiosynkrasie" versteht? Die Frage, die in diesem Sinne bekanntlich vor allem von Coca sehr lebhaft verfochten wurde, ist endgültig nicht entschieden. Wir sehen uns der Schwierigkeit enthoben, dazu Stellung zu nehmen, da bisher ein Beweis für solches Sonderverhalten nicht vorliegt. Angeborener und ererbter Besitz ist lediglich die „allergische Konstitution", deren Wesen und Erkennungszeichen in der Befähigung zur Bildung allergischer Antikörper besteht, und die nach Kontakt mit dem entsprechenden Antigen zwangsläufig den „allergischen Zustand" manifest werden läßt.

Das Vorliegen solchen allergischen Zustandes bei Ekzema infantum ist durch unsere Untersuchungen absolut sichergestellt, die Genese des Ekzems jedoch damit allein noch nicht geklärt. Denn bei keinem unserer Verfahren (weder cutan noch bei PKR.) wurde das Auftreten der Ekzemmorphe beobachtet. Stets kam es zur urtikariellen Reaktion.

In Anbetracht dessen könnte es sich immer noch um folgendes handeln: Durch unsere Methode wurde eine bestimmte Immunitätslage eruiert. Obzwar diese Immunitätslage bei Ekzema infantum fast regelmäßig nachweisbar ist, gestattet solches Zusammentreffen noch nicht, daraus allein auf kausale Zusammenhänge zwischen der ermittelten Trophallergie und der Ekzemgenese zu schließen. Die Heranziehung weiteren Beweismaterials erscheint erwünscht. Zwei vielfach begangene Wege stehen zu diesem Zwecke bereit:

1. Der klinische Nachweis einer Abhängigkeit des Ekzemverlaufes vom Zufuhr oder Entzug der alimentären Noxe.

2. Das Bestreben durch cutanen Allergenkontakt die ekzematöse Reaktion experimentell zu erzeugen.

Zu 1. Bereits in unserer 1. Mitteilung über Eiklarempfindlichkeit wurde eine größere Reihe klinischer Einzelbeobachtungen angeführt, die vor allem das zeitliche Zusammentreffen von erster Ekzemeruption mit erstmaliger Verabreichung von Hühnerei (meist eingeschlagenes Ei in Suppe oder weichgesottenes Ei) zu zeigen vermochten. Als nahezu beweiskräftig brachten wir einen Fall (E. Schü., eiklarcutan +, PKR. + und hartnäckigsten Hauterscheinungen), bei dem der Eintritt der Besserung mit anschließender Ausheilung des universellen Ekzems in sinnfälliger Weise erst von dem Zeitpunkt ab einsetzte, als das Hühnerei in jeder Form aus der Ammenkost — das Kind erhielt an der Klinik ausschließlich Zwiemilch (Frauenmilch und Buttermilch) — sorgfältigst eliminiert wurde. In gleicher Richtung bewegten sich einige Beobachtungen gelegentlich unserer Desensibilisierungsversuche mit Eiklar (percutan, cutan und peroral). Sie führten zum Gegenteil von dem, was erstrebt wurde. Auf kleine nässende Flächen durch mehrere Stunden applizierte Eiklarläppchen, oder Verfütterung von Eiklar, hatten in mehreren Fällen entschiedene Verschlimmerungen der Hauterscheinungen oder aber neue Sensibilisierungen zur Folge.

Dafür einige Belege:

K. K., 6 Monate. Pruriginöses Ekzem. Leidlicher Zustand. 31. 12. 29. Eiklarcutan negativ. Umschläge von Eiklarläppchen (1 : 10) auf nässender Fläche am Hinterkopf (vom 1. 1. bis 4. 1. 30).

9. 1. Eiklarcutan stark positiv. Gleichzeitig frischer Ekzemausbruch im Gesicht, starkes Nässen am Kinn. Am Hinterkopf zahlreiche neue Bläschengruppen. Heftiger Juckreiz.

P. E., 4 Monate. Ekzema verum. Eiklarpositiv. Zustand verhältnismäßig gut.

16. 1. 30. Einreibung von Eiklar am Stamm. Keine sichtbare Reaktion.

17. 1. Über Nacht Gesicht aufgeschwollen, nässend, mit klassischem Status punctosus. „Blühendes Ekzem".

18. 1. bis 20. 1. Perorale Verabreichung von Eiklar (2 cm^3 täglich im Brei). Starke Zunahme der Reizerscheinungen; unerträglicher Juckreiz.

21. 1. Eiklar abgesetzt.

24. 1. Auffallend rasche Besserung bei indifferenter Lokalbehandlung.

I. T., 2 Jahre. Ekzema verum nach Dermatitis seborrhoides. Eiklarpositiv.

17. 1. 30. Haut zur Zeit vollkommen in Ordnung. Desensibilisierungsversuch mit Eiklar per os (2 cm^3 in Obstbrei).

18. 1. Die alten Ekzemstellen (besonders an Beinen und Armen) flammen auf, frische Knötcheneruptionen. Starker Juckreiz.

19. 1. und 20. 1. je 3 und 5 cm^3 Eiklar. Zunahme sämtlicher Reizerscheinungen, neue Herde im Gesicht und Nacken. Höhepunkt der Reaktion mit heftigem Juckreiz 6 bis 8 Stunden nach Verabreichung des Eiklars.

21. 1. Infiltrative Reizerscheinungen im Rückgang, Knötchenbildung bleibt bestehen.

26. 1. Vollständige Ausschaltung von Eiklar aus der Kost.

29. 1. Haut bei indifferenter Salbenbehandlung nahezu „tadellos".

In eindrucksvoller Weise ergänzt wurde die Kasuistik durch einige weitere, ganz gleichsinnige Beobachtungen bei allergischer Milchempfindlichkeit. Dabei konnte in einzelnen Fällen (z. B. W. G. s. S. 90) mit großer Sicherheit die bekannte Erfahrungstatsache bestätigt werden, daß Buttermilch (vor allem Trockenbuttermilch) besser vertragen wurde als Vollmilch (Haften des Milchallergens an der Fettfraktion?). Nach jeder Milchzulage verschlimmerten sich die ekzematösen Hauterscheinungen in eindeutiger Weise. Dieser Zustand war von langer Dauer, die Beobachtung konnte wiederholt gemacht werden. Hat sich in anderen Fällen auch Buttermilch schlecht bewährt, so konnten dann oft noch mit völlig milchfreier Diät (Mandelmilch mit Sojabohnenmehl) auffallend rasche Besserungen, gelegentlich sogar (wie bei K. O. 4 Mon.) in unmittelbarem Anschluß daran restlose und bleibende Heilung des ekzematösen Prozesses erreicht werden.

Zugegeben, daß es ähnlich gelegener Fälle genug gab, bei denen solcher Zusammenhang nicht zutage trat und trotz aller Zurückhaltung, die bei der Beurteilung gerade des Ekzemverlaufes im frühen Kindesalter, mit seinen unberechenbaren Schwankungen, geboten erscheint, ist nicht daran zu zweifeln, daß die angeführten Beobachtungen nicht anders als zu gunsten der Annahme kausalgenetischer Beziehungen zwischen Trophallergie und Ekzema infantum zu deuten sind.

Zu 2. Der Beweis dafür wurde schon 1929 von Bloch und Prieto [1] an einem 10 monatigen Säugling mit typischem Ekzem und starker Eiklarempfindlichkeit

[1] Bloch et Prieto: Ann. de Dermat., Mai **1929**, 461.

(„un cas d'idiosynkrasie a l'oeuf") geliefert. Der Ekzemtest mit Ei (cutane Applikation auf die unverletzte Haut während 24 Stunden) hatte eine — auch histologisch verifizierte — ekzematöse Reaktion zur Folge.

Unabhängig davon hatten auch wir uns mit dieser Frage — zunächst allerdings erfolglos — beschäftigt. Sämtliche (6) Läppchenversuche nach Art des BLOCHschen Ekzemtests verliefen negativ [1]. Stets kam es zum erythematös-urtikariellen Effekt, mitunter zu belanglosen, flüchtigen follikulären Reizerscheinungen, niemals zum Erscheinen der Ekzemmorphe an Ort und Stelle.

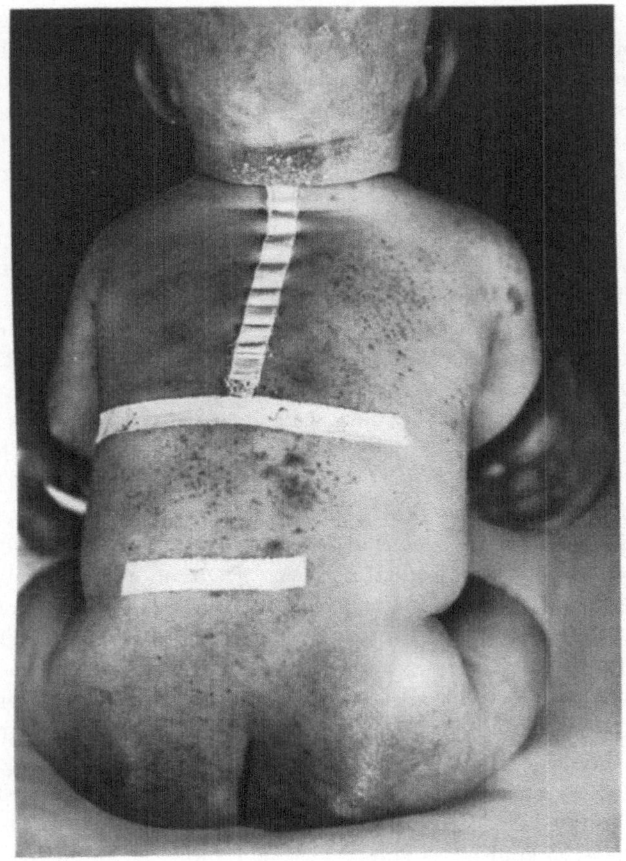

Abb. 109. R. M. 11 Mon. Einreibung mit Eiklar: Mitte unten reines Eiklar, rechts oben Eiklar-Eucerin āā, links oben Eucerinkontrolle.

Auch dann nicht, wenn (in weiteren 6 Versuchen) die Läppchen immer wieder frisch erneuert und tagelang einwirken gelassen wurden. Erst als wir dazu übergingen, das Eiklar (rein oder in Salbenform) in die Haut einzureiben, gelangten wir unter 4 Fällen zu 2 positiven Ergebnissen. Z. B.:

R. M., 11 Monate. Ausgebreitetes Ekzema verum. Heftiger Juckreiz. Rücken frei. Eiklar ++.

12. 11. 30. Kräftige Einreibung an 3 Stellen des Rückens mit Eiklar, Eiklar-Eucerin āā und Eucerin allein. Während die Eucerinkontrollstelle keinerlei Veränderung darbot,

[1] GYÖRGY, MORO u. WITEBSKY, l. c.

ließen die Eiklarstellen nach anfänglich erythematös-urtikariellem Effekt bereits nach $4^1/_2$ Stunden den Beginn einer typischen papulo-vesiculösen Ekzemreaktion auf blasser (bzw. schwach geröteter) Grundlage erkennen, die am 13. 11., begleitet von Juckreiz, den Höhepunkt erreichte und 3 Tage lang fast unverändert bestehen blieb. Beginnender Rückgang erst am 16. 11. Der Unterschied in der Reaktion an der Eiklar-Eucerinstelle (schwächerer Grad) gegenüber der reinen Eiklarstelle geht aus der Abb. 109 deutlich hervor. Die histologische Untersuchung mußte aus äußeren Gründen unterbleiben.

Damit erscheint auch das 2. Postulat unserer Beweisführung erfüllt. Der Versuch ist grundsätzlich wichtig, weil er zeigt, daß es nach alimentärer Zufuhr von Allergenen nicht allein zu spezifischen Tiefenexanthemen (Urticaria und Erytheme), sondern auch zu spezifischen Ekzemreaktionen kommen kann. Bei der Trophallergie liegen demnach ähnliche Verhältnisse vor, wie bei den von Bloch in systematischer Weise klargelegten Arzneimitteldermatosen.

Andererseits stehen den wenigen positiven, 14 negative Testversuche gegenüber. Will man auf den experimentellen Ergebnissen weiter bauen, so müssen diese negativen Resultate zum mindesten ebenso berücksichtigt werden.

Zwei Möglichkeiten sind gegeben:

1. Entweder die Epidermis enthält die spezifischen Antikörper, aber das Prüfungsverfahren des äußeren Ekzemtestversuches erscheint im Falle der Trophallergie für ihren Nachweis wenig geeignet.

2. Oder die Epidermis enthält bei trophallergischen Ekzemen keine spezifischen Antikörper, dann ist auch vom äußeren Testversuch kein positives Ergebnis zu erwarten.

Wir sind nicht in der Lage, uns heute für einen dieser Fälle endgültig zu entscheiden und wollen nur versuchen, beide gesonderter Betrachtung zu unterziehen.

Zu 1. Der äußere Ekzemtest, der sich in der Erwachsenendermatologie mit Recht zunehmender Wertschätzung erfreut, kann im frühen Kindesalter schon deshalb keine große Bedeutung beanspruchen, weil hier (abgesehen vom Mikrobenallergen) fast ausschließlich Nährstoffantigene in Frage kommen, deren epidermale Applikation schon aus rein natürlichen Gründen keinen adäquaten Ekzemreiz darstellt. Wir verweisen in diesem Zusammenhang auf den nächsten Abschnitt, der die Gegenüberstellung des hämatogenen und epidermalen Sensibilisierungsweges und eine Aussprache über die grundsätzliche Verschiedenheit der beiderseitigen Sensibilisierungseffekte zum Gegenstand hat. Dazu kommt aber noch ein weiterer Punkt. Appliziert man auf ein trophallergisch sensibilisiertes Hautgebiet den äußeren Ekzemtest, etwa in Form eines Eiklarläppchens, so kommt es sofort, oder sehr bald, zu intensiven Erythemen, zuweilen zur urtikariellen Reaktion. Es ist sehr wohl möglich, daß diese Lokaleffekte der Ekzemreaktion hindernd im Wege stehen. Dabei könnte es sich darum handeln, daß das Antigen sofort vom antikörperbeladenen Shockgewebe (Mesenchym) mit Beschlag belegt und in der Tiefe abgesättigt wird, bevor es Gelegenheit findet, mit der Epidermis in Reaktionskontakt zu treten, oder, was angesichts der verhältnismäßig großen Antigenmengen wahrscheinlicher ist, die initialen erythematös-urtikariellen Reizerscheinungen haben zu einer Erschöpfung und Ermüdung des Reaktionsterrains im Sinne von Th. Lewis geführt, die die ekzematöse Spätreaktion gar nicht zustandekommen lassen. Die Methode des äußeren Ekzemtests kann demnach im Falle der Trophallergie nicht als einwandfrei bezeichnet werden, und dies war auch der Grund, weshalb wir von der Fortführung der Versuche im größeren Umfange Abstand genommen haben.

Zu 2. Trotzdem der negative Ekzemtest nicht unbedingt als Beweis gegen die Anwesenheit spezifischer Antikörper in der Epidermis herangezogen werden kann, ist in Anbetracht der weitaus überwiegenden Zahl unserer negativen Resultate doch mit der Möglichkeit zu rechnen, daß bei Trophallergie nur die

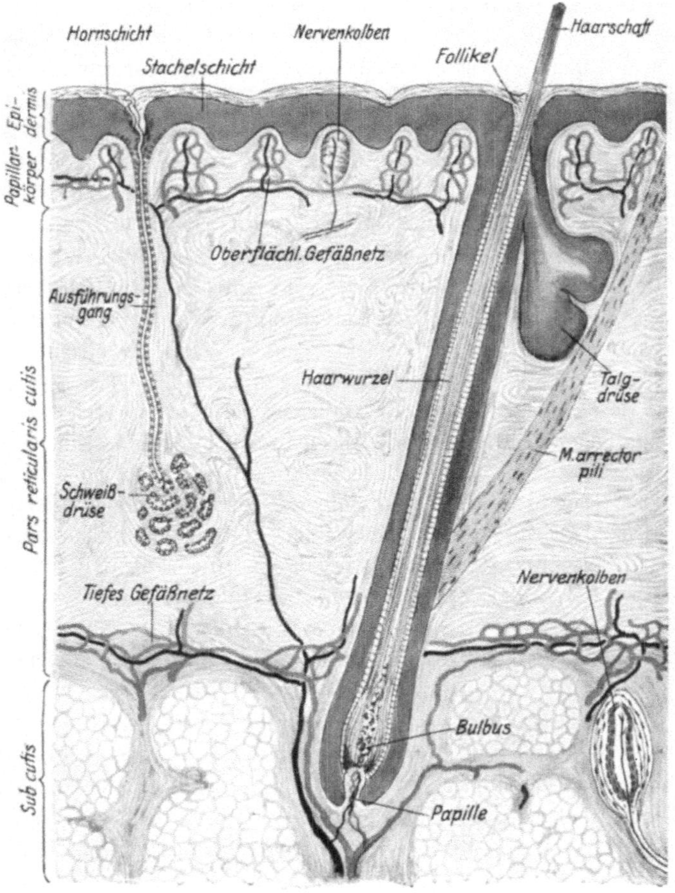

Abb. 110. Schematischer Durchschnitt durch die Haut. (Nach ROST.).

tiefere Hautschicht spezifisch sensibilisiert ist, und die Epidermis von Antikörpern frei bleibt; frei vielleicht sogar von Antigen, weil dieses auf der Blutbahn herangetragen, sofort von der antikörperreichen Subpapillarschicht zurückgehalten, abgesättigt wird. Streng spezifisch wäre also in diesem Falle nur die diesem Terrain entsprechende erythematös-urtikarielle Reaktion, während der epidermalen Ekzemreaktion selbst ein durchgreifend spezifischer Charakter nicht zukäme[1].

[1] Abb. 110 orientiert elementar über die Schichtung und Blutversorgung der Haut.

Bei Aufrechterhaltung der bisher erkannten Zusammenhänge könnte man sich vorstellen, daß in *diesem* Falle der „trophallergisch erkrankte" Gefäßapparat der Cutis die darüber gelegene Epidermis in den Zustand „reizbarer Schwäche" versetzt hat. Bei dem — trotz weitgehender Selbstständigkeit im funktionellen Bereich — engen Zusammenhang beider Gebiete erschiene solche *Mitleidenschaft* leicht verständlich. *Spezifisch* wäre also lediglich der *Ursprung* der *ekzematösen Reaktionsbereitschaft*, die *Ekzemreaktion selbst* würde in der Regel in *unspezifischer Weise ausgelöst*. Als reaktionsauslösende Momente kämen demnach außer den alimentär aufgenommenen Allergenen, vor allem die „banalen Ekzemreize", meist physikalischer (Kratzen, Scheuern, Reibung, Temperaturwechsel, Feuchtigkeit, Trockenheit, Belichtung), seltener chemischer Natur (Bakterienstoffe, Sekrete, Schweiß und andere Ausscheidungen) in Betracht. Die Auffassung böte den Vorteil, die Richtung der neugewonnenen Erkenntnisse im Auge zu behalten, ohne die Verbindung mit der vorallergischen Ekzemlehre aufzugeben.

Sehr willkommen erscheint es mir, daß sich diese Vorstellung auch mit der gleichfalls festgefügten Lehre Kreibichs gut in Einklang bringen ließe. Ja, wenn die äußeren Reize von den Nervenendapparaten perzipiert dem Gefäßgebiet zugeleitet werden und auf reflektorischem Wege zur ekzematösen Lokalreaktion führen, so liegt es nahe anzunehmen, daß die „parallergische Miterkrankung" der Epidermis primär vor allem in einer gesteigerten Erregbarkeit der reizaufnehmenden nervösen Elemente zu suchen ist, die das Anfangsglied des neurokapillären Reflexbogens darstellen. Ekzem ist in der Regel Scheuereffekt. Scheuern und Kratzen wird meist durch Juckempfindungen veranlaßt. Der *Juckreiz* ist ein typisches Überempfindlichkeitsphänomen. Vielleicht ist er die einzige Erscheinung, die in unserem Falle als spezifischer Sensibilisierungseffekt der Epidermis aus der Tiefe mitgeteilt wird. In diesem Sinne ließe sich sogar — ausgehend vom Ekzema infantum — eine Brücke schlagen zwischen zwei Lehren, die bisher unvereinbar einander gegenüberstanden.

Ferner brächte die entwickelte Gedankenfolge einen Begriff dem Verständnis näher, der bisher allseits wenig befriedigt hat, nämlich jenen der „*Polyvalenz*" [1]. Man versteht darunter die allzu bekannte Eigenschaft der (zunächst meist monovalent eingestellten) Ekzematikerhaut, zuweilen die allerverschiedensten und heterogensten Reize [2] mit Ekzemreaktionen zu beantworten [3]. An gleicher Stelle wies Bloch darauf hin, daß zur Erklärung solchen Überganges von der monovalenten in die polyvalente Gruppe die Lehre von der Allergie (und Idiosynkrasie) im Stiche läßt. Er stellte daher die Hypothese auf, daß als Folge der sich immer wiederholenden Ekzemschübe physikalisch-chemische Veränderungen der Epidermiszellen, vor allem ihrer Grenzschicht eintreten (abnorme Durchlässigkeit), die „besser als jede andere Annahme die Tatsache des polyvalenten Ekzems der unspezifischen Reizbarkeit der Haut erklären können" [4]. Die vorgetragene Betrachtungsweise von der „unspezifischen Mitsensibilisierung"

[1] Läßt diesen Hilfsbegriff vielleicht sogar entbehrlich erscheinen.

[2] Bloch bezeichnete als solche „Reize": Seife, Wasser, jedes Fett, mechanische Insulte, nervöse und psychische Einflüsse, Klimawechsel usw.

[3] Bloch: Münch. Ekzemreferat, Pathogenese 1924.

[4] Bloch: Arch. f. Dermat. **145**, 78, 79 (1924).

der Epidermis als Teileffekt des allergisch erkrankten Mutterbodens könnte als weiterer Beitrag zu dieser Frage angesehen werden. Sie gäbe theoretisch die Verbindung mit der allergischen Grundlage des Prozesses nicht auf und böte vielleicht ein noch anschaulicheres Bild von jenem Vorgang, den BLOCH sehr zutreffend als „Entwicklung vom monovalent-spezifischen zum polyvalent-unspezifischen Typus" bezeichnet und gekennzeichnet hat.

Zur Beweisführung der trophallergisch bedingten Genese des Ekzema infantum wurde früher eine kleine Kasuistik gebracht, die dartun sollte und konnte, daß das Ekzem nach vollständigem Entzug der Eiklarnoxe sinnfällig in Heilung übergegangen war. Andererseits wurde ausdrücklich zugegeben, daß es ähnliche Fälle genug gab, bei denen solcher Zusammenhang nicht zutage trat. In der gleichen Lage befand sich SCHLOSS schon vor 15 Jahren, wenn er einerseits den kausalen Zusammenhang der Hautallergie mit dem Ekzem aus den therapeutischen Resultaten bei der Entziehung der toxischen Nahrungsmittel forderte, andererseits aber einschränkend hinzufügen mußte, daß „nicht immer ein Verschwinden des Ekzems erfolgt" war. PETER (bei BLOCH), der die damals (1918) noch schwach fundierte Lehre von der alimentär-allergischen Genese des Säuglingsekzems einer ablehnenden Kritik unterzog, bemerkt dazu, daß die Schlußfolgerungen von SCHLOSS nicht zwingend seien, da das gesetzmäßige Verschwinden des Ekzems nach Entzug der alimentären Noxe „eigentlich unbedingt erwartet werden dürfte, wenn es sich um einen eindeutigen kausalen Zusammenhang handeln würde" [1].

Macht man sich mit dem Sachverhalt, wie er eben vor Augen geführt wurde, vertraut, so muß man erkennen, daß trotz Versagens des Entzuges der spezifischen Noxe und unbeschadet seines allergischen Ursprunges der ekzematöse Prozeß (zumindestens eine zeitlang) fortbestehen kann [2]. Denn beeinflußt würde dadurch und zur Ruhe gelangte zunächst nur das Shockgewebe, der gefäßbindegewebige Anteil der Cutis. Wäre einmal das Epidermisgebiet in oben beschriebener Weise in Mitleidenschaft gezogen, dann hätte der ekzematöse Krankheitsvorgang bereits weitgehende Selbstständigkeit erworben, und man würde mit ungünstigeren, zum mindesten aber sehr verzögerten Heilungsergebnissen zu rechnen haben.

Nichtsdestoweniger erblicken wir folgerichtig in der radikalen Ausschaltung der Trophallergene den wissenschaftlich bisher bestfundierten Weg zur Behandlung des Ekzema infantum und deshalb auch den aussichtsreichsten.

Die praktische Konsequenz, die wir daraus gezogen haben und ziehen mußten, liegt auf der Hand. Bei Eiklarempfindlichkeit wurde das Hühnerei nicht allein aus der Nahrung des Säuglings, sondern folgerichtig auch aus dem Kostzettel der stillenden Frau vollkommen gestrichen. Angesichts der überragenden Bedeutung, die wir dem diaplazentaren Sensibilisierungsweg beimessen, möchten wir dringend empfehlen, das Eiklar (besonders auch rohes Eiklar in jeder Form) gegebenenfalls schon in den letzten 6—8 Schwangerschaftswochen zu verbieten. Diese Maßnahme klingt zwar utopisch, erscheint mir aber in Ekzematikerfamilien sehr beherzigenswert. Wir hatten bisher nur einmal

[1] PETER, G.: Über hämatogenes Jodekzem und seine Bedeutung für die Ekzemlehre. Dermat. Z. **26**, 27 des S.-A. (1918).

[2] Diese Einstellung bewahrt auch vor allfälligen Enttäuschungen von Desensibilisierungsversuchen bei Ekzema infantum (im Gegensatz zu Urticaria — URBACH u. a.).

Gelegenheit, sie streng durchzuführen. Das Ergebnis war positiv. Das erste Kind (einer Mutter mit positiver Eiklarcutanreaktion, aus einer Ekzematikerfamilie stammend) war mit hartnäckigstem Ekzem (mit Asthma) behaftet, das zweite blieb bis heute ($1^1/_2$ Jahre) vollständig frei. Freilich hat der Versuch nur dann Sinn, wenn die Gewähr dafür besteht, daß er mit allen Kautelen durchgeführt wird. Sonst unterbleibt er besser, weil das Verfahren dadurch nur diskreditiert werden kann. Und ähnliches hätte bei bestehender Kuhmilchallergie für die Kuhmilch zu gelten. Da aber die Ausschaltung der Kuhmilch bei stillenden Frauen schwerer durchführbar ist als jene des Eiklars und dieses das weit aggressivere Antigen darstellt, begnügten wir uns vorerst damit, die betreffenden Säuglinge vollständig milchfrei (kuhmilch- und frauenmilchfrei) zu ernähren (bisher unveröffentlichte Versuche von György und Noll).

Die Abhängigkeit des Ekzemcharakters vom Sensibilisierungsvorgang.

Die meisten Kinderekzeme, besonders jene des Säuglingsalters, unterscheiden sich klinisch und immunbiologisch in sehr auffälliger und durchgreifender Weise von jenen der späteren Lebensperioden. Sie nehmen, wie sich Jadassohn ausdrückte, „nach mancher Richtung eine eigenartige Stellung“ ein [1]. In seinem Ekzemreferat „vom Standpunkt der Idiosynkrasielehre“ (Wiesbaden 1929) hatte Bloch die Besprechung des Säuglingsekzems geflissentlich ausgenommen mit der Begründung, daß er sich im wesentlichen nur auf jenes Gebiet beschränken wolle, das ihm „aus eigenen Erfahrungen völlig vertraut ist“.

Worin sind nun diese „besonderen Verhältnisse“ der Kinderekzeme an denen niemand zweifelt, die aber bisher ebenso niemand zu erklären versuchte, begründet?

Der rein epidermale Sitz des Reaktionstypus „Ekzem“ steht klinisch und morphologisch fest; einerlei ob es sich um Säuglinge, ältere Kinder oder Erwachsene handelt.

Ferner ist nach dem heutigen Stande der Forschung und Klinik für den Erwerb der ekzematösen Reaktionsfähigkeit in der Regel und in jedem Lebensalter eine „Sensibilisierung“ des Reaktionsterrains erforderlich.

Der fundamentale Unterschied besteht nur darin, daß diese Sensibilisierung im frühen Kindesalter (fast ausschließlich) alimentär, d. h. hämatogen, später hingegen, meist durch äußeren Kontakt, d. h. epidermal erfolgt. Die „eigenartige Stellung“ des Ekzema infantum mag mannigfach bedingt sein. Daß sie jedoch der Hauptsache nach auf den (meist) rein hämatogenen Sensibilisierungseffekt (Trophallergie) zurückzuführen ist, darüber besteht meines Erachtens gar keine Frage.

Bei unseren eiklar- und milchempfindlichen Kindern griff das Antigen — einerlei ob enteral oder diaplazentar aufgenommen — hämatogen an und traf zunächst in breiter Fläche den vaskulär-bindegewebigen Anteil der Cutis (vgl. Abb. 110). Das Mesenchym (Gefäßendothel als Shockorgan im Sinne Doerrs), zu dieser Funktion besonders befähigt, beantwortete den Reiz mit

[1] Jadassohn: Theoretisches und Praktisches zur Ekzemlehre. Z. ärztl. Fortbildg **1929**, Nr 5.

der Bildung spezifischer Antikörper. Die Grundvoraussetzung zum Zustandekommen von Antigen-Antikörperreaktionen war damit gegeben. Diese Antikörper lassen sich sowohl in der Haut als auch im Blute feststellen. Nimmt man die trophallergische Genese des Ekzema infantum, deren Nachweis wir mit allen zu Gebote stehenden Mitteln zu führen versuchten, als gegeben an, so ist in diesem Falle an der Natur des ekzematösen Prozesses als Antigen-Antikörperreaktion nicht mehr zu zweifeln. Der Erkrankung „Ekzema infantum" liegt demnach ein Sensibilisierungsvorgang im Sinne echter Allergie zugrunde, der sich auf die Normalhaut übertragen, d. h. einwandfrei, durch den strikten Nachweis von PK.-Reaginen (Tropherginen) im Blute charakterisieren läßt.

Betrachten wir demgegenüber den gemeinen Fall eines Ekzems nach epidermaler Sensibilisierung, wie ihn die Erwachsenendermatologie täglich zu beobachten Gelegenheit hat, so liegen die Verhältnisse völlig anders. Der Angriff der Noxe erfolgt rein äußerlich, ektogen. Der Vorgang spielt sich fast ausschließlich in der Epidermis ab (Dermatitis superficialis), ohne die tieferen Hautschichten wesentlich in Mitleidenschaft zu ziehen. Versagt man der bisher unbewiesenen Hypothese, wonach die Epithelzelle selbsttätig spezifische Gegenstoffe zu produzieren vermag, die Gefolgschaft, so besteht zunächst keine Möglichkeit zur Bildung von Antikörpern. In der Tat sind solche (anfänglich) auch gar nicht nachweisbar weder cutan[1], noch durch die PKR., noch in vitro. Trotzdem kommt es bekanntlich auch auf diesem Wege zu hochwirksamen Sensibilisierungen von strengster Spezifität.

Der Endeffekt ist also in beiden Fällen ähnlich; aber der Vorgang der dazu geführt hat, ist ein grundverschiedener. Hämatogen: Sensibilisierung mit Hilfe von Antikörpern, epidermal: Sensibilisierung ohne Antikörper. Ohne mich in schwierige und wenig aussichtsreiche Diskussionen über das viel bearbeitete Thema „Allergie, Anaphylaxie, Idiosynkrasie", und ohne mich in Versuche einzulassen, diese Begriffe definitionsgemäß voneinander abzugrenzen, ist das eine klar, daß es sich im 2. Falle nicht um echte Allergie handeln kann, wenn man diesen Zustand — wohl mit Recht — als gebunden an die Bildung und Wirkung besonderer Antikörper betrachtet und definiert. Zwar liegt auch hier ein spezifischer Sensibilisierungseffekt vor, aber nicht ein Sensibilisierungseffekt im Sinne der Immunitätslehre, sondern ein solcher im Sinne der Toxikologie. Bestimmte Zellbezirke der Oberhaut werden dauernd durch den Kontakt mit äußeren Noxen gereizt, und es resultiert ein Zustand von örtlicher Giftempfindlichkeit. Eine Giftempfindlichkeit, die, im Gegensatz zur allergischen („sekundären"), nicht auf die Intervention von Antikörpern zurückzuführen ist, bezeichnet man als „primäre" Giftempfindlichkeit. Kein Gegengrund verbietet die Meinungsäußerung, daß der rein epidermale Sensibilisierungseffekt in diese Gruppe einzubeziehen sein dürfte. Diese Anschauung berührt sich aufs engste mit der ursprünglichen — mit Unrecht fast allgemein abgelehnten — Lehre Cocas von der Dermatitis venenata (Abb. 111, 112). Die Tatsache, daß die Sensibilisierung auch hier oft einen gewissen Zeitraum („Inkubation") beansprucht und selten gleich, sondern meist erst nach wiederholtem Kontakt erfolgt, spricht erfahrungsgemäß nicht dagegen, läßt sich vielmehr damit gut

[1] Bei der Bewertung (vereinzelter) positiver Intracutanreaktionen ist, wie bereits mehrfach erwähnt und begründet, äußerste Vorsicht geboten.

vereinbaren. Besteht keine vererbte „Giftempfindlichkeit“ (Idiosynkrasie) der gesamten Epitheldecke, so bleibt der Effekt zunächst streng auf jenen Ort

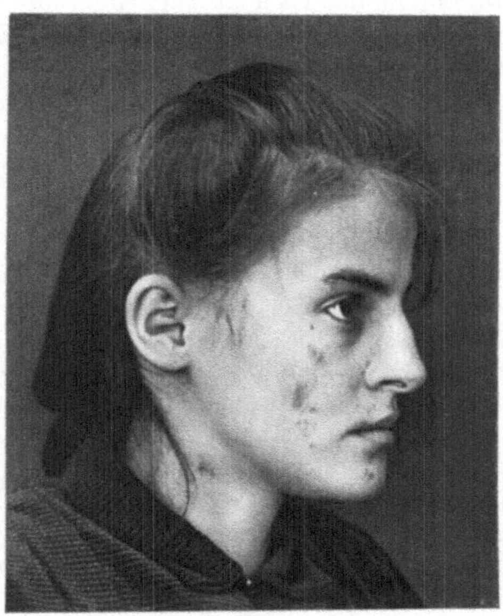

Abb. 111. L. B. 13 Jahre. Dermatitis venenata (Primelekzem) im Gesicht.

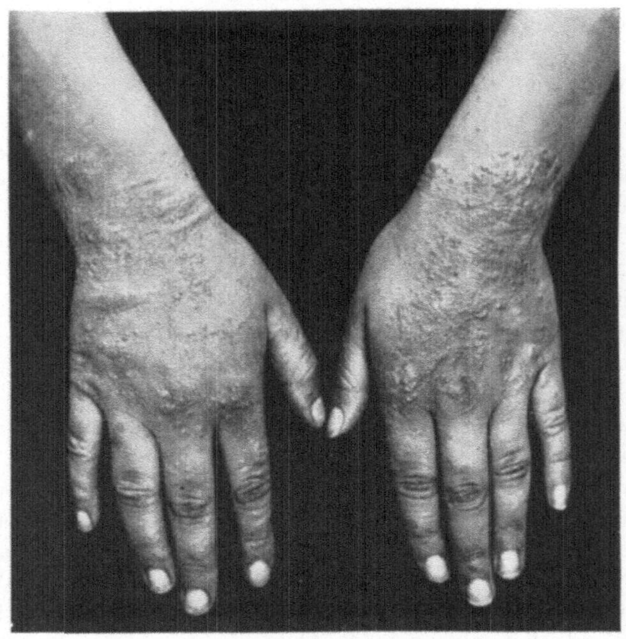

Abb. 112. L. B. 13 Jahre. Dermatitis venenata (Primelekzem der Hände).

beschränkt, auf den die Noxe eingewirkt hat, eine sehr vulgäre Beobachtung, die bekanntlich die dermatologische Diagnostik wesentlich erleichtert. Der übrige Organismus ist dabei gänzlich unbeteiligt. Erst wenn nach Verletzungen (durch Reiben, Mazeration) der Noxe Gelegenheit gegeben wird, in die Tiefe (Papillarschicht) und in die Blutbahn einzudringen, ändern sich unter Umständen die Verhältnisse von Grund aus. Die Lage gleicht dann jener, wie wir sie bei der hämatogenen Sensibilisierung kennen gelernt haben. Jetzt allerdings kann es zur Antikörperbildung und zu echten allergischen Erscheinungen kommen. Aber selbstverständlich auch dann nur unter der Voraussetzung, daß die Noxe Antigencharakter besitzt — was trotz weitester Fassung des Antigenbegriffes (im Sinne von LANDSTEINER, DOERR, KLOPSTOCK und SELTER u. v. a.), will man diesen Begriff nicht bis zur völligen Unkenntlichkeit verwässern, für viele äußere Ekzemnoxen kaum zutreffen dürfte, — und nur dann, wenn dem Organismus jene (allergische) Konstitution eigen ist, die ihm die Bildung allergischer Antikörper ermöglicht.

Die nicht genügend scharfe Auseinanderhaltung dieser beiden Sensibilisierungswege und ihrer Effekte führte zu sehr störenden Unklarheiten in der Beurteilung der Ekzemfrage und hatte zur Folge, daß namhafte Dermatologen von der „allergischen" Genese des Ekzems auch heute noch nichts wissen wollen. Die Lage wurde noch verwirrter, wenn man zu Nachprüfungen schritt. Einerseits fand man faszinierende äußere Ekzemtests, aber keine Cutanreaktion, vollständig negative PKR. und nichts von Antikörpern in vitro (epidermale Sensibilisierung), andrerseits + Cutanreaktionen, + PKR. und Antikörper in vitro bis zu ungeahnt hohen Verdünnungen, aber nur ganz vereinzelt + Ekzemtests (hämatogene Sensibilisierung). Wer sich über die Verhältnisse, wie wir sie darzustellen versuchten, klar ist, wird sich darüber nicht wundern, sondern das Ergebnis der Prüfung je nach Lage des Falles mit großer Wahrscheinlichkeit voraussagen können.

Freilich muß man sich zur Vermeidung von Fehlschlüssen mit der sehr begreiflichen Sachlage vertraut machen, daß es auch Kombinationen beider Sensibilisierungswege und Sensibilisierungseffekte geben kann und geben muß. Dafür einige Beispiele:

1. Zum hämatogenen Sensibilisierungseffekt, der nur bei allergischer Konstitution zustande kommen kann, gesellt sich früher oder später, und zwar ganz unabhängig davon, eine epidermale Sensibilisierung. Dem Ereignis steht nichts im Wege, wenn der betreffende Allergiker außerdem primär giftempfindlich und äußeren Einwirkungen der entsprechenden Noxe ausgesetzt ist; z. B. Hinzutreten eines rein epidermalen Gewerbeekzems zu alter frühinfantiler Trophallergie, also: Syntropie von hämatogener Sensibilisierung bei allergischer Konstitution, und epidermaler Sensibilisierung bei primärer Giftempfindlichkeit.

2. Auf dem Boden eines hämatogenen Sensibilisierungseffektes entwickeln sich weitere neue Sensibilisierungen.

a) Klinisches Bild eines nässenden, teils mit Borken bedeckten Gesichtsekzems beim Säugling. Bereits in meinem Referat (**1929**) hatte ich darauf hingewiesen, daß dabei (weitere) „Sensibilisierungen mannigfacher Art zustande kommen könnten. Man braucht sich nur vor Augen zu halten, daß die offenen Wundflächen nässender Ekzeme oft wochenlang breite Tore für die Aufnahme tausendfältiger Allergene des Aeroplanktons darstellen". Die zerkratzten Hautstellen gestatten den Stauballergenen den Eintritt ins Blut. Es kommt auf hämatogenem Wege zu neuen Sensibilisierungen. Manches Asthma, das nicht bereits primär trophallergisch bedingt war [1], dürfte seinen Ursprung diesem Entwicklungsgang zu verdanken haben. Theoretische Voraussetzung ist allerdings in beiden Fällen die Gegenwart „reaktionsfähigen Shockgewebes" im Bereiche des Bronchialtraktes. Und Gleiches gilt für Bakteriensubstanzen, was bei der wachsenden Bedeutung, die man heute gerade dem „Mikrobenantigen" für die Genese allergischer Krankheiten zuschreibt (KÄMMERER), beachtenswert erscheint. Zwar handelt es sich hier beide Male um hämatogene Sensibilisierungseffekte; aber zunächst erfolgte die Sensibilisierung ausschließlich alimentär, und später erst kam ein weiterer Sensibilisierungsvorgang auf äußerem Wege hinzu. Eröffnet wurde die Szene der „Polyvalenz" durch die Trophallergie. Sie ebnete gewissermaßen den Weg, der den Stauballergenen das Eindringen in die Blutbahn gestattete. (Anamnese: Ekzema infantum. Cutanreaktion: Eiklar und Stauballergen + +).

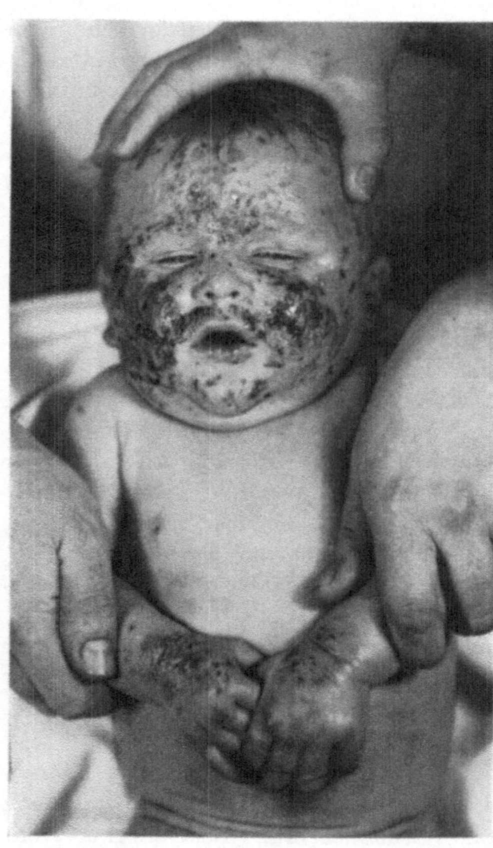

Abb. 113. R. R. 6 Mon. Dermatitis seborrhoides eccematisata (eiklarpositiv). Sekundäres Impfekzem an den Handrücken besonders rechts.

b) Außer dieser kommt aber noch eine weitere Sensibilisierungsmöglichkeit sehr in Frage: Durch Reiben und Aufkratzen der bakterienreichen Wundfläche. Effekt: Neue hämatogene Sensibilisierung mit Bakteriensubstanz, wobei außerdem die direkte Verimpfung von Nagelschmutz in die lädierte Haut zu berücksichtigen ist. Die gemeine Beobachtung, sekundärere Ekzemeruptionen (streng lokalisiert) an Handrücken und Handwurzeln, mit denen das Ekzemkind an der juckenden Haut des Gesichtes zu scheuern pflegt, wird leicht verständlich. Einen derartigen Fall stellt Abb. 113 dar. Das Kind hatte die Gewohnheit, fortwährend mit beiden Handrücken (besonders mit dem rechten) an seiner eitrig infizierten Dermatitis seborrhoides „eccematisata" zu reiben. Zweifellos hat es sich auf diese Weise das Ekzem an den Handrücken beigebracht. Aber nicht der Eiterkokkus war es, der als direktes Impfprodukt das sekundäre Ekzem erzeugt hatte, sondern — was mit der geltenden Ekzemlehre in Einklang und nicht wie die infektiöse Ätiologie in Widerspruch steht — höchstwahrscheinlich die Auftragung von „Mikrobenallergen" auf eine spezifisch sensibilisierte Hautfläche, ganz analog einem

[1] „Nutritives Asthma" (HANSEN).

ständig wiederholten äußeren Ekzemtestversuch mit stark positivem Ergebnis, den das Kind gewissermaßen an sich selbst angestellt hat [1].

3. Einem zunächst rein epidermalen Sensibilisierungseffekt (z. B. Gewerbeekzem oder Neurodermitis mit erworbener Epithelempfindlichkeit gegenüber bestimmten äußeren Reizstoffen) folgt traumatisch bedingt das Eindringen der betreffenden Noxe in die Blutbahn. Hier ist zu unterscheiden: Ob es sich ausschließlich um primäre Giftempfindlichkeit der Haut handelt, oder ob der Ekzemkranke außerdem Träger der allergischen Konstitution, also zu entsprechender Antikörperbildung befähigt ist. Im ersten Fall ereignet sich entweder gar nichts, oder es treten vielleicht Verschlimmerungen der toxikodermalen Erscheinungen auf. Im zweiten Falle kann es hingegen unter der Voraussetzung, daß die äußere Noxe Antigencharakter besitzt, sekundär zum hämatogenen Sensibilisierungseffekt mit Bildung frischer allergischer Antikörper und somit zu spezifischen Allergieerscheinungen (Tiefenexanthemen, unter Umständen auch zu Asthma) kommen.

Das Asthma beruht (ebenso wie die Urticaria) stets auf allergischer Grundlage [2]. Der Sensibilisierungsweg ist auch bei äußerem Angriff der Noxe in der Regel ein hämatogener, da die Schleimhaut der Aufnahme des Reizstoffes in die Blutbahn kein größeres Hindernis entgegensetzt. Die PKR. führt demnach fast ausnahmslos zu positiven Ergebnissen (nach persönlicher Mitteilung von Prof. HANSEN). Das Resultat der Cutanreaktionen ist indes nicht immer leicht zu beurteilen. Beispielsweise sei nochmals auf Fall 2 a) mit seinem Staubasthma verwiesen. Die Eiklarreaktion war stark + (abgeheiltes Ekzem auf trophallergischer Grundlage). Trotzdem stand das Hühnerei mit dem Asthma ätiologisch in keinem direkten Zusammenhang. Die Ausschaltung des Eiklarantigens allein hätte therapeutisch wahrscheinlich versagt.

Leider hatten wir bisher keine Gelegenheit, Fälle von sog. Kuhmilchidiosynkrasie der Säuglinge in dieser Richtung zu untersuchen. Es wird sehr interessant sein zu sehen, wie sich hier die PKR. verhält. Eine Ergänzung unserer Kenntnisse in dieser Richtung ist äußerst wünschenswert. Vorher läßt sich über das Wesen dieses Zustandes nichts Bestimmtes aussagen.

Zum Schluß noch ein Wort über den Ausdruck „konstitutionelles Ekzem". Er blieb für solche Fälle reserviert, bei denen sich eine Ursache nicht ermitteln ließ, deren Ätiologie in tiefes Dunkel gehüllt erschien. Es ist charakteristisch, daß man in diesem Sinne gerade das Säuglingsekzem bisher ganz allgemein als „konstitutionell" zu bezeichnen pflegte. Nach unseren Darlegungen sind wir sehr berechtigt, die Bezeichnung beizubehalten. Aber nicht wegen der völlig unbekannten und ungeklärten Genese, sondern deshalb, weil wir keine bessere und geeignetere wüßten, um den Unterschied des Ekzema

---

[1] Cutanreaktionen, sowie Ekzemtests mit Staphylokokkenantigen (abgetötete Kulturen) und mit Bakterientest (PARK-DAVIS), die wir in einigen einschlägigen Fällen anstellten, verliefen bisher negativ. Solche negative Ergebnisse beweisen jedoch gar nichts, weil uns das wirksame „Mikrobenallergen" gänzlich unbekannt ist. Vielleicht handelt es sich gar nicht so sehr um Leibessubstanzen als vielmehr um anderweitige, bisher unfaßbare Stoffe (Zersetzungsprodukte der Bakterientätigkeit oder der erkrankten Haut selbst?). Dazu kommt, daß bei rein epidermalen Sensibilisierungen der sensibilisierte Bezirk (ähnlich wie bei gewissen Gewerbeekzemen) streng lokalisiert, d. h. auf die erkrankte Hautpartie beschränkt sein kann und gesunde Hautgebiete, an denen die Reaktionen angestellt zu werden pflegen, vielleicht gar nicht ansprechbar sind.

[2] Selbstverständlich bezieht sich diese Auffassung nur auf die Ätiologie, die primäre Genese, den Ursprung. Daß bei der Auslösung der Krankheitserscheinungen später unspezifische Reize auch psychischer und bedingungsreflektorischer Art (besonders bei Asthma) häufig überwiegen, ist allgemein bekannt.

infantum gegenüber den äußerlich erzeugten Ekzemen mit bekannter Ätiologie, kurz und in durchaus verbindlicher Weise zum Ausdruck zu bringen. Denn wenn man durch äußere Einwirkung von Reizstoffen bei Mensch und Tier in nahezu 100% Ekzeme zu erzeugen vermag (BLOCHs Priminversuche), dann erscheint die Annahme einer besonders gearteten Konstitution überflüssig. Wenn wir hingegen sehen, daß der Erwerb des typischen Säuglingsekzems grundsätzlich und unter allen Umständen die Intervention von besonderen Antikörpern zur Voraussetzung hat, deren Bildungsfähigkeit an eine besondere (allergische) Konstitution gebunden ist, dann stehen wir einem Verhalten gegenüber, das im wahrsten Sinne des Wortes die Bezeichnung „konstitutionell" beanspruchen darf.

Der Sensibilisierungseffekt bei seborrhoider Reaktionslage.

Dieses Thema ist gleichbedeutend mit dem Bestreben über das „Ekzema seborrhoicum" des frühen Kindesalters eine klärende Aussprache einzuleiten. In unserer Abhandlung über die elementare Entwicklung des Ekzembegriffes hatten wir diese Bezeichnung nicht allein vermieden, sondern abgelehnt. Wir mußten es tun, weil uns die Durchführung dieser Aufgabe in anschaulicher Weise sonst versagt geblieben wäre. Denn bei aller Anerkennung der außerordentlich verdienstvollen Konzeption UNNAs ist nicht zu leugnen, daß sie mit Fehlern behaftet war. Und einer dieser Fehler war die Einbeziehung dessen, was wir als Dermatitis seborrhoides beschrieben und definiert haben, zur Ekzemgruppe. Es unterliegt keinem Zweifel, daß die reine Dermatitis seborrhoides infantum mit Ekzem gar nichts zu tun hat. Mit dieser These, an deren Aufstellung in gleicher Weise auch TACHAU beteiligt ist, wurde ein befreiender Fortschritt erzielt.

Trotzdem bleibt auch im frühen Kindesalter noch vieles übrig, was als „Ekzema seborrhoicum" imponiert, und wo es zuweilen außerordentlich schwer fällt, sich von diesem Begriff völlig loszusagen. Das ist auch gar nicht notwendig, wenn man — eine Meinung, die bereits auf S. 4 ausgesprochen wurde — mit diesem Ausdruck „bereits von vornherein die erforderlichen Einschränkungen verbindet". Fest steht, daß das Ekzema seborrhoicum UNNAs gerade in seinen typischesten Formen, klinisch-morphologisch kein Ekzem ist. Läßt man sich vom bewährten Grundsatz leiten: „Ekzem ist, was aussieht wie ein Ekzem", so wird man sich in zahlreichen Fällen von „Ekzema seborrhoicum" nicht dazu entschließen können, die Ekzemdiagnose zu stellen. Und wenn KREIBICH gesteht, daß das Ekzema seborrhoicum „sowohl klinisch als auch pathogenetisch unserer Deutung die größten Schwierigkeiten bereitet", so dürfte ihn zu diesem Bekenntnis nicht zum geringsten die einfache klinische Beobachtung geführt haben. Nach meinem Dafürhalten liegt aber vielleicht gerade darin das unbestreitbar Geniale der klinischen Konzeption UNNAs (Intuition), daß man sich einerseits von dieser anfechtbaren und störenden Bezeichnung endlich emanzipieren will, andererseits aber immer wieder, trotz allen berechtigten Widerwillens, von diesem Begriff wie mit magischer Kraft angezogen fühlt. In der Diskussion zu meinem Wiesbadener Referat präzisierte BLOCH den Standpunkt der Dermatologen klipp und klar mit den Worten: „Das Ekzema seborrhoicum wird heute ganz allgemein in der Dermatologie nicht als ein echtes Ekzem aufgefaßt". Trotzdem mit diesem radikalen Urteil meinem damaligen Bestreben die Bezeichnung „Ekzema seborrhoicum" im Interesse leichterer Verständigung aus der Pädiatrie auszumerzen von autoritativer Seite Nachdruck verliehen wurde, scheint es mir heute doch nur bedingt richtig. Absolut einwandfrei eben nur in bezug auf klinisches Bild und Histologie, aber — zumindestens für das frühe Kindesalter — mit einem mitigierenden Fragezeichen zu versehen, in bezug auf Pathogenese und Ätiologie.

Die Lehre vom Ekzem gilt als das schwierigste Kapitel der Dermatologie, und die Lehre vom Ekzema seborrhoicum als das schwierigste Kapitel der

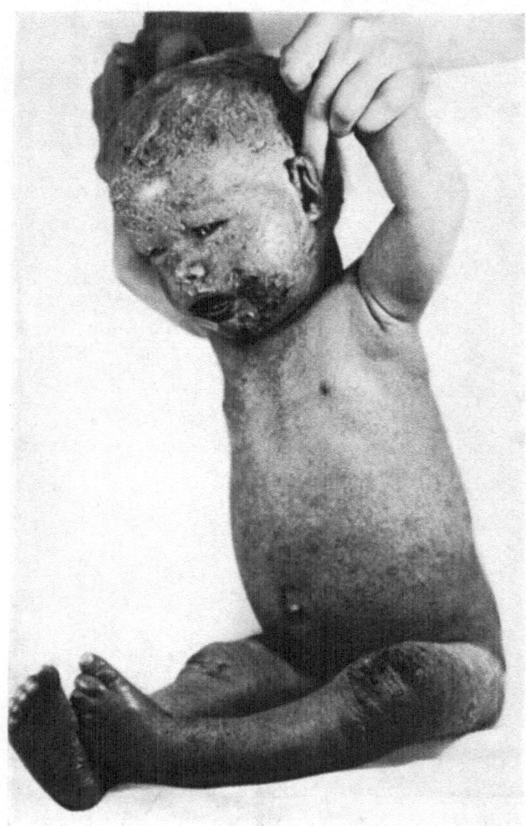

Abb. 114. M. B. 1 Jahr. Universelles Ekzem erythrodermalen Charakters. (Eiklarcutan negativ.)

Ekzematologie. Ich meine jedoch, daß ein Teil der Schwierigkeiten überwunden werden kann. Die Möglichkeit dazu bieten mir klinische Dauerbeobachtungen frühkindlicher seborrhoider Dermatosen, vor allem aber unsere Forschungen über Trophallergie und andere Sensibilisierungsvorgänge. Mag auch so manches noch ergänzungs-, ja verbesserungsbedürftig sein, davon bin ich überzeugt, daß grundlegende Erkenntnisse nur von dieser Seite zu erwarten sein werden.

Folgende Fälle sind der Diskussion zu unterziehen und gesondert zu betrachten:

1. Beim „Ekzema seborrhoicum" bestehen besondere Allergieverhältnisse. Die Cutanreaktionen (einschließlich der Eiklarprobe) sind oft negativ oder

sehr verzögert. Injiziert man aber das Antigen, wenn auch in kleinsten Mengen, subcutan (oder intracutan), so können stürmische Erscheinungen auftreten (Tiefenexantheme, Urticaria, Asthma). Besonders regelmäßig schienen solche Allgemeinreaktionen bei diffus-flächenhaften Dermatitiden erythematös-squamöser oder petaloider Art auslösbar zu sein (Abb. 114—116). Diese Beobachtungen, die wir zufällig anläßlich unserer parenteralen Desensibilisierungsversuche anzustellen Gelegenheit hatten, waren so auffallend, daß wir in

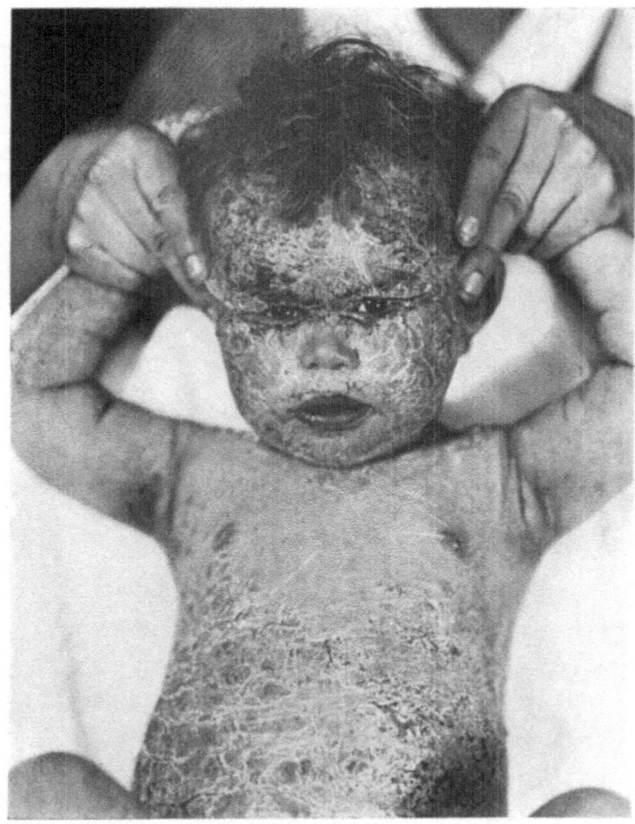

Abb. 115. E. I. $1^3/_4$ Jahre. Ekzema squamosum universale (eiklarcutan negativ).

solchen Fällen grundsätzlich davon Abstand nahmen, von besagtem Verfahren Gebrauch zu machen. Das Vorliegen von Trophallergie stand demnach außer Zweifel. Nur die örtlichen Bedingungen zum Zustandekommen der Cutanreaktion schienen keine günstigen zu sein.

Wir ziehen daraus folgenden Schluß: Diese Art von seborrhoiden Dermatosen beruht wahrscheinlich auf der gleichen Ätiologie wie das „echte Ekzem". Zum „klinischen Ekzem" kommt es nur deshalb nicht, weil die seborrhoide Haut, vermöge ihrer besonderen Reaktionslage nicht fähig ist, die Ekzemmorphe zustandezubringen. Trifft diese Vorstellung zu, so wird man kaum mehr berechtigt sein, solche Fälle von „seborrhoischen Ekzem" vom „echten Ekzem" grundsätzlich abzutrennen. Vermeidet man den mit gewissen Postulaten behafteten Ausdruck „Ekzema seborrhoicum", und setzt man statt dessen die Bezeichnung „Ekzema seborrhoicorum", dann wird eine Verständigung ohne weiteres erzielbar sein.

2. Dermatologischer Erfahrung gemäß besitzt das „seborrhoische" Ekzem wenig Neigung in „echtes" Ekzem überzugehen. Klinisch-morphologisch betrachtet wird dieses Verhalten nach dem eben Gesagten leicht begreiflich. Es ist aber auch mit der Möglichkeit zu rechnen, daß gewisse seborrhoide

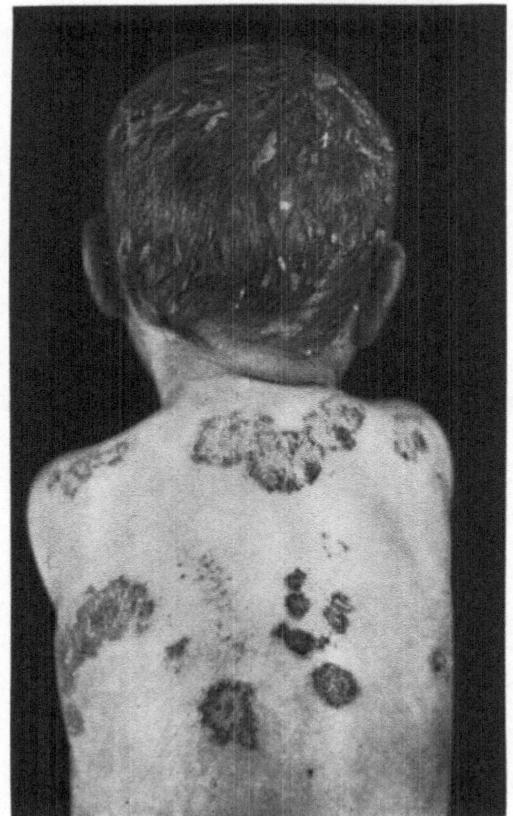

Abb. 116. W. H. $1^1/_2$ Jahre. Petaloid (eiklarcutan negativ).

Reaktionslagen und allergische Konstitution aus vorläufig nicht näher erkennbaren Gründen verhältnismäßig selten vereint angetroffen werden. Das ausnahmslose Fehlen von Trophallergie bei Erythrodermia desquamativa würde dafür sprechen. Freilich ist die Erythrodermia desquamativa eine Erkrankung nur der ersten Lebensmonate, und die Entwicklung der Allergie beansprucht in der Regel und naturgemäß eine bestimmte Zeit. Immerhin ist sehr auffallend, daß die Erythrodermie so gut wie niemals „ekzematisiert", und daß sich auch später nach ihrer Abheilung bei Erythrodermiekindern kaum jemals Ekzeme entwickeln (KAUFFMANN bei LUST).

Das Gegenteil davon ist bei den anderen Formen der Dermatitis seborrhoides der Fall. Sie „ekzematisieren" außerordentlich häufig. Ja das, was man als

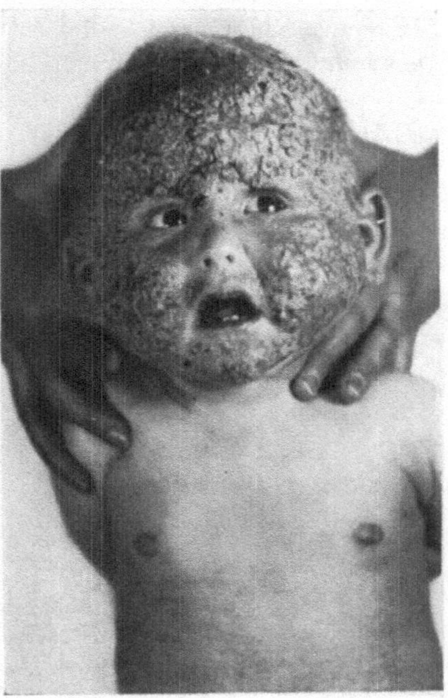

Abb. 117. V. R. 8 Mon. Dermatitis seborrhoides und Ekzem (sog. Ekzema seborrhoicum).

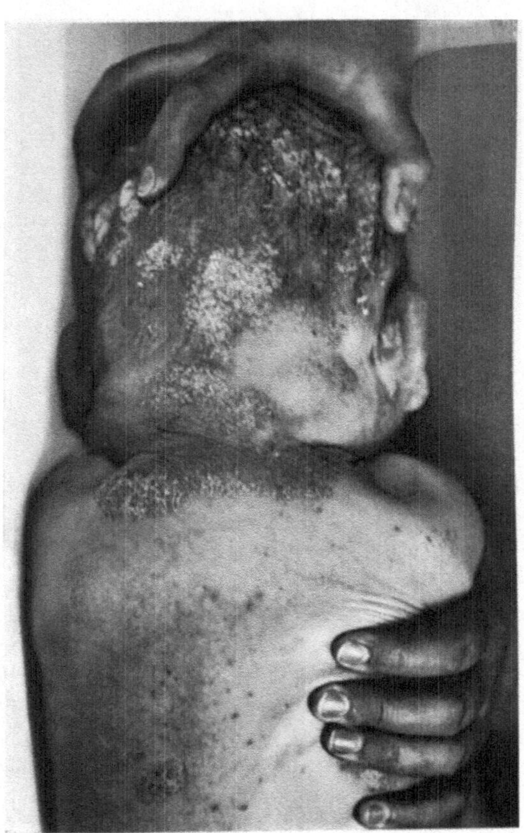

Abb. 118. V. R. 8 Mon. Psoriatiforme Schuppeninseln am Hinterhaupt, lichenifiziertes Nackenekzen

„Mischformen“ bezeichnet, ist in der Regel Kombination von Dermatitis seborrhoides und Ekzem. In meinem Referate (1929) faßte ich solche „Ekzematisation“ als einen von der seborrhoiden Dermatitis „auf die angrenzende Nachbarschaft fortgeleiteten Zustand, als die Übernahme des mit dem Grundprozeß verbundenen Entzündungsreizes von den Nervenendapparaten der erkrankten Fläche und ihrer nächsten Umgebung“ auf. Vom Standpunkt der Lehre KREIBICHs wäre gegen diese Vorstellung nichts einzuwenden. Heute

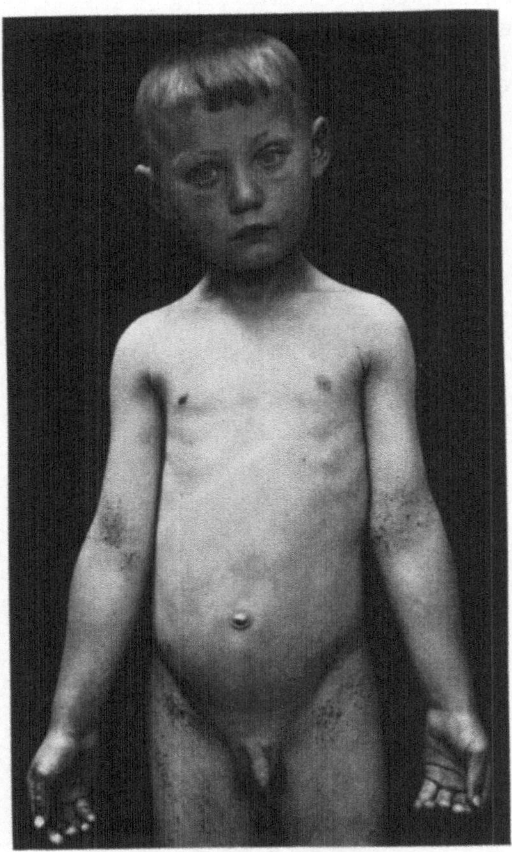

Abb. 119. H. T. 5 Jahre. Neurodermitis, eruptives Stadium.

möchte ich sie zugunsten der allergischen Betrachtungsform fallen lassen und annehmen: „Ekzematisation“ ist (in diesem Falle) nichts anderes als die Aufpfropfung eines banalen Ekzems auf die seborrhoide Dermatose, — mit anderen Worten – nichts weiter als das selbstständige Hinzutreten eines spezifischen Sensibilisierungseffektes zum seborrhoiden Grundleiden (Abb. 117, 118). Der Sensibilisierungsweg kann dabei hämatogen (Trophallergie mit + Cutanreaktion) oder epidermal (Mikroben!) sein. In jedem Falle aber resultiert als klinisches Produkt wiederum: „Ekzema seborrhoicum“, hier allerdings in der Regel streng lokalisiert, ein sehr vulgäres Bild des Säuglingsekzems. Daß bei solcher Sachlage die Bezeichnung „Ekzema seborrhoicum“ entbehrlich, ja irreführend ist, bedarf keiner weiteren Begründung.

Je später sich die „Ekzematisation“ ereignet, d. h. je später eine Sensibilisierung zur ursprünglichen Dermatitis seborrhoides hinzutritt, um so seltener wird man positiven Cutanreaktionen begegnen, da mit fortschreitendem Alter die Bedingungen zur enteralen Sensibilisierung (Trophallergie) allmählich ungünstiger werden. So kommt es, daß bei alten Neurodermitikern (Abb. 119) mit ihrer primären seborrhoiden Reaktionslage die Eiklar- und Milchreaktion in der Regel negativ verläuft. Die Prüfung mit äußeren Reizstoffen wird in solchen Fällen eher zum Ziele führen, da die rissigen, offenen und häufig nässenden Entzündungsflächen, die überdies meist der Reibung ausgesetzt sind, reichlich Gelegenheit zu epidermalen Sensibilisierungen und zur Aufnahme mannigfachster äußerer Noxen bieten.

Der „ekzematisierte“ Milchschorf.

Im Abschnitt über die Crusta lactea definierten wir den Milchschorf als einen präekzematösen bzw. ekzematösen Ausschlag des Säuglingsalters, der

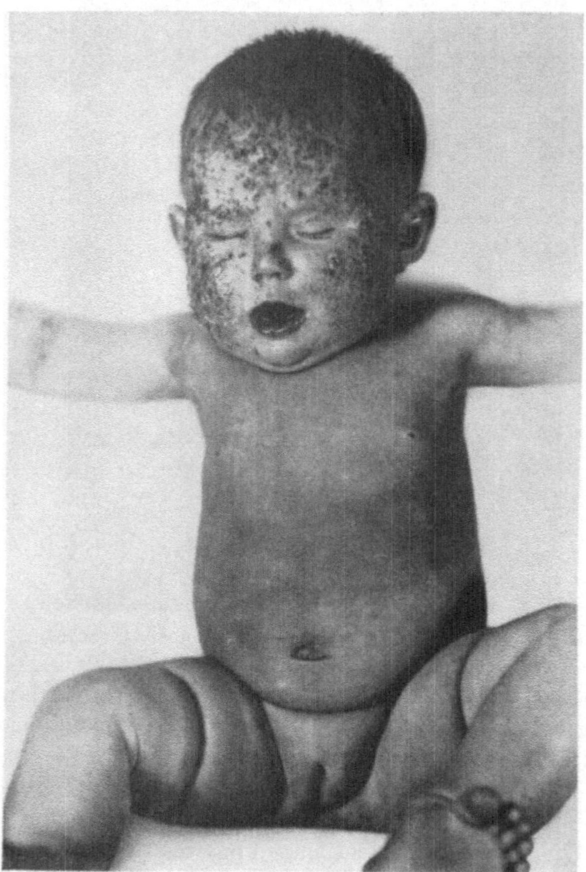

Abb. 120. P. G. 4 Mon. „Ekzematisierter“ Milchschorf bei bestehender seborrhoider Reaktionslage (Ellenbeuge! Achselhöhle!).

sich auf Gesicht und Kopf beschränkt, während der übrige Körper davon vollständig frei bleibt. In der Tat liegt in dieser charakteristischen Lokalisation das klinische Hauptmerkmal der Dermatose. Ja, wenn wir mit CZERNY den Kopfgneis davon abtrennen und unter dem „klassischen“ Milchschorf nur die Gesichtsaffektion verstehen, den Milchschorf also gleichsetzen mit „Wangenschorf“, dann wäre seine Lokalisation eine noch begrenztere. Wir halten diese Einschränkung für klinisch berechtigt und meinen, daß damit ein Fortschritt verbunden ist.

Der Wangenschorf kann sich sowohl bei bestehender, als auch bei fehlender seborrhoider Reaktionslage einstellen (Abb. 120, 121). Im ersten Falle ist er in der Regel mit Kopfgneis verbunden, und sind meist da und dort besonders in den Beugen und hinter den Ohren erythmatös-squamöse (sog. intertriginöse) Stellen nachweisbar. Im zweiten Falle schießt er hingegen selbstständig und isoliert auf anscheinend normaler Haut auf. Auch braucht anamnestisch Dermatitis seborrhoides nicht vorausgegangen zu sein.

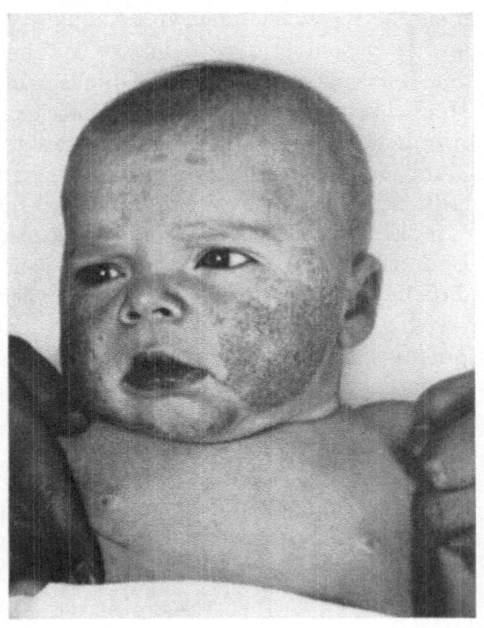

Abb. 121. W. Z. 3 Mon. „Ekzematisierter“ Milchschorf bei fehlender seborrhoider Reaktionslage. (Eiklarcutan negativ, Milch-PKR. positiv.)

Für beide Fälle nehmen wir die trophallergische Genese an, trotzdem die Cutanreaktion mit Eiklar und Milch nicht selten im Stiche ließ. Berechtigung dazu gibt uns die Häufigkeit positiver Milch-PKR., die gerade in solchen Fällen sehr eindrucksvoll war. Zu einer vorbehaltlosen Festlegung in dieser Richtung besitzen wir allerdings noch nicht genügend Erfahrungen, da wir dieser wichtigen Prüfungsergänzung leider erst seit kurzer Zeit gebührende Beachtung schenkten.

Die Trophallergie ist das Ergebnis eines rein hämatogenen Sensibilisierungsvorganges. Es wäre demnach eine allgemeine Sensibilisierung der gesamten Hautdecke zu erwarten. Wie kommt es nun, daß die Trophallergie hier beim Milchschorf zu einem in so typischer Weise gerade auf die Wangen beschränkten Effekt führt? Gelingt es die Frage zu beantworten, dann wäre zugleich das Lokalisationsrätsel des Milchschorfs gelöst.

Das pathologische Initialerythem folgt der natürlichen Wangenröte. Nichts liegt näher, als besagte Lokalisation mit der besonders starken Durchblutung dieses Gebietes in Zusammenhang zu bringen. Die gesetzmäßig strenge Symmetrie fände auf diese Weise die einfachste Erklärung. Wir stellen uns vor, und haben klinisch und experimentell allen Grund für diese Annahme, daß die Trophallergie beim Milchschorf mäßige Grade aufweist. Seine — im Vergleich zu den ausgebreiteten Ekzemformen — verhältnismäßig leichte Beeinflußbarkeit und die Unsicherheit der Allergenproben ständen damit im besten Einklang. Selbst im frisch erkrankten Wangengebiet kann (nach eigenen

Versuchen) die Eiklar- und Milchcutanreaktion negativ ausfallen, während gleichzeitig die Milch-PKR. (Trophergine im Blute) ausgesprochen positive Resultate ergibt. Vermutlich liegt zunächst nur ein geringfügiger Sensibilisierungseffekt in den tieferen Hautschichten vor, der lediglich in solchen Gebieten zur klinischen Manifestation führt, die eine starke Blutversorgung (vermehrter Afflux durch reiches Kapillarnetz mit geringer Durchströmungsgeschwindigkeit) aufweisen.

Die lokale Sensibilisierung wird gefördert, sobald die Entzündung (schilferndes Initialerythem) aufgetreten ist. In Anlehnung an gewisse tierexperimentelle Beobachtungen von AUER (bei DOERR), wonach es infolge Entzündung und Hyperämisierung zu lokaler Antigenspeicherung und so zur Vervielfachung der Reizwirkung an Ort und Stelle kam, erwog bereits L. ADELSBERGER [1] die Möglichkeit, daß Überempfindlichkeitsphänome auch beim Menschen „durch traumatische Anreicherung von Reaktionsstoffen erzeugt" werden könnten. Zieht man weiterhin die bekannte klinische Erfahrung in Betracht, die erkennen läßt, daß traumatisch lädierte Körpergebiete (loci minoris resistentiae) eine „Anziehungskraft" auf circulierendes Antigen ausüben [2], dann könnten solche Gedankengänge auch in unserem Falle Anwendung finden. Dazu kommt, daß im gröber lädierten Hautgebiet allein schon durch Wegfall des Grenzfilters (vgl. Abb. 110) offenbar besonders günstige Bedingungen für das Zustandekommen des spezifisch ekzematösen Prozesses gegeben sind, der an epidermisentblößten Stellen zum Nässen aus der Tiefe, im aufgelockerten Epithelgebiet der nächsten Nachbarschaft hingegen zur typischen Bläscheneruption führt.

Je reichlicher der Saftstrom, desto größer die Sensibilisierungsmöglichkeit (lymphophile Reaktionslage). Es ist auffallend, daß eine rasche Spontanheilung des Milchschorfs nur bei dystrophischen Säuglingen beobachtet wird. Der „Übergang" der primären schilfernden Dermatitis (präekzematöse Dermatose) in die Ekzemmorphe wäre also eine Frage der Reaktionsfähigkeit des sensibilisierten Terrains, d. h. eine Quantitätsfrage der lokal aufgespeicherten Reagine, und eine Frage des Ernährungszustandes der Haut.

Sind die entwickelten Vorstellungen richtig, dann gäbe es überhaupt keine „Ekzematisation" des Milchschorfs, da die primäre Dermatitis erythematosa, wenn auch nicht klinisch-morphologisch, so doch ätiologisch-pathogenetisch bereits „Ekzem" wäre.

Wir verkennen nicht, daß mit unserer Auffassung von der Natur und „Ekzematisation" des Milchschorfs den Dingen vielleicht etwas vorausgeeilt wurde, und sehen uns gezwungen, die Entscheidung über diese einfachste Lösung weiteren Untersuchungen vorzubehalten. Sollte sie endgültig im bejahenden Sinne ausfallen, dann allerdings hätte der Volksmund mit der uralten Namengebung „Milchschorf" [3] tatsächlich ins Schwarze getroffen, denn in jedem

[1] ADELSBERGER, L.: Überempfindlichkeitskrankheiten. Beihefte z. Med. Klin. **1929**, H. 7, 146.

[2] Auftreten von Impfpusteln auf Gesichtsekzemen bei Ausschluß äußerer Übertragungsmöglichkeiten (hämatogenes Ekzema vaccinatum) oder endogenes Erscheinen der Vaccine auf errodierten Hämangiomen (eigene Beobachtung). Erste und reichliche Aussaat des Masernexanthems auf intertriginösen Körperstellen („Anlockung des Masernerregers" nach v. PIRQUET); ähnliches auch bei Varizellen.

[3] Vgl. die alte Bezeichnung „lactumen" für Gesichtsgrind im Gegensatz zu Kopfgrind (Tinea).

Falle läge eine Sensibilisierung durch Milchnahrung vor. Bei Kuhmilch gegen Kuhmilch und bei Frauenmilch gleichfalls gegen Kuhmilch, oder gegen — Eiklar [1].

Eosinophilie bei Ekzem.

Die eosinophile Reaktion stellt ein außerordentlich interessantes Teilproblem der Allergieforschung dar. Es liegt mir fern, dieses Thema zu unterschätzen. Wenn wir es hier trotzdem nur anhangsweise und in aller Kürze behandeln, so geschieht dies aus zwei Gründen:

Erstens sind unsere Kenntnisse über das Zustandekommen der Eosinophilie bisher sehr lückenhaft, und es erscheint uns zwecklos, sich darüber in hypothetische Erörterungen einzulassen, solange man über das Wesen des Phänomens und über die Natur der eosinophilen Zellen nicht besser unterrichtet ist. Zweitens haben wir den Gegenstand, nicht zum geringsten aus dem eben angeführtem Grunde, vor allem aber deshalb, weil wir mit dringenderen Aufgaben beschäftigt waren, keiner intensiveren Bearbeitung unterworfen.

Immerhin verfügen wir über eine größere Reihe von Untersuchungen (79) hauptsächlich aus den Jahren 1928 und 1929 (Dr. NOLL), deren Ergebnisse uns in den Stand setzen, zur Frage, soweit sie das Ekzema infantum berührt, Stellung zu nehmen. Diese Ergebnisse sind:

1. Unter 34 Fällen von Ekzem bestand 30mal Eosinophilie (über 4%). Darunter begegneten wir etwa in der Hälfte Werten von 10—30%. Ein Fall (K. K.) bot bei wiederholten Untersuchungen die enormen Werte von 48%, 38%, 55%, 77%! 44% dar. Zwischen Eiklarreaktion und Eosinophilie bestand kein gesetzmäßiger Parallelismus. So z. B. fielen die exorbitant hohen Zahlen bei K. K. in die Zeit vor dem Erscheinen der positiven Eiklarreaktion.

2. Bei 8 Fällen von Dermatitis seborrhoides eccematisata (im Sinne des alten „Ekzema seborrhoicum") bestand 6mal starke Eosinophilie (einmal 39%). Ein Fall wies 3%, ein anderer (bei einmaliger Prüfung) 6% Eosinophile auf.

3. Bei 3 Fällen von diffusen, flächenhaften, ekzematösen Prozessen vom Typus der auf S. 126, sub 1. charakterisierten Dermatosen wurde 1mal mäßige (Petaloid mit 8%), 2mal keine Eosinophilie festgestellt.

4. Bei Neurodermitis bestand in 8 Fällen ausnahmslos Eosinophilie; sie war besonders ausgesprochen bei den pruriginösen Varianten.

5. Bei 22 Fällen von reiner Dermatitis seborrhoides (einschließlich partielle Erythrodermiegruppe) wurde 11mal Eosinophilie vermißt. Auch bei den übrigen bewegte sie sich in mäßigen Grenzen. Immerhin betrug sie 4mal über 10%. Bei 4 Kindern mit Erythrodermie desquamativa Leiner war das Phänomen durchwegs negativ.

Daraus lassen sich folgende Schlüsse ableiten:

Die Eosinophilie darf — vor allem in Hinblick auf die mehrfach exzessiven Werte — als charakteristisch für das Ekzema infantum angesehen werden. Vielleicht hätten die Ausnahmen durch wiederholte Untersuchungen in verschiedenen Stadien des Krankheitsverlaufes (im Sinne UFFENHEIMERS) ausgeglichen werden können. Keinesfalls ist aus einer einmaligen Bestimmung

[1] Wahrscheinlich auch gegen andere Antigene.

der Eosinophilen mit negativem Ergebnis das Vorliegen von Allergie auszuschließen (1. und 2.).

Letztere Tatsache geht auch aus 3. hervor. Der Fall mit fehlender Eosinophilie reagierte auf die intracutane Injektion kleinster Antigenmengen (Desensibilisierungsversuch) mit shockartigen Allgemeinerscheinungen.

Andererseits darf aus dem Nachweis der Eosinophilie allein nicht auf die allergische Natur der betreffenden Dermatose geschlossen werden. Dies ergibt sich mit Sicherheit aus 5. Wir nehmen an, daß die Eosinophilie hier als Folgeerscheinung der entzündlichen Hauterkrankung (Reizwirkung toxischer, von der Haut abgegebener Produkte) aufzufassen ist, und befinden uns damit in Übereinstimmung mit der Mehrzahl der Dermatologen.

Ernährung und Stoffwechsel.

Es erscheint mir geboten, dem eigentlichen Thema einige grundsätzliche

Bemerkungen zur Diathesenfrage

vorauszuschicken, weil man damit am raschesten in medias res eintreten kann.

Für viele wirkt das Wort „Diathese" wie ein rotes Tuch. BLOCH vor allem hat mehrfach Gelegenheit genommen, diesem Begriff seine Berechtigung überhaupt abzusprechen. Er bezeichnete ihn als „mystisch", als „nebelhafte Umhüllung" oder „nebelhafte Hypothese, als „vagen Eindruck", als „einen dunklen, nicht faßbaren Faktor", als „nur äußerlichen Verlegenheitsbehelf". Im Grunde genommen aber handelt es sich um etwas ziemlich Harmloses; nämlich um nichts weiter als um die Befriedigung des Bedürfnisses, bestimmte und zwar anscheinend heterogene Krankheitszeichen, die aber ärztlicher Beobachtung gemäß den Eindruck der Zusammengehörigkeit erwecken, mit einer zusammenfassenden Bezeichnung zu versehen. Charakteristisch für diesen Komplex ist außerdem die ausgesprochene Vererbbarkeit und die ungleichmäßige Verteilung seiner Komponenten auf die verschiedenen Familienmitglieder.

Diese Auffassung besagt nichts Neues. Dennoch weicht sie etwas von jener allzu vereinfachten Deutung ab, die dem Diathesenbegriff in den beiden ausgezeichneten Referaten von HIS und v. PFAUNDLER am Internistenkongreß Wiesbaden 1911 zuteil geworden war. Dort wurde Diathesis mit dispositio gleichgestellt und die dispositio mit „Bereitschaft (sog. Krankheitsbereitschaft)" übersetzt. Die gefundene Lösung war für viele Ärzte eine Erlösung, indem ihnen so ein Begriff, mit dem sie bisher keine befriedigende Vorstellung verbinden konnten, durch Gleichsetzung mit der ihnen so wohlvertrauten Disposition plötzlich klar, ja außerordentlich leicht faßbar geworden ist.

Dazu ist jedoch folgendes zu bemerken: Gewiß ist Diathesis gleichbedeutend mit dispositio. Aber die Übersetzung von dispositio mit „Krankheitsbereitschaft" schlechthin, erscheint mir zumindestens etymologisch nicht einwandfrei. Zweifellos hat der Begriff „Disposition" erst später im medizinischen Sprachgebrauch solche Färbung angenommen.

διατίθεσθαι heißt[1] 1. auseinanderlegen; disponere heißt[1] 1. an verschiedenen Orten aufstellen, verteilen. Als Produkt resultiert ein Zustand, eine Verfassung (des Körpers): Diathesis oder dispositio.

[1] Lexikalisch.

Es ist merkwürdig, und bedarf keines Kommentars, um zu erkennen, daß mit dieser schlichten Übersetzung der klinische Kern des Diathesenbegriffes in einer Form zum Ausdruck gelangt, die, unübertrefflich in ihrer Knappheit, sowohl dem ärztlichen Empfinden als auch den modernsten Ansprüchen gerecht wird.

Zur Exemplifizierung wollen wir den solcherart interpretierten Diathesenbegriff an zwei uns besonders geläufigen Fällen erörtern: Am Beispiel der rachitischen und der exsudativen Diathese.

Zur rachitischen „Diathese" wurden und werden (besonders in Frankreich: „le rachitisme") auch heute noch gerechnet: Die Skeletterkrankung (gestörte Ossifikation mit den entsprechenden klinischen Erscheinungen); die Nervenerkrankung (Tetanie mit allgemeiner und örtlicher Krampfbereitschaft; Hyperidrosis; Hydrocephalie); gewisse Erkrankungen des Blutes und der lymphoiden Organe (Anämie, Mikropolyadenie, Milztumor). Also: Eine Allgemeinstörung, die sich an den verschiedensten Gewebssystemen manifestiert und doch klinischer Beobachtung gemäß einer mehrminder einheitlichen Wurzel zu entspringen scheint. Die Bezeichnung und Auffassung solchen polymorphen Zustandsbildes als Diathese (wozu außerdem noch der Erbfaktor kommt) wäre demnach außerordentlich zutreffend. In der Tat wurde die pathogenetische Zusammengehörigkeit des früher scheinbar heterogenen Symptomenkomplexes: Skelett- und Nervenrachitis (Tetanie, Spasmophilie) durch die Aufdeckung eines gemeinsamen kausalen Momentes (D-Vitaminmangel) in glänzendster Weise erkannt. Aber mit diesen beiden Erscheinungsformen ist der klinische Rachitisbegriff noch keineswegs erschöpft und mit der Auffassung als Mangelkrankheit das Rachitisrätsel immer noch nicht restlos gelöst. Gegen den (vorläufigen) Weitergebrauch der Bezeichnung „rachitische Diathese" ließe sich also grundsätzlich auch heute noch nichts einwenden.

In den Bereich der exsudativen „Diathese" werden hauptsächlich einbezogen: Gewisse Hauterkrankungen (Gneis, Milchschorf, starke Neigung zum Wundsein; Ekzem, besonders im frühen Kindesalter; Urticaria papulosa); die Landkartenzunge; gewisse Erkrankungen der Atmungsorgane (Pseudokrupp, Asthma, Neigung zu diffuser Bronchitis); die Darmerkrankung (Colica mucosa); die Erkrankung der lymphoiden Organe (Lymphdrüsenschwellungen, Tonsillarkatarrhe, Milztumor); Störungen des Ansatzes (Adipositas, Hydrolabilität). — Die Feststellung eines vereinzelten „Symptomes" berechtigt noch nicht zur „Diagnose: Exsudative Diathese". Damit soll gesagt sein, daß nicht etwa *jedes* mit Ekzem oder Intertrigo behaftete Kind, wie es heute noch zum Überdruß häufig geschieht, kurzweg als „exsudativ" zu betrachten und zu bezeichnen ist. Es kann „exsudativ" sein, muß es aber nicht. Darüber hat nicht ein flüchtiger Blick auf die Haut, sondern erst die sehr genaue Kenntnis des Falles, die Anamnese, Familiengeschichte, vor allem aber der weitere Verlauf zu entscheiden. Wenn demnach in einem Lehrbuch erwogen wird, „ob es nicht besser wäre, das Wort der exsudativen Diathese ganz zu meiden, da zu viele heterogene Begriffe darunter verstanden werden, die pathogenetisch nichts miteinander zu tun haben", so beweist dies meines Erachtens ein Verkennen der Sachlage. Denn gerade und — wie ich meinen möchte — *nur* darin und in der Annahme, daß dieser scheinbar so heterogene „Symptomenkomplex" auf einer einheitlichen Störung beruhe (Czerny), kann die Rechtfertigung der zusammenfassenden Bezeichnung als „Diathese“ erblickt werden, anderenfalls diese Namengebung gar keinen Sinn hätte.

Nun befinden wir uns der exsudativen Diathese gegenüber in ähnlicher Lage wie früher bei der Rachitis; nur wäre hier anstatt D-Vitaminmangel einzusetzen: „Sensibilisierung auf Grundlage der allergischen Konstitution“. An dieser gemeinsamen Wurzel hängen: Das Ekzem, die Urticaria papulosa, der Pseudokrupp, das Asthma und die Colica mucosa. Aber wie steht es außerdem mit den seborrhoid - desquamativen Dermatosen (Dermatitis seborrhoides, vor allem Kopfgneis), wie, wenn man sie nicht ausschließlich als sekundär bedingt ansehen wollte, mit der Beteiligung der lymphoiden Organe? Wie mit der häufigen Neigung zur Körperfülle, wie mit der klinisch eminent wichtigen Hydrolabilität, dem, wenn auch keineswegs obligaten, so doch konstantesten und mit Recht gefürchtesten Kennzeichen des „exsudativen“ Säuglings? Sind dies wirklich nur durch Zufallsgesetze zusammengetragene Zeichenkreise oder Degenerationsmerkmale, die sich mit so unverkennbarer Häufigkeit[1] kombinieren? (v. Pfaundler). Ich bin weit davon entfernt und gar nicht in der Lage, der so außerordentlich ansprechenden und klärenden Betrachtungsweise v. Pfaundlers entgegenzutreten; allein, wer kann es wissen, ob da nicht doch mehr dahinter steckt, als nur solches Spiel der Vererbung?

Bloch bezeichnete den Ausdruck „Diathese“ als „leeres Wort ohne Inhalt“ und fügte hinzu: „Man tut wohl am besten, wenn man diese vertrocknete Hülle, deren Inhalt längst in alle Winde verflogen ist, auch fallen läßt und durch lebendige Tatsachen ersetzt“. Daß dieser rein ärztliche Begriff berechtigt ist, glauben wir dargetan zu haben und geht schon aus seiner Geschichte hervor. Denn „die Lehre von den Diathesen hat alle Wandlungen des pathologischen Denkens überdauert“ (v. Pfaundler). Was aber das Auffüllen der „leeren Hüllen“ betrifft, so ist allerdings zuzugeben, daß zum „Ersatz durch lebendige Tatsachen“ bisher kein besseres und solideres Füllmaterial zu Gebote stand als jenes, das uns die Allergieforschung auffinden ließ. Nur darf nicht vergessen werden — und daran zweifelt auch niemand —, daß die Neigung zur allergischen Reaktion — trotz aller Berücksichtigung der Quantitätsfrage — gleichfalls weitgehend konstitutionell bedingt ist. Wie sonst sind die Hilfsbegriffe: Chemorezeptoren, besonders eingestelltes Gewebe, reizempfindliche Zellkomplexe, chemisch-physikalische Affinitäten des Plasmas zu gewissen Stoffen, antigenaffine Zellen u. dgl. m. zu verstehen, mit denen man immer noch laborieren muß? Man wird sich bescheiden müssen, zu bekennen, daß uns auch die Allergieforschung, trotz des damit erzielten ungeheueren Fortschrittes, noch nicht ans Ende der Erkenntnis geführt hat und wir auch hier des Konstitutionsbegriffes ebensowenig entraten können wie auf anderen Gebieten. Kein Wunder demnach, daß man sich — Bloch als einer der ersten — dem Beispiel der konservativen Franzosen folgend, sehr leicht dazu entschlossen hat, von „allergischer Diathese“ zu sprechen[2]; ja, existierte das Wort „Diathese“ nicht, so hätte

[1] v. Pfaundler nimmt „eine offenbar übergeordnete Einheit“ an, die „die frei mendelnden Einzelanlagen zu bestimmten Zeichenkreisen gewissermaßen sammelt“ („Sammelgene“). Handbuch Pfaundler-Schlossmann 4. Aufl. 1931. 1. Bd. Konstitution und Konstitutionsanomalien 645.

[2] Kämmerers monographisches Werk trägt bekanntlich bereits in seiner 1. Auflage (1926) den Titel „allergische Diathese“.

es eigens zu diesem Zwecke, d. h. zur Bezeichnung des „allergischen Symptomenkomplexes“ erfunden werden müssen. Denn hier trifft es wirklich den Nagel auf den Kopf: Vererbter Zustand („allergische Konstitution“), Polymorphie i. e. topisch, sehr variable Verteilung der Manifestationen auf die verschiedensten Organe (Haut, Bronchien, Darm), gemeinsame Grundlage. Für die einheitliche Zusammenfassung von Ekzem, Urticaria, Asthma und Colica mucosa stände kein besserer Ausdruck zur Verfügung.

Für viele ist heute bereits exsudative Diathese = allergische Diathese. Ich persönlich möchte an dem Begriff der exsudativen Diathese festhalten; aber nur ärztlich, und nur in jener schlichten Fassung — ohne Hypothesen, nachträgliche Korrekturen, Zusätze und Amputationen —, wie sie ihr CZERNY ursprünglich in seiner ersten Mitteilung (1905) gegeben hat. Das langersehnte „einigende Band“ wurde zwar für einen ihrer wichtigsten und scheinbar heterogensten Komplexe tatsächlich gefunden, aber zunächst doch eben erst teilweise aufgedeckt. Die Möglichkeit weiterer, anders gearteter, vielleicht übergeordneter pathogenetischer Zusammenhänge besteht nach wie vor.

Es ist (und war seit jeher) naheliegend, solches Band im allumfassenden Stoffwechsel und in der allesbeherrschenden Ernährung zu suchen. Diese Bemühungen aber verliefen bisher äußerst unbefriedigend; und zwar gilt dies nicht allein für die Diathesen älteren Datums, sondern auch für die exsudative Diathese. Es ist an der Zeit, auf die Anführung der stereotypen Zitate, die bei dieser Gelegenheit immer wieder aufgetischt und in der Literatur seit Jahrzehnten fortgeschleppt werden, endlich zu verzichten. „Man wollte durch Stoffwechseluntersuchungen besondere Momente herausschälen, die man als charakteristisch für das exsudative Kind bezeichnen könnte. So wurden Untersuchungen über den Fettstoffwechsel angestellt, so wurden Blutzucker- und Harnsäurebestimmungen, Purinstoffwechseluntersuchungen ausgeführt, ohne ein brauchbares Ergebnis zu liefern. Am eindrucksvollsten war wohl noch die Untersuchung des Mineralstoffwechsels, weil man hierbei wenigstens von verschiedensten Seiten nachweisen konnte, daß die exsudativen Kinder eine verlangsamte Chlorausscheidung zeigen“ (STOLTE [1]). Aber selbst diese Mineralstoffuntersuchungen sind sehr ergänzungsbedürftig und sollten in größerem Umfange und mit zeitgemäßer Methodik von neuem aufgenommen werden. Leider wird mit erheblichen Schwierigkeiten zu rechnen sein. Diese zu kennen und ihnen von vornherein Beachtung zu schenken, erscheint mir von ausschlaggebender Bedeutung.

Kritik und Schwierigkeiten der Lage.

Auf keinem anderen Gebiete der Stoffwechselpathologie waren die Forschungsergebnisse so widerspruchsreich wie auf jenem der Haut. Diese unerfreuliche Tatsache macht es unmöglich, das ungeheuere Zahlenmaterial, das sich im Laufe der Jahre aufgestapelt hat, einigermaßen fruchtbringend zu verwerten und ließ schon wiederholt die Frage auftauchen, ob nicht alle in dieser Richtung laufenden Bemühungen aussichtslos seien. Die Gründe solchen Versagens können mannigfacher Natur sein. Zum überwiegenden Teil liegen sie zweifellos in der Kompliziertheit der Verhältnisse und sind daher schwer vermeidbar.

[1] STOLTE: Theorie der exsudativen Diathese. Mschr. Kinderheilk. **42**, 438 (1928).

Zum anderen Teil erscheinen sie leicht vermeidbar. Von letzteren soll zunächst die Rede sein, und ich stelle zwei voran, die den Untersucher betreffen.

1. Es ist ein großer Unterschied, von wem die Untersuchungen ausgeführt werden, ob von einem mit der analytischen Methodik völlig vertrauten Fachmann, oder von einem, wenn auch noch so strebsamen Amateur (oder gar wie mancherorts der Brauch sein soll, von einer Laborantin o. dgl.). Im ersten Falle wird kaum zu befürchten sein, daß den Berechnungen anfechtbare Normalzahlen zugrunde gelegt, bei starker Streuung der Einzelergebnisse ohne Befugnis (d. h. bei geringem Zahlenmaterial) „Mittelwerte" aufgestellt, oder bei extrem divergierenden Befunden nicht genügend Kontrollfälle zum Vergleich herangezogen werden.

2. Es kam und kommt — besonders in der Kinderheilkunde — auch heute noch vor, daß bei den Untersuchungen auf die Systematik und Klassifikation der Dermatosen [1] nicht genügend Rücksicht genommen wurde. Auf diesen großen Übelstand habe ich bereits am Schlusse des I. Abschnittes hingewiesen. Ich bin bei meinen Vorbereitungen, Arbeiten, auch solchen seriöser Art begegnet, in denen sich unter den untersuchten Fällen, die als Ekzeme geführt wurden, nicht weniger als 40 % intertriginöse Säuglinge oder solche mit reiner Dermatitis seborrhoides und zahlreiche typische Leinerfälle befanden. Daß unter diesen Umständen nicht allein von vornherein verdächtige, sondern auch verwirrende [2], also unbrauchbare Ergebnisse erzielt wurden und erzielt werden mußten, ist ohne weiteres klar.

Allein auch dann, wenn diesen beiden — man darf wohl sagen — selbstverständlichen Grundforderungen im vollsten Maße entsprochen sein sollte, gibt es immer noch Schwierigkeiten genug, die einer sicheren Beurteilung der Ergebnisse außerordentlich hinderlich im Wege stehen.

3. Stoffwechsel, innere Sekretion und vegetatives Nervensystem stehen zueinander in unentwirrbarer Wechselbeziehung. Demnach ist es oft kaum möglich zu entscheiden, was im Falle eines durch Stoffwechseluntersuchungen erhobenen Befundes als primäre Ursache anzusprechen ist, der Ablauf des Stoffaustausches oder eine übergeordnete hormonale bzw. nervöse Regulationsstörung, die sich unabhängig voneinander, einerseits auf die Beschaffenheit der Haut, andererseits auf den Stoffwechselvorgang auswirken kann. Zur Kennzeichnung dieser verwickelten Situation wurde das Wort „neurohormonale" Stoffwechselstörung geprägt, mit dem wir schon in der Thymusforschung unliebsame Bekanntschaft machen mußten. Indes bedarf es gar nicht der Zuflucht zu solchem Notbehelf, es genügt, wenn wir die absichtlich engbegrenzte Fassung, die JADASSOHN dem Begriff „Stoffwechselanomalie" gegeben hat

[1] Die Systematik steht zur Zeit nicht hoch im Kurs, weder in der Medizin, noch auf anderen Gebieten der Biologie. Am auffallendsten und radikalsten hat sich diese Abkehr in der Botanik vollzogen. Schon seit geraumer Zeit pflegt man den Herbariumswissenschaftler dort als „Heusammler" zu bezeichnen. Aber ein Mindestmaß von systematischen Kenntnissen bleibt unentbehrlich. Will z. B. jemand die Abhängigkeit der Vegetation (vgl. „Effloreszenzen", „Exantheme") von besonderen Bodenverhältnissen studieren (Ökologie), oder aus einem bestimmten Vegetationstyp (Pflanzengemeinschaften, vgl. die UNNAsche Bezeichnung „Synanthem") auf eine besondere Beschaffenheit des Terrains schließen, so wird er zum mindesten die Kiefer von der Weide unterscheiden müssen.

[2] Irreführend besonders für jenen, der sich mit der Lektüre der „Zusammenfassung" oder von kurzen Referaten begnügen wollte.

(Stoffwechselreferat 1905), in diesem Sinne zeitgemäß erweitern und uns damit abfinden, daß eine reinliche Scheidung der sich in ihrer Wirkung so häufig überkreuzenden drei Faktoren vorläufig ein Ding der Unmöglichkeit ist.

Viel schwerer wiegend ist folgender Punkt:

4. Unter dem beherrschenden Einfluß der humoralpathologischen Denkungsart galt es früher als selbstverständlich, daß ein von der Norm abweichender Stoffwechsel- oder Blutbefund als Ursache der betreffenden Hautkrankheit angesehen wurde. Die umgekehrte Möglichkeit, daß die ermittelte Störung auch Folge der Hauterkrankung sein könne, wurde gar nicht in Erwägung gezogen. In letzter Zeit mehren sich die Befunde und Stimmen, die solchem Verhalten sehr große Bedeutung beimessen. „Wenn man den Zusammenhang der Haut mit dem übrigen Organismus, vor allem die große Blutmenge, die ständig durch dieses ausgebreitete Organ zirkuliert und seine Abbauprodukte fortschafft, in Betracht zieht, muß es eigentlich wundernehmen, daß nicht jede krankhafte Störung der Haut von Veränderungen im übrigen Organismus gefolgt ist" (RIEHL). Dabei sei von der Resorption toxischer Produkte und vom Wegfall „esophylaktischer Funktionen", sowie von „reflektorischen Fernwirkungen" ganz abgesehen. Auch auf die Stoffwechselvorgänge im engeren Sinne vermag der Hautprozeß tiefgreifende Einflüsse auszuüben. Freilich wird dieser Einfluß in erster Linie bei ausgedehnteren Hautveränderungen (Erythrodermie, Dermatitis) zu gewärtigen sein. Er macht sich aber gelegentlich auch bei Ekzemen und der Psoriasisgruppe geltend, was bei der individuell verschiedenen Reaktionslage des Organismus nicht überraschen kann. Maßgebend dafür ist vor allem die akute Entzündung. Denn die gleichen Veränderungen lassen sich durch künstlich gesetzte Entzündungsreize (Senföl, Krotonöl), besonders aber durch lokale Höhensonnenbestrahlung beim Versuchstier und Menschen erzeugen.

Als unmittelbare Folge davon wird im Blute zunächst eine Acidose nachweisbar, die aber sehr bald in eine Alkalose (überkompensierte Acidose) umschlägt (KRÖTZ; nach Ultraviolettbelichtung erstmals beschrieben von ESSINGER und GYÖRGY 1924). — Ferner treten Mineralverschiebungen auf, vor allem betr. K, Ca, aber auch Na, Cl und P[1]. Sie sind schwer deutbar. Immerhin werden gewisse Gesetzmäßigkeiten erkennbar (K, Ca), aber nur dann, wenn sich akute Änderungen im Ablauf des Hautprozesses einstellen (NATHAN und STERN). Sehr bemerkenswert ist die von KRÖTZ in Gesamtbilanzversuchen aufgedeckte und durch Dissoziation der zugehörigen Kationen (K, Na) herbeigeführte relative Phosphor- und Chlorretention. — Auch Veränderungen im Zuckerstoffwechsel konnten durch artefizielle Hautentzündungen beim Kaninchen hervorgerufen werden (MIYAKE und NARAHARA[2]), die im direkten Zusammenhang mit der Ausdehnung und dem Grade der Dermatitis standen[3] (Haut als Speicher-

[1] An meiner Klinik stellte BREHME bei rachitisfreien Säuglingen mit Ekzem (9) und Erythrodermie (9) ausnahmslos normale Blutwerte für Ca und P fest.

[2] MIYAKE u. NARAHARA: Zit. nach K. MAYER. Münch. med. Wschr. **1931**, 505.

[3] URBACH ermittelte unter ähnlichen Versuchsbedingungen („Erzeugung einer leichten Dermatitis") Erhöhung des Harnsäuregehaltes im Blute (und in der Haut).

Harnsäurebestimmungen im Blute, die an meiner Klinik von G. ROSKE ausgeführt wurden, ergaben (unter Zugrundelegung eines Normalwertes von 2—4 mg-%) folgendes: Harnsäurevermehrung bei hautgesunden Säuglingen und Kleinkindern unter 28, 16mal; bei Ekzem unter 20, 18mal (darunter 2mal Werte von über 10 mg-%); bei Dermatitis seborrhoides unter 5, 3mal (mäßig); bei Psoriasis in 2 Fällen, 2mal.

organ für Zucker s. u., eine Fähigkeit, die ihr im kranken Zustande verloren geht). Da beim gleichen Versuchstier nach experimentell erzeugten Ekzemen (durch Pinseln mit Krotonöl) eine Störung der Leberfunktion nachweisbar war, lag es nahe, die ermittelte Zuckerintoleranz auf diesem Umwege zu erklären. Im Hinblick auf die zahlreichen Untersuchungen über Hyperglykämie bei exsudativer Diathese sind diese Ergebnisse lehrreich, zumal die gleichen Folgeerscheinungen auch im Verlaufe von Hautkrankheiten beim Menschen beschrieben worden sind (NADEL [1]). Endlich mahnt die Nichtbeachtung der mit besonderer Technik angestellten Untersuchungen von J. MAYR über den Wasserstoffwechsel bei Hautkrankheiten, wobei sich herausstellte, daß bei exsudativen Dermatosen die Flüssigkeitsausscheidung durch die Haut wesentlich gesteigert ist, zur Vorsicht in der pathogenetischen Bewertung der Wasserretention.

Angesichts dieser äußerst unbefriedigenden Sachlage („methodische Mängel unter Zugrundelegung nicht einheitlicher Normalwerte, Widersprüche in den Untersuchungsresultaten der verschiedenen Autoren untereinander, Widersprüche in den Untersuchungsbefunden ein und derselben Krankheitsgruppe beim gleichen Autor“ [2], dazu nicht einmal die Gewähr mit Sicherheit entscheiden zu können, „in welchem Verhältnis der Befund zu der Hautkraukheit steht, d. h. ob er für die Entstehung der Dermatose eine ursächliche Bedeutung hat, oder ob er umgekehrt durch die Hautveränderung selbst erzeugt worden sei“ [3], erschien es mehr als begreiflich, sich nach anderen Methoden umzusehen, die vielleicht bessere Einblicke in den Fragenkomplex: Stoffwechsel und Haut, gestatten könnten.

In dieser Richtung bewegen sich die neueren Bestrebungen, auf dem Wege gewebschemischer Untersuchungen der Haut über ihre normale und krankhaft veränderte Zusammensetzung Aufschlüsse zu erhalten. Als erster Fortschritt auf diesem von UNNA begründeten Arbeitsgebiet durften die von GANS (und Mitarbeitern) mit Hilfe mikrochemischer Methodik an frischen, unfixierten Gefrierschnitten ausgeführten Studien über die Verteilung von Ca und K in gesunder und kranker Haut begrüßt werden. In Bestätigung der von N. WATERMANN [4] bei seinen Carcinomstudien erhobenen Befunde zeigte sich ein topographischer Antagonismus zwischen Ca und K. Ca ganz überwiegend in der Cutis und nur spurenweise in der obersten Epidermisschicht [5], Kalium sozusagen ausschließlich in der Epidermis. In der Epidermis, wie schon UNNA (Eisentanninmethode) bekannt, Ca am Wellenberg, K im Wellental. In den Drüsen: Ca hauptsächlich in und an den Talgdrüsen, K fast nur in den Schweißdrüsen. Bei entzündlich-exsudativen Prozessen (Ekzem, Höhensonne) wurde eine Calciumverschiebung aus der Cutis nach der Epidermis bemerkbar. Leider ist die dabei in Anwendung gebrachte Calciumdarstellung nach MACCALLUM mit erheblichen Unsicherheiten behaftet, da die Überführung

[1] Zit. nach K. MAYER. Münch. med. Wschr. **1931**, 505.

[2] BLOCH: Zit. nach NATHAN und STERN.

[3] LUTZ: Stoffwechsel und Haut. JADASSOHN, S. 446.

[4] WATERMANN, N.: Physikalisch-chemische Untersuchungen über Carcinom. Biochem. Z. **133**, 584 (1922).

[5] Bemerkenswerterweise lagen bei der Säuglingshaut, nach den allerdings wenigen bisher erhobenen Befunden, die Verhältnisse anders. Die Calciumansammlung in der Epidermis war viel dichter als bei Erwachsenen und „erinnerte vielfach an die Befunde beim Ekzem“ (GANS).

des Ca in die schwarzen PbS-Niederschläge, die als Endeffekt des Verfahrens in Erscheinung treten, über zwei Zwischenreaktionen gehen muß und „der physikalische Einfluß der Gewebskolloide, weder in seiner Größe noch in seiner Richtung abgeschätzt werden kann“ (SCHULTZ-BRAUNS und SCHOENHOLTZ). GANS selbst war vorsichtig genug, die Methode nur als „einigermaßen zuverlässig“ zu bezeichnen.

Frei von diesem Nachteil schien das neuere „histotopochemische“ Verfahren der „Schnittveraschung“ (R. E. LIESEGANG, POLICARD, SPIRO, TSCHOPP, O. SCHULTZ-BRAUNS), wobei die Störung der Kolloide wegfällt und die Lokalisation der Oxyde (bzw. hitzebeständigen Neutralsalze) intakt bleibt. Die Anwendung der sehr komplizierten Methode (die mehrere besondere Apparaturen erforderlich macht) auf das Hautgewebe stellt große technische Anforderungen [1]. Wir selbst hatten uns damit redlich bemüht, gelangten aber auf keinen grünen Zweig. Allein selbst wenn wir bei der Anfertigung der Hautschnitte, ihrer Veraschung und Aufbringung auf den Objektträger mit fortschreitender Übung und zunehmender Erfahrung mehr Erfolg gehabt hätten, wäre damit wahrscheinlich doch nichts gewonnen gewesen. Denn was uns vor allem interessierte, waren die pathologischen Verhältnisse, war die Frage nach allfälligen Besonderheiten der Mineralverteilung bei den verschiedenen Hautprozessen in Beziehung zu ihrer Pathogenese. Hier aber stand nicht viel zu erwarten; denn da gerade bei unseren Dermatosen proliferative und exsudative Vorgänge vollkommen das Bild beherrschen, und GANS und PAKHEISER mit hinreichender Deutlichkeit feststellen konnten, daß es unter diesen Umständen immer und überall zur Calciumverschiebung in die Epidermis (vorwiegend als Begleiterscheinung des Aufsteigens und der Ansammlung von entzündlicher Lymphe in den interepithelialen Spalträumen) kommt [2], so wären wir auf diese Weise bestenfalls in den weiteren Besitz eines morphochemischen Symbols [3] gelangt für ein Ereignis, das uns ohnehin aus der makroskopischen und mikroskopischen Betrachtung der Hautveränderung zur Genüge bekannt war. Die Folgeerscheinungen der Entzündung hätten also wiederum das ursprüngliche Situationsbild, das vielleicht (?) pathogenetische Einblicke hätte gewähren können, vollkommen verdeckt und verwischt, das Ziel aber, welches die blutchemische Analyse aus gleichen Gründen nicht mit Sicherheit erreichen ließ, wäre nicht im geringsten nähergerückt.

Der Weg war somit vorgezeichnet. Zur Erforschung der „chemischen Hautdisposition“, d. h. um der Frage näher zu treten, ob bestimmte Hautkrankheiten oder Reaktionstypen (BROCQ) an eine besondere Zusammensetzung der Haut gebunden seien, müßte das Augenmerk nicht so sehr der ausgebildeten Dermatose, als vielmehr der „Prädermatose“, ihrem Vorstadium, dem Latenzzustand zugewandt, müßten zum mindesten makroskopisch unveränderte Hautpartien mit untersucht werden. Dieser Forderung ist besonders durch URBACH (und Mitarbeiter) entsprochen worden.

[1] Besonders bei der zarten Säuglingshaut; mit der derben Fußsohlenhaut von Erwachsenenleichen ließen sich leichter brauchbare Schnitt- und Veraschungsresultate erzielen.

[2] Die gleiche Beobachtung machte WATERMANN schon früher bei seinen Carcinomstudien nach Teerpinselungen der Haut (1922).

[3] Analog dem von BLOCH in ähnlichem Sinne gebrauchten Ausdruck „histologisches Symbol“.

Es wurden klinisch normale Hautstücke [1] mittels einer elektrischen Stanzmethode (120—160 mg) entnommen und der quantitativen Analyse unterworfen. Untersucht — erforderlichenfalls erst nach entsprechender Belastung — wurde vor allem auf Wasser, Chlor, Reststickstoff und Zucker. Im Rahmen dieses Abschnittes ist es nicht meine Aufgabe über Einzelheiten zu referieren (die Haut erwies sich nicht allein und wie bekannt als Wasser- und Chlordepot [2], sondern auch als hervorragendes Speicherorgan für Reststickstoff und Zucker; isolierte Reststickstofferhöhung vor allem bei stark juckenden Dermatosen usw.), als vielmehr auf Schwierigkeiten hinzuweisen, die auch diesem Verfahren anhaften.

Abgesehen davon, daß die Stanzmethode (zumal mehrfache und wiederholte Ausführungen) im frühen Kindesalter schon aus äußeren Gründen kaum in Betracht kommen kann, ist angesichts der minimalen zur Verfügung stehenden Substanz (besonders bei Nichtbeachtung von P. 1, S. 138) naturgemäß mit einer Vermehrung der Fehlerquellen zu rechnen. Immerhin besteht gegenüber den vorhin genannten Methoden ein Vorteil und Fortschritt darin, daß das Verfahren quantitatives Arbeiten und die Untersuchung auch auf organische Stoffe ermöglicht; ein Nachteil hingegen darin, daß es im Gegensatz zur Schnittveraschung, über die Topik der einzelnen Bestandteile (ihre Lokalisation und Verteilung in den verschiedenen Hautschichten, was unter Umständen von funktioneller Bedeutung sein kann) keinerlei Auskunft zu geben vermag. Das Ergebnis hängt ganz davon ab, ob die Cutis und Subcutis voneinander getrennt oder aber beide zusammen in ihrer Gesamtheit untersucht werden [3]. Im letzteren Falle würde der Dominanz dieser Anteile entsprechend, schließlich eine Chemie der Bindesubstanzen und des Fettgewebes resultieren. URBACH hat diesem Punkt große Beachtung geschenkt. Er war stets darauf bedacht, das Fettgewebe vom Hautstück sorgfältigst abzupräparieren und für beide Komponenten gesonderte Werte zu erhalten. Dazu kommt, daß zu Vergleichszwecken wegen der großen regionären Verschiedenheiten nur symmetrische resp. parallele Hautstücke zu verarbeiten sind.

Jedenfalls geht aus dem bisher Gesagten hervor, daß zwar die Hautuntersuchung vielleicht am wichtigsten, ein einigermaßen zuverlässiger Einblick in die Stoffwechsellage aber wahrscheinlich nur dann gewinnbar ist, wenn jedesmal Gesamtstoffwechsel und Blutwerte bestimmt und außerdem gewebschemische Analysen sowohl klinisch normaler als auch erkrankter Hautstücke (ohne und mit entsprechender Belastung) gleichzeitig ausgeführt werden. Ich bezweifle, daß solches Vorgehen die Mühe lohnen würde. Ihm jedoch von vornherein

---

[1] „Da die kranken Hautpartien immer eine starke seröse Durchtränkung aufweisen, so ist es verständlich, daß diese Gewebsteile nicht die richtigen Veränderungen darbieten können, sondern durch die Beimengung des einen anderen Chlor-, Zuckergehalt usw. aufweisenden Blutes gefälscht sein müssen" (URBACH: Münch. med. Wschr. **1931**, **89**).

[2] Wobei sehr zu beachten ist, daß Chlor und Wassergehalt zwar meist, aber nicht immer parallel laufen. Kochsalz wird in weitgehender Unabhängigkeit von der Wasserspeicherung, offenbar auch von den Eiweiß-Kolloiden des Bindegewebes adsorptiv gebunden.

[3] Darauf ist wohl zum Teil auch die enorme Variationsbreite der „Normalzahlen" zurückzuführen. Sie beträgt für Fett: 0,7—10% (URBACH); für Wasser: 7—46% für das subcutane Gewebe (BOZENRAAD) und für die von der Subcutis abpräparierte Haut: 56,4—71,7% (URBACH). Für die Kationen ergibt sich folgende Schwankungsgröße %: In 100 g getrockneter Menschenhaut mg für Ca 174, Mg 190, Na 137, K 201 (BROWN).

die Aussicht auf Erfolg abzusprechen, ginge zu weit. Unsere Absicht war nur, der pädiatrischen Forschung zahlreiche Schwierigkeiten und Täuschungsmöglichkeiten aufzuzeigen, deren mangelhafte Kenntnis zu Fehlschlüssen und somit zu unfruchtbarem Aufwand von Arbeit und Zeit führen könnte.

„Wir können also auch dieses Kapitel nur in dem Sinne abschließen, daß zur genaueren Aufklärung der Verhältnisse noch eine sehr große Arbeit zu leisten sein wird.“ So oder ähnlich pflegte W. LUTZ fast jeden Teilabschnitt seiner vortrefflichen Bearbeitung des Stoffwechsels im Handbuch von JADASSOHN (1929) zu beenden. Wir wollen seinem Beispiel folgen. Zunächst sind wir immer noch und in erster Linie auf die Registrierung von klinischen Beobachtungen und Befunden angewiesen. Erfolgt diese genau und vorurteilsfrei, so ist darin keine schlechtere Methodik zu erblicken als in jener, deren sich die „exakte“ Stoffwechselforschung der Haut bedient. Sie hat zwar den Nachteil eines sehr groben Verfahrens, aber den großen Vorteil, daß man von vornherein die Grenzen ihrer Leistungsfähigkeit kennt.

Das Ekzem als Stoffwechseldermatose.

In früheren Zeiten galt es als selbstverständlich, und zahlreiche Ärzte sind auch heute noch der Meinung, daß jedes Ekzem mit einer fehlerhaften Ernährung zusammenhänge und seine Ursache letzten Endes in bestimmten Störungen des Stoffwechselvorganges gelegen sei. Gegenwärtig vollzieht sich eine Wendung der Anschauungen ins entgegengesetzte Extrem. Sie dürfte im wesentlichen dem Zusammentreffen von zwei Tatsachen zuzuschreiben sein: Dem bisherigen Versagen der Stoffwechseluntersuchungen und dem überraschenden Erfolg der Allergieforschung. Trotzdem wir uns selbst zur These bekannten, daß das Ekzema infantum allergisch bedingt sei, möchten wir diese Wendung nur bis zu einer gewissen Grenze mitmachen.

Richtig ist, daß es keine Stoffwechselstörung gibt, „die als irgendwie charakteristisch oder pathognomonisch für das Ekzem nachweisbar wäre“ (BLOCH). Zuzugeben ferner, daß bisher kein „régime“ existiert, das sicher wirkt. Auch die Erfolge unserer (pädiatrischen) diätetischen Methoden sind nicht so beschaffen, daß man daraus etwa Rückschlüsse auf die Wirkung einer bestimmten Stoffwechselnoxe ziehen könnte. „Eine fixe, allgemein gültige Norm der diätetischen Ekzembehandlung läßt sich nicht aufstellen“ (Verf.[1]).

Demgegenüber ist nicht daran zu zweifeln, daß gewisse Kinderekzeme durch die Ernährung beeinflußbar sind; und zwar nicht allein und folgerichtig durch Entzug der als Allergene erkannten Nährstoffe, sondern auch auf völlig unspezifische Weise. Dies ist ohne weiteres verständlich, da „die Konstitution der Haut selber nicht einen für allemal unveränderlichen Faktor darstellt, sondern durch Vorgänge im übrigen Körper beeinflußt werden kann. Aber exaktes verläßliches Material hierüber wäre noch beizubringen“ (BLOCH). Wer kinderärztliche Erfahrung besitzt, dem fällt es nicht schwer, dieser Forderung zu entsprechen. Es sei auf S. 75 (Durchfälle, Ernährungsmaßregeln) verwiesen. Im übrigen braucht man nur einem reichlich überernährten oder pastösen Ekzemkind die bisherige Nahrungsmenge erheblich zu reduzieren und wieder zu erhöhen, so kann man sehen, wie fast gleichzeitig mit dem Gewichtsabfall

[1] MORO: FEERs Lehrbuch, 10. Aufl. S. 733.

oder Gewichtsanstieg der Ausschlag bald besser und bald schlechter wird. Das Verhalten ist zwar kein gesetzmäßiges — spielen doch auch andere Beeinflussungsmöglichkeiten mit — aber immerhin so ungemein häufig, daß von Zufälligkeiten oder Beobachtungsfehlern nicht die Rede sein kann. Sehr eindrucksvoll und mit einem großangelegten Experiment vergleichbar war die auffallende Seltenheit von Säuglingsekzemen — im Gegensatz zu den Erythrodermien (s. S. 163) — während der in den Kriegsjahren herrschenden Nahrungsmittelknappheit. Freilich könnte dazu bemerkt werden, daß damals auch die Eier (!) sehr rar waren und das Weizenmehl durch Kartoffelmehl gestreckt (oder ersetzt) wurde [1]. Da aber gleichzeitig damit die cutane Reaktionsfähigkeit auf Tuberkulin abnahm, so dürfte es doch gestattet sein, beide Erscheinungen auf den gemeinsamen Nenner der Unterernährung zu bringen.

„Unser Bestreben hat vor allem dahin zu gehen, nach Möglichkeit einen normalen Ernährungszustand herbeizuführen, ein Ziel, das bei fetten, milchüberfütterten, mageren, neuropathischen, pastösen, hydrolabilen Typen auf völlig verschiedene Weise zu erreichen ist" (Verf.). Oder wie sich FINKELSTEIN noch präziser ausgedrückt hatte: Das Problem liegt „in einer durch die Ernährung zu bewirkenden Umwandlung der pathologischen Zusammensetzung der Körpergewebe speziell der Haut in die normale".

Wir gelangen damit zur Kernfrage nach der Bedeutung von Ernährung und Stoffwechsel für den ekzematösen Krankheitsvorgang. Nach dem jetzigen Stande des Wissens muß die Antwort von den unverrückbaren Feststellungen der Allergieforschung ausgehen. Demgemäß erscheint es äußerst unwahrscheinlich, daß das Ekzem primär und unmittelbar durch eine Störung der Ernährung oder Abwegigkeit des Stoffwechsels hervorgerufen werden kann. Das pathogenetisch Primäre ist und bleibt die spezifische Sensibilisierung. Diese allein bildet den Ausgangspunkt und die Grundlage des ekzematösen Reaktionsprozesses. Auch als „auslösendes Moment" kommt der alimentäre Faktor kaum in Betracht. Er beeinflußt nur das Terrain, steigert oder vermindert die „Ekzembereitschaft". Man könnte seine Wirkung mit LUTZ als „mitunterstützend" oder „mitbedingend" bezeichnen. Seine große Bedeutung — nicht für die Entstehung, wohl aber — für den Verlauf, die Intensität, Ausbreitung und Dauer des Ekzems, mit einem Worte für das gesamte Krankheitsbild, wird dadurch nicht herabgesetzt. Dies um so weniger, als sich gerade das trophallergische Kinderekzem, ganz ähnlich dem Asthma, früher oder später von seinem ätiologischen Prinzip weitgehend emanzipieren und zuweilen schon sehr bald selbstständigen Charakter annehmen kann.

In diesem Zusammenhang sei ein Beispiel angeführt, das zwar abseits vom Ekzemgebiet gelegen, nichtsdestoweniger außerordentlich geeignet ist, die grundsätzliche Möglichkeit eines geradezu „spezifischen" Einflusses der Ernährung auf die Haut und ihre Funktionen zu demonstrieren. Wir meinen die erstaunlich sichere und verhältnismäßig rasche Wirkung der Frauenmilch auf eiterige Prozesse der Haut. Besonders sinnfällig ist ihr Heileffekt bei tieferen Phlegmonen, weniger deutlich auch bei den multiplen Abszessen und gar nicht nachweisbar beim Erysipel und den oberflächlichen Kokkodermien. Es besteht

[1] Die Steckrüben waren sicher für vieles und für viele schlecht, aber gegen die Dermatose vielleicht gut.

somit Anlaß anzunehmen, daß die Zufuhr von Frauenmilch (auch bei älteren Säuglingen) hauptsächlich auf den Zustand und die Beschaffenheit jenes Hautgebietes einwirkt, in der sich der phlegmonöse Prozeß abspielt, auf die Subcutis. Wäre die Zufuhr (humoraler) Schutzstoffe (Bakteriozidine) maßgebend, dann müßte sich diese Heilwirkung der Frauenmilch auch bei anderen pyogenen Erkrankungen (Nierenbecken, Blase, Lunge, Ohr) in unverkennbarer Weise geltend machen. Dies trifft jedoch nicht zu. Wahrscheinlich verhält es sich so, daß hier rein alimentär, also in diesem Falle durch Frauenmilch, eine „Umstimmung" des Hautgewebes herbeigeführt wird, die mit einer Steigerung der Resistenz und Abwehrleistung verbunden ist.

Solche Umstimmung könnte auf sehr verschiedenartige Weise erfolgen. Am nächsten liegt die Annahme von Änderungen und Verschiebungen im Chemismus der Gewebe, und diese Vorstellung war es auch, von der das experimentelle Studium des Einflusses von Ernährung und Stoffwechsel auf die Entzündungsbereitschaft der Haut und somit auf die Ekzemdisposition seinen Ausgang genommen hat.

LUITHLEN (1910) war der erste, der diese Frage experimentell anzugehen, oder wie er sich ausdrückte, „die Ekzemfrage" auf dem angedeuteten Wege „zu lösen versuchte". Seine vielzitierten Kaninchenversuche sind so bekannt, daß ich mich kurz fassen darf:

Nach längerdauernder Salzsäureverabreichung, ebenso nach Verfütterung von Hafer (saure Nahrung) reagierte die Haut auf Reize (Krotonöl), die sie früher ohne Schaden vertrug, „mit Rötung, Schwellung und Bläschenbildung". Das Gegenteil war der Fall, d. h. die Haut wurde gegen äußere Reize unempfindlicher, nach Calciumchloridzufuhr oder Grünfutternahrung (basische Kost). Im Blut ergab sich eine Störung des „Basenäquivalentgleichgewichts". Die chemische Zusammensetzung der Haut ging mit den Verschiebungen des allgemeinen Stoffwechsels Hand in Hand. Bestimmt wurden Ca, K, Mg, Na, wobei es nicht so sehr auf die Einzelwerte als vielmehr auf das Verhältnis dieser Basen (richtiger: Kationen) zueinander (im Sinne von J. LOEB), vor allem auf Ca/K ankam.

„Die Reaktion der Haut ist also von den Vorgängen im Inneren des Körpers abhängig und sie ändert sich entsprechend der chemischen Zusammensetzung des Gewebes; mit anderen Worten: Die Entzündungsbereitschaft der Haut beruht auf ihrem Chemismus, der durch den Allgemeinstoffwechsel bedingt wird. Die Befunde gaben die Erklärung für die Disposition zu Hautkrankheiten, für das häufige Auftreten dieser bei Stoffwechselerkrankungen, sie zeigen die Abhängigkeit der Lebensverhältnisse der Haut von der Ernährung und geben uns die Berechtigung, durch Diät und Medikation auf diese einzuwirken." „Dabei brauchen die Einflüsse nicht einmal sehr eingreifend zu sein, denn es genügen oft nur Verschiebungen im Gleichgewichte einzelner Stoffe zueinander, um große Wirkungen auszulösen. Es kommt eben in der Natur oft nicht auf die Stärke eines Eingriffes an, sondern darauf, in welcher Weise er imstande ist, das Leben der Zelle zu beeinflussen, welche Vorgänge er an ihr auszulösen vermag" (LUITHLEN).

Diese Schlußsätze sind klar und einleuchtend, wahrscheinlich auch richtig; leider mußten gegen die Grundlagen, auf denen sie aufgebaut wurden, Bedenken erhoben werden[1] (HAHN, JETZLER bei LUTZ[2], ROTHMANN und SCHAAF, B. WALTHARD, W. HEUBNER, BETTMANN u. a.). Ich wüßte auch nicht, wie anders die vielfach entgegengesetzten, jedenfalls aber sehr ungleichmäßigen und unsicheren Resultate der Nachprüfer erklärbar wären. KLAUDER und BROWN, sowie HAYASHI und NEGISHI konnten zwar die Fütterungsversuche bestätigen, fanden aber, wie später auch K. FÜRST, die Reizbarkeit der Haut durch Salzsäurezufuhr unverändert (oder herabgesetzt) und keine sicheren Beziehungen zwischen Calciumgehalt des Blutes und Hautempfindlichkeit. Bei HAHN ergab sich kein Unterschied in der Reizbarkeit der Hafertiere, gegenüber den Grünfuttertieren. BÖRNSTEIN sah (in der Mäusehaut) keine Beeinflussung von Calcium und Kalium durch verschiedene Ernährung. Der Quotient Ca/K im Blute ziemlich konstant, weist in der Haut schon normalerweise erhebliche Schwankungen auf. Wie kompliziert und undurchsichtig die Verhältnisse speziell beim Calcium liegen, zeigen jüngste Versuche von FR. STERN, wobei es nach intravenösen Calciuminjektionen fast ausnahmslos zu länger anhaltender Calciumsenkung in der Haut gekommen war. Die Beurteilung dieses Effektes in funktioneller Hinsicht ist allerdings dadurch erschwert, daß mangels entsprechender Methodik die Größe des ionisierten Anteils unbekannt bleibt.

Um so erwünschter und wichtiger waren die Untersuchungen der aktuellen Reaktion, die bekanntlich den Zustand und die Wirksamkeit der Mineralstoffe in Blut und Geweben entscheidend beeinflussen kann. Es erwies sich, daß diese, wie im Blute, so auch in der Haut mit außerordentlicher Zähigkeit festgehalten wird. Keinesfalls ist daran zu denken, daß auf dem Wege der Ernährung, etwa durch Zufuhr sauerer oder basischer Kost, eine (nachweisbare) Änderung der p_H in der (gesunden) Haut zu erzielen wäre und auf diese Weise (indirekt) eine Umstimmung ihrer Reaktionsfähigkeit gegenüber äußeren Reizen zustande käme.

Begreiflicherweise hat sich über die „Alkalinität" und „Acidität" von Blut und Urin beim Ekzem (und anderen entzündlichen Dermatosen) eine ungeheuere Literatur angehäuft. Die Ergebnisse sind so widersprechend und vieldeutig, daß sich einheitliche Schlußfolgerungen daraus nicht ziehen lassen. Leider muß das gleiche[3] auch von jenen Arbeiten gesagt werden, die sich zur Bestimmung des Säure-Basengleichgewichtes neuerer Methoden bedienten. Die Meinung, daß beim Ekzem Acidose besteht und der Krankheitsprozeß durch Alkalitherapie günstig beeinflußbar ist, scheint vorzuherrschen. Demgegenüber konnte unlängst FÖRSTER mit exakter Methodik weder beim Ekzem noch bei Seborrhoekranken eine charakteristische Verschiebung der Alkalireserve finden. Die ermittelten Werte schwankten in allen Fällen innerhalb der als Norm geltenden Grenzen. Eine besondere Tendenz zur Übersäuerung war nicht erkennbar. „Acidose gehört weder zum Krankheitsbild des Ekzems noch zu dem der Seborrhoe."

[1] Verwendung von je einem Tier zum Grundversuch. Mineralschwankungen in der Kaninchenhaut bis zu 300% (BROWN).

[2] Individuell äußerst verschiedenes Ansprechen der einzelnen Tiere auf die Reize überhaupt. „Die Reizreaktionen fielen derart different aus, daß die Untersuchungen nicht publiziert wurden" (LUTZ).

[3] In Übereinstimmung mit LUTZ, l. c., 311; siehe auch OTTENSTEIN, B. (b. ROST): Klin. Wschr. **1929**, 704.

Anläßlich der an unserer Klinik inaugurierten Salmiaktherapie der Tetanie, die auf Salzsäurewirkung beruht, wurde in einigen Fällen das Aufflammen generalisierter, nässender Säuglingsekzeme nach Zufuhr von $NHCl_4$ gesehen. Diese Beobachtung gab VOLLMER Veranlassung, bei Ekzemen eine alkalotische Stoffwechselrichtung anzustreben, wozu er sich der Verabreichung von stoffwechselbeschleunigenden Hormonen bediente (1924 [1]).

Einige Jahre später berichtete SCHEER über die Verabreichung von Salzsäuremilch zur Behandlung der „exsudativen Diathese", und die damit erzielten Erfolge waren „derart überraschend günstig", daß er es für berechtigt hielt, diese Methode sofort zur Nachprüfung bekanntzugeben. Theoretische Grundlage: Bei ekzematösen Zuständen des Säuglings findet sich regelmäßig eine deutlich erhöhte Blutalkalose, „die wohl in ursächlichem Zusammenhang mit dem Ausbruch der Hauterscheinungen" steht. Abgesehen davon, daß es sich — soweit aus der vielfach sehr knappen Charakteristik der Krankheitsbilder („exsudative Diathese") ersichtlich, in der Mehrzahl der Fälle um Intertrigo, Dermatitis seborrhoides und Erythrodermien handelte [2], bediente sich SCHEER einer für Blutuntersuchungen ungeeigneten Methode (Chinhydronelektrode zur direkten Bestimmung des p_H im Blute), zu der er im Laufe der Untersuchungen offenbar selbst kein großes Zutrauen mehr hatte [3]. Wir prüften das Säureverfahren an einigen Fällen von Ekzema verum nach, sahen aber niemals Besserungen der Hauterscheinungen [4].

Die Praxis ließ sich von dieser theoretisch völlig ungeklärten Lage nicht beirren; denn die diätetische Therapie des Ekzems steht zur Zeit — vor allem in Frankreich und Amerika — höher im Ansehen als je zuvor. Allgemein wird dem Basenüberschuß in der Kostform (im Sinne von R. BERG) der Vorzug gegeben. Beim Ekzema infantum liegen größere Erfahrungen darüber bisher nicht vor. Ich bin demnach außerstande, mich zu dieser Frage zu äußern.

Jedenfalls wäre es verfehlt, sich allzusehr von den unbefriedigenden Ergebnissen der experimentellen Forschung leiten zu lassen und die Bedeutung der ärztlichen Beobachtungen zu unterschätzen. Wir verweisen auf die Schlußsätze des vorangegangenen Abschnittes. Denn erstens ist mit großer Wahrscheinlichkeit anzunehmen, daß die an der Kaninchenhaut (herbivor; Fell) erhobenen Befunde für die menschliche Haut nicht maßgebend sind, und zweitens mit Sicherheit damit zu rechnen, daß die erkrankte Haut (Ekzem) ein in mancher Hinsicht anders geartetes Reaktionsterrain darstellt als die normale. Ernährungsänderungen, die sich auf der gesunden Haut gar nicht zu erkennen geben, könnten im Entzündungsgebiet große Wirkungen entfalten.

Letztere Überlegung berührt sich eng mit der Gedankenrichtung SAUERBRUCHs, von der seine Bemühungen, den Wundverlauf durch besondere Ernährungsformen günstig zu beeinflussen und weiterhin die vielumstrittene GERSON-HERRMANNSDORFER-SAUERBRUCH-Diät bei Tuberkulose ihren Ausgang genommen haben. Nach den Untersuchungen seiner Klinik beruhen die Erfolge

---

[1] VOLLMER: Die biologische Bedeutung der Haut. Zbl. Kinderheilk. **16**, 164 (1924).

[2] Verstoß gegen P. 2 (S. 138); denn die Publikation führt den Titel: „Untersuchungen über die Blutacidität besonders beim Säuglingsekzem". Z. Kinderheilk. **1928**.

[3] „Zur Zeit des Beginnes der Untersuchungen überwogen die günstigen Urteile . . . . . .", l. c., S. 670.

[4] Das Präparat ist unter der Schutzmarke „Cutanmilch" im Handel erhältlich.

der Wunddiät auf dem „Säureüberschuß" in der Nahrung. Somit müßten – was von vornherein sehr wahrscheinlich ist — im Gebiet eitrig infizierter und geschwüriger Wunden ganz andere (physiko-chemische) Reaktionsverhältnisse vorliegen wie im Ekzemterrain. Bei der GERSON-HERRMANNSDORFER-SAUERBRUCH-Diät spielt die „Ansäuerung der Gewebe" wahrscheinlich keine entscheidende Rolle. Worin das Wesen ihrer Wirkung besteht, ist unbekannt und angesichts der komplizierten und heterogenen Zusammensetzung dieser Kostform auch kaum ergründbar. Allein, daß sie wirkt und zwar beim Lupus sehr günstig wirkt, kann (auch nach dem was ich selbst sah) kaum bezweifelt werden.

Vermutlich ist im Kochsalzentzug — trotz konkurrierender Na-Zufuhr im Mineralogen – doch ein wichtiger Faktor zur Herbeiführung günstiger Terrainveränderungen im Lupusherd zu erblicken. Ähnliches beobachten wir beim Säuglingsekzem; denn auch hier kann man ausgezeichnete Wirkungen extremer Kochsalzreduktion („Ekzemsuppe" FINKELSTEINS) auf den Lokalprozeß erzielen. Der Eingriff ist nicht ungefährlich (und steht deshalb kaum mehr in Gebrauch), weil er bei labilen Kindern häufig von starken Gewichtsstürzen begleitet wird. Die Besserung des Ekzems führte man, wohl mit Recht, auf die mit den Wasserverlusten verbundene Terrainaustrocknung zurück. Ob der Lupusherd bei GERSON-HERRMANNSDORFER-SAUERBRUCH-Diät an Wasser verarmt und inwieweit gegebenenfalls solche Terrainänderung am Rückgang der Lokalerscheinungen beteiligt ist, entzieht sich meiner Beurteilung.

Was uns aber in diesem Zusammenhange besonders interessiert, ist, daß die GERSON-HERRMANNSDORFER-SAUERBRUCH-Diät offenbar nur oder fast ausschließlich auf die tuberkulösen Affektionen der Haut einwirkt und auch hier — wie FR. V. MÜLLER[1] schon anläßlich der ersten Demonstrationen sehr richtig bemerkt hat – nicht einwirkt auf den spezifischen Prozeß selbst, sondern nur auf das Gewebe, in dem sich die spezifischen Reaktionserscheinungen abspielen. Die Analogie mit den Vorstellungen, die wir uns bisher über den Effekt diätetischer Maßnahmen beim Ekzem gebildet haben, liegt auf der Hand.

Indes erscheint es nicht ausgeschlossen, daß die Art der Ernährung auch auf die allergische Reaktionslage selbst Einfluß nehmen kann, und zwar jede Ernährungsform, wie immer sie beschaffen sein mag, die in der Lage ist, dem lymphatischen Habitus entgegenzuarbeiten. Der „physiologische Lymphatismus" im Säuglingsalter mit seinem weitmaschigen und reichverzweigten Saftkanalsystem begünstigt in stärkerer Ausprägung (lymphatische Konstitution) zweifellos den Zustrom zirkulierenden Antigens und auf den Bahnen der interepithelialen Spalträume wahrscheinlich auch den Transport von Reaginen bis hinauf in die oberste Epidermisschicht. Zweckentsprechende Ernährungsregelung vermag das lockere Gefüge allmählich dichter und fester zu gestalten, und zwar nicht allein in der Haut, sondern auch in den Schleimhäuten — vielleicht auch im Darm. Seine Durchlässigkeit für Allergene würde verringert und damit dem Sensibilisierungsvorgang schon an der Einbruchspforte eine engere Schranke gesetzt.

Dieser Fall bietet ein Beispiel für die Möglichkeit indirekter Beeinflussung der allergischen Reaktionslage durch bestimmte Ernährungsmaßnahmen. In

[1] MÜLLER, FR. V.: Münch. med. Wschr. **1926**, 129.

letzter Zeit gelang es nun R. L. MAYER (bei JADASSOHN) zu zeigen, daß auch der Sensibilisierungseffekt selbst in unmittelbare Abhängigkeit von der Ernährungsart gebracht werden kann. Mittelst Ursolvaseline wurden bei Meerschweinchen echte akute Ekzeme erzeugt. Zur Sensibilisierung kam es aber nur (oder viel leichter und hochgradiger) bei saurem Trockenfutter mit Rüben, während sich die mit basischem Grünfutter ernährenden Parallеltiere (mehrminder) refraktär verhielten. „Hierdurch ist erstmalig der strikte Nachweis gelungen, daß die normale, an sich ausreichende Diät allein durch Verschiedenheit in ihrer qualitativen Zusammensetzung die Entwicklung einer allergischen Krankheit in hohem Grade beeinflußt. Nach dem Ergebnis der weiteren Untersuchungen ist anzunehmen, daß es weniger der Unterschied im Vitamingehalt der beiden Diäten ist, welcher den Organismus beeinflußt, als vielmehr die durch die beiden Kostarten verursachte Säuerung bzw. Alkalinisierung. Diese experimentellen Befunde weisen darauf hin, daß es vielleicht doch möglich ist, durch eine systematisch aufgebaute Diätregelung Ekzemprophylaxe zu treiben“ [1].

Die mitgeteilten Versuche sind praktisch wichtig und theoretisch interessant. Praktisch wichtig deshalb, weil die bisher nur empirisch erprobte basische Ekzemdiät damit eine weitere experimentelle Stütze erhielt. Theoretisch interessant vor allem deshalb, weil etwas gezeigt wurde, was bisher unmöglich schien: Den Sensibilisierungsvorgang selbst auf diätetischem Wege zu verhindern. Die Bedeutung des Ernährungsfaktors für die Pathogenese des Ekzems würde durch dieses Ergebnis in ungeahnter Weise gehoben werden. Leider muß von vornherein die Einschränkung gemacht werden, daß die Beobachtungen vorläufig nur für das Ursolekzem der Meerschweinchen Geltung haben und nicht auf die Verhältnisse, wie sie etwa beim Ekzema infantum vorliegen, übertragen werden dürfen. Bewiesen ist zunächst nur, daß die Bedingungen zur äußeren Ekzemreaktion (Erzeugung einer artefiziellen Dermatitis toxica von Ekzemcharakter) durch bestimmte Ernährungsformen (saure und basische Kost) beliebig variiert werden können. Die Versuche von LUITHLEN und KLAUDER-BROWN erfahren damit eine sehr wertvolle Bestätigung und notwendige Ergänzung [2]. Der „strikte Nachweis“ aber, daß „die Entwicklung einer allergischen Krankheit“ [3] durch die Diät beeinflußt werde, ist durch diese Versuchsanordnung strenggenommen noch nicht erbracht (s. S. 80).

JADASSOHN [4] hat von der Diätbehandlung des Ekzems bisher „nicht sehr viel gesehen“. Die Versuche R. L. MAYERs geben ihm jedoch Veranlassung, „diese Behandlung wieder unter neuen Gesichtspunkten aufzunehmen“.

Die gleiche Aufgabe harrt der Pädiatrie, und zwar möchte ich den „neuen Gesichtspunkt“ hauptsächlich darin erblicken, daß bei künftigen Ernährungs-

---

[1] MAYER, R. L.: Ref. Klin. Wschr. **1931**, 569.

[2] Denn „was diese Autoren auf der Tierhaut erzeugten, waren, wie aus ihren Berichten hervorgeht, keineswegs Ekzeme, sondern Veränderungen, die je nach der Konzentration des Öles zwischen einfachen Erythemen und Hautverätzungen variierten“ (WALTHARD, B.: Über die experimentelle Erzeugung des Primelekzems beim Tier. Arch. f. Dermat. **156**, 174 (1928). Auch fehlten die zur Charakteristik der hervorgerufenen Hautveränderungen unerläßlichen histologischen Untersuchungen, eine Forderung, der von R. L. MAYER in seinen Versuchen in vollem Maße entsprochen wurde.

[3] Typus: Trophallergisches Säuglingsekzem nach hämatogener Sensibilisierung mit positivem Antikörpernachweis (cutan, PKR., Reagenzglas).

[4] JADASSOHN: Ref. Klin. Wschr. **1931**, 570.

versuchen der allergische Faktor mitberücksichtigt wird. Denn was nützen Änderungen und Variationen in der Nahrungszusammensetzung, wenn nicht vorher die als Allergene erkannten Nährstoffe (z. B. Kuhmilch oder Zerealien) aus der Kost quantitativ ausgeschaltet werden!

Das Fazit dieses Kapitels ist kein großes. Immerhin spricht vieles für die Berechtigung, der Diätetik in der Ekzembehandlung große Bedeutung beizumessen. Weiterhin zeigte sich, daß im allgemeinen basische Kost günstiger zu wirken scheint als saure. Es wird zunächst kritisch zu prüfen sein, ob dies auch beim Ekzema infantum der Fall ist. Ergeben sich tatsächlich greifbare Unterschiede zwischen dem Einfluß basen- und säureüberschüssiger Kost auf den Ekzemverlauf, so wird weiterhin untersucht werden müssen, ob diese Wirkungen unmittelbar auf Alkalose bzw. Acidose des Organismus beruhen. Zugabe von Natriumkarbonat bzw. Salzsäure zur Grundnahrung (am besten Milch, nach vorherigem Ausschluß von Kuhmilchallergie), könnte diese Frage einwandfrei zur Entscheidung bringen. Ist bei dieser Versuchsanordnung darauf eine eindeutige Antwort nicht zu erhalten, dann hätten wir in der vegetabilen und Frischobstkost mit sehr komplizierten Verhältnissen zu rechnen, deren Analyse zur Zeit ziemlich aussichtslos erscheint.

Dermatitis seborrhoides und Erythrodermiegruppe.

In den Abschnitten über die Alters- und Anlagebedingtheit wurde bereits wiederholt auf die Pathogenese der Erythrodermia desquamativa Leiner Bezug genommen. Zwei Betrachtungsformen ergaben sich ohne weiteres auf Grundlage des klinischen Bildes und der ärztlichen Erfahrung: Die Auffassung des Generalisierungsprozesses als Toxikodermie und die Einbeziehung der Erythrodermie in den großen Bereich konstitutioneller Anomalien.

Die Erythrodermia desquamativa ist eine Erkrankung nur der allerersten Lebenszeit (typische Trimenondermatose). Im Hinblick darauf wurde die Möglichkeit erörtert, das Auftreten der Erythrodermie auf die Wirkung (bzw. Nachwirkung) von Schwangerschaftstoxinen zurückzuführen. Die Hypothese wurde abgelehnt. Einmal wegen Fehlens jeglichen analytischen Beweismaterials, vor allem aber deshalb, weil der Ausbruch zuweilen erst sehr spät (gegen Ende des 3. Lebensmonates) erfolgt. Zweifellos sind die vermeinten Reizstoffe an der Anfachung des obligaten Status seborrhoicus wesentlich beteiligt. Aber zur Erklärung des Zustandekommens der eruptiven Erscheinungen reichen sie nicht aus.

Unabweisbar ist hingegen die Bedeutung des „konstitutionellen Faktors". Denn daß dieses Leiden „konstitutionell bedingt", zum mindesten „mitbedingt" ist, steht ärztlicher Erfahrung gemäß fest. Diese, man darf wohl sagen, selbstverständliche Annahme, ist bereits von Leiner und wiederholt von mir ausgesprochen worden. Warme Vertreter fand sie später in Eliasberg, besonders aber in R. Lederer. Erstere sprach von „konstitutioneller Minderwertigkeit" und letzterer von „konstitutioneller Abwegigkeit". Ich glaube nicht, daß es Befriedigung gewährt, sich mit dieser Feststellung zu begnügen.

Zuweilen erinnert die Erythrodermie an das geläufige Krankheitsbild junger, schlecht gedeihender, ständig dyspeptischer, meist intertriginös erkrankter, also wohl konstitutionell abnormer Brustkinder. LEDERER meinte sogar, die Entstehung der Erythrodermia desquamativa Leiner zwanglos erklären zu können als das Extrem, die zur äußersten Schwere verzerrte Form jenes eben beschriebenen Symptomenbildes der „schlecht gedeihenden Brustkinder" mit Beteiligung der Haut. „Wir finden hier alles wieder, was wir bei diesen Kindern gesehen haben, die Durchfälle, das Erbrechen, das schlechte Gedeihen, die Hauterscheinungen, nur eben alles zu äußerster Schwere gesteigert. Wir finden hier auch in bezug auf die Therapie dieselben Gesichtspunkte", nämlich die ausgezeichnete, oft einzig und allein erfolgbringende Wirkung der Zufütterung von Kuhmilchmischungen. Demnach hätten wir also in der Erythrodermia desquamativa Leiner nichts weiter vor uns, als das letzte Glied einer kontinuierlichen Reihe, den äußersten Fall ein und derselben Schädigung, die bald zu leichteren, bald zu diesen schwersten Krankheitsformen Veranlassung gibt, vergleichbar etwa den verschiedenen Graden der Verbrennung, wobei die Erythrodermia desquamativa Leiner mit der Verbrennung 3. Grades in Analogie zu setzen wäre. Wir lehnen die Anschauung nicht ab, deckt sie sich doch weitgehend mit unserer eigenen früheren Einstellung zum Thema (1911), halten sie jedoch für revisions- und ergänzungsbedürftig. Revisionsbedürftig insofern, als sie wichtigen klinischen Tatsachen, so vor allem dem dominanten Status seborrhoicus und der Beobachtung, daß die Erythrodermie auch bei Flaschenkindern, und zuweilen bei bestem Ernährungszustand ausbricht, nicht Rechnung trägt. Ergänzungsbedürftig insofern, als wir der Überzeugung sind, daß zur Erythrodermia desquamativa Leiner noch „etwas Besonderes" hinzutritt, was dem Krankheitsbild die „persönliche Note" verleiht, die wir bereits im ersten Abschnitt hervorgehoben haben.

Der Schlüssel zur Erkenntnis des Wesens der Erythrodermia desquamativa Leiner kann nur auf dem Wege zur Erforschung der Dermatitis seborrhoides erworben werden. Denn es ist ganz zweifellos, daß beiden Krankheitsbildern ein und derselbe Prozeß zugrunde liegt. Die Erythrodermie stellt nur seinen Höhentypus, sein klinisches Extrem dar. Ob die generalisierende Dermatitis mehr sukzessive oder aber mehr akut zum Ausbruch gelangt, ist einerlei. Die Grundbedingungen zu ihrem Auftreten sind die gleichen und wurzeln im Wesen der Dermatitis seborrhoides. Der Vorgang, der die Dermatitis seborrhoides hervorruft, kann sich in rein örtlichen und verhältnismäßig leichten Krankheitserscheinungen erschöpfen. Unter Umständen aber führt er zu einem toxischen Effekt, und so zur generalisierenden Erythrodermie. Wie wir uns den Zusammenhang vorzustellen haben, dies zu erörtern, soll Aufgabe der nächstfolgenden Abschnitte sein. An dieser Stelle sei nur darauf hingewiesen, daß es kaum möglich ist, die oft gestellte Frage einwandfrei zu entscheiden, ob die Erythrodermia desquamativa Leiner eine „Krankheit sui generis" darstellt oder nicht. Die Frage ist bei oberflächlicher Betrachtung ebenso leicht zu bejahen, als bei reiflicherer Überlegung schwer zu beantworten. Stellt man den toxikodermalen Charakter und die klinische Systematik in den Vordergrund, so darf man sie bejahen; legt man hingegen auf den Ursprung und Entwicklungsgang größeres Gewicht, so wird man sie verneinen müssen.

Die Dermatitis seborrhoides der Säuglinge, ein Nährschaden der Haut.

Charakteristisch für den Krankheitsprozeß sind 3 Komponenten: Übermäßige Desquamation als Ausdruck des gestörten Verhornungsablaufes, „Seborrhoe" als Ausdruck einer Steigerung der fettabsondernden Funktion der Haut und lokalisierte Dermatitis. Letztere ist meist sekundär bedingt und erscheint in der Regel nur dort, wo die Haut der Einwirkung äußerer Reize im besonderen Maße ausgesetzt ist.

Über die Chemie des Verhornungsprozesses ist Sicheres nicht bekannt. Fraglos ist nur, daß die Verfestigung der „Peptonbindungen", die das Wesen der Verhornung ausmacht, mit dem Verlust von „Hydratwasser" einhergeht und wahrscheinlich, daß dieser Wasserverlust letzten Endes auf Sauerstoffmangel (Säuerung und Denaturierung der Gewebe als Folgezustand) beruht (ROTHMANN und SCHAAF). Die außerordentliche Kompliziertheit des Verhornungsvorganges wird am eindrucksvollsten durch die alte Theorie UNNAs veranschaulicht, die zwar niemals einwandfrei erwiesen war, aber in ihren Hauptpunkten auch heute noch nicht als widerlegt gelten darf. Danach ist eine ganze Reihe von Substanzen hier am Werk. Von Fermenten abgesehen, vor allem Aminosäuren, Fett und fettartige Stoffe, außerdem Glykogen als Kohlehydrat. Sie alle müssen vor der Bildung des Endproduktes „Keratin" in den verschiedenen Schichten der Oberhaut ganz bestimmte, komplexe Phasen durchlaufen, die sehr charakteristisch und färberisch darstellbar sind. So im Stratum granulosum die körnige sog. Keratohyalinphase und im darüberliegenden Stratum lucidum die ölige, lipoidähnliche sog. Eleidinphase (Abb. 73, 74).

Die grundlegende Aufgabe bei der Leitung des Verhornungsprozesses fällt dem Rete Malpighii zu. Wir sind demnach berechtigt, bei einer Störung des Vorganges auf eine funktionelle Schädigung dieser Zellschicht zu schließen. Diese Schädigung wird durch einen endogenen Faktor herbeigeführt, der — ganz allgemein gesprochen — in einer „Stoffwechselstörung" zu suchen ist.

Dies waren die Grundlinien zur Pathogenese der Dermatitis seborrhoides in meinem W.R. (1929). Die Störung des Verhornungsprozesses wurde in den Vordergrund gestellt. Deshalb bezeichnete ich den Krankheitszustand damals als „Dyskeratose". Heute möchte ich diese Bezeichnung wiederum fallen lassen. Aber nicht so sehr deshalb, weil sie, wie BLOCH in der Diskussion dagegen einwandte, bereits für eine andere Gruppe von Hauterkrankungen vergeben ist [1], sondern aus dem viel wesentlicheren Grunde, weil mich seither ausgedehntere Studien über den Gegenstand darüber belehrten, daß der Verhornungsstörung, trotz ihrer bildhaften Aufdringlichkeit, in der Pathogenese der Dermatitis seborrhoides keine führende Rolle zuzuerkennen sein dürfte. Freilich steht der desquamative Prozeß als Krankheitszeichen mit in erster Reihe. Seine einseitige Betonung erscheint mir jedoch verfehlt. Keinesfalls darf er ohne gleichzeitige Berücksichtigung der begleitenden „Seborrhoe" in Betracht gezogen werden.

---

[1] Nachträglich konnte ich ermitteln, daß der ausgezeichnete Dermatologe SABOURAUD zur Charakterisierung der Verhornungsstörung beim Ekzema seborrhoicum den gleichen Ausdruck „Dyskeratosis seborrhoiformis" gebraucht hat.

Sicher ist, daß die Dermatitis seborrhoides mit vermehrter Fettabsonderung der Haut einhergeht. Dies ergibt sich ohne weiteres schon aus der fettigen Beschaffenheit der schuppigen Auflagerungen und aus ihrer gelblichen Verfärbung (Gneis). Beachtenswert ist die Knetbarkeit (wachsartige Plastizität) der abgeblätterten Epidermis bei Erythrodermie (vor allem bei ihrer seborrhoischen Form), die diese Eigenschaft höchstwahrscheinlich der Wasserimbibition des „Hornfettes" verdankt. Wir haben in solchen Fällen — ähnlich wie CEDERNKREUTZ bei Ekzema seborrhoicum — sudanophile Substanz, zuweilen dicht gehäuft an streng umschriebenen Stellen, bis in die oberste Hornschicht, und nicol-positive Stoffe (anisotrope Lipoidsubstanz), sowohl hier, wie auch in den Cutisgefäßen und im Bindegewebe nachweisen können (Prof. GANS).

Es ergibt sich nun die Frage, ob die pathologische Fettabsonderung und die Verhornungsanomalie in einem Zusammenhang stehen, oder ob es sich hier nur um ein Nebeneinander, d. h. um zwei voneinander unabhängige Folgeerscheinungen der Wirkung einer übergeordneten ätiologischen Noxe handelt. Die Lehre vom Ekzema seborrhoicum läßt mit Wahrscheinlichkeit auf ersteres schließen (ŠAMBERGER), aber bestimmtes läßt sich darüber nicht aussagen. „Alle diesbezüglichen Behauptungen beruhen zunächst auf Spekulationen und es wird auch vorerst recht schwer sein, Methoden zu finden, mit deren Hilfe diese Fragen weiter gefördert werden können" (ROTHMANN und SCHAAF).

Bei solcher Sachlage hat es sich meist bewährt, sich zunächst von der klinischen Beobachtung leiten zu lassen. Diese weist nun mit Nachdruck darauf hin, daß übermäßige Zufuhr von Fett bei der Dermatitis seborrhoides der Säuglinge ungünstig wirkt, indem sie den desquamativen Prozeß offensichtlich fördert. In eindrucksvoller Weise konnten wir uns von dieser Tatsache anläßlich unserer ersten Buttermehlbreiversuche, und zwar bei Verabreichung dieser fettreichen Nahrung an Gneiskinder überzeugen. *Aber nicht in jedem Falle.* Unter den gleichen Bedingungen sahen wir seborrhoische Dermatitiden, vor allem das sog. Erythema glutaeale und partielle Erythrodermien rasch abheilen.

Der Ausweg aus diesem Dillemma bliebe uns versperrt, wären wir nicht in der Lage, die weiteren Erwägungen auf *experimenteller Grundlage* aufzubauen.

Was liegt vor? In der englisch-amerikanischen Literatur wird in den letzten Jahren, ausgehend von den Untersuchungen GOLDBERGERs und Mitarbeitern über Beziehungen des Pellagravitamins (Faktor P—P [1], neuerdings Vitamin G genannt) zu gewissen Hautveränderungen bei Ratten berichtet. Bei Mangel an diesem Vitamin entsteht nicht nur das sog. Pellagraerythem (Kardinalsymptom der menschlichen Pellagra), es kommt auch zu ausgedehnter Dermatitis. Dies führte besonders die englischen Autoren (CHICK, ROSCOË, AYKROYD, DRUMMOND) dazu, sogar von einem „Antidermatitisvitamin" zu sprechen, das sie mit dem Faktor P—P GOLDBERGERs identifizierten. Nur gelegentlich wird die bereits von GOLDBERGER aufgeworfene Frage diskutiert, ob diese ausgedehnte, vom Bilde der menschlichen Pellagra abweichende Rattendermatitis, doch nicht vielleicht auf dem Mangel eines besonderen, vom Faktor P—P verschiedenen Vitamins beruhen könnte. Diese Dermatitis bei Mangel an Faktor P—P (Vitamin G) tritt bei Ratten in etwa 20—30% der Versuchstiere auf und zeichnet

[1] Pellagra-preventive.

sich durch folgendes Bild aus: Das Fell wird dünner, trockener. Es kommt zum Haarausfall, besonders in der Umgebung der Augen, auf dem Nacken, in der Schultergegend, an der Brust, gelegentlich zu Rötungen in den Achselhöhlen und Blepharitis mit Verklebung der Augenlider. Zuweilen ist der Haarausfall komplett. Dann erscheint die Haut in toto gerötet, d. h. die Dermatitis befällt die gesamte Haut und es kommt zur Bildung von Schuppen, die als „gelblich gefärbte", dicke, trockene Borken beschrieben wurden (SHERMAN, 1931). Bei einer Anzahl von Tieren wurden blutiger Urin, Durchfälle und allgemeine Abblätterung der Epidermis beobachtet. Stillstand und Abnahme des Gewichtes war ausnahmslos feststellbar, auch bei Tieren ohne Dermatitis. Außer diesen Symptomen gehören zum Krankheitsbild die eigentlichen Pellagraveränderungen: Symmetrische, desquamative Rötung und Schwellung der Vorder- und Hinterpfoten und beider Ohren.

Die Kost, mit der SHERMAN (1931) diese Erscheinungen in der von den früheren Autoren bisher nicht erreichten Stärke erzielen konnte, war folgendermaßen zusammengesetzt:

Casein, extrahiert mit 60% Alkohol	18%
Salzmischung (nach OSBORNE und MENDEL)	4%
Lebertran	3%
Butterfett	7%
Maisstärke	68%
Alkoholischer Extrakt aus Vollweizenkörnern als Vitamin B-Quelle	—

Die Hautveränderungen wurden sowohl von GOLDBERGER als auch von den Nachuntersuchern als Pellagra gedeutet [1] und auf Vitamin G-Mangel zurückgeführt. Infolge fehlenden Interesses für die Erkrankung blieben diese Ergebnisse in Deutschland unbeachtet.

Ein anderes Gesicht und wesentliche Klärungen erfahren diese Pellagraexperimente durch systematische Untersuchungen, die im Anschluß an gewisse Beobachtungen bei experimenteller Rattenrachitis (1927) seit mehreren Jahren von Herrn Prof. GYÖRGY an meiner Klinik ausgeführt werden, und deren Hauptergebnis er im Rahmen eines Vortrages [2] bereits kurz mitgeteilt hat. Es gelang ihm den Nachweis zu erbringen, daß sich bei Ratten, und zwar bei einer Mangeldiät [3], die im Prinzip der ursprünglichen GOLDBERGERschen Kost entsprach, aber nach den bisherigen Anschauungen völlig komplett war, also sämtliche bekannten Vitamine enthielt (A bis G, d. h. — was besonders hervorzuheben ist — einschließlich Faktor P—P in ausreichenden Mengen), regelmäßig bereits nach 3 bis etwa 8 Wochen Hautveränderungen einstellen [4], die durch folgende Symptome gekennzeichnet sind: Das Fell wird trocken, dünn. Dann kommt es zu Hautentzündungen in den Achselhöhlen, Leistenbeugen und in der Umgebung der Urethra, die lebhaft an die Intertrigo der Säuglinge erinnern. Zunächst ohne Schuppung (Abb. 122). Zu (leichter) Schuppenbildung kommt es erst später, beginnend meist in der Leistengegend und von hier aus an den Randzonen weiter fortschreitend. Auffallend war der unerträgliche Juckreiz

[1] Histologische Untersuchungen wurden nicht angestellt.

[2] GYÖRGY: Fortbildungsvortrag über „Rachitis und andere Avitaminosen" im Kaiserin-Friedrich-Haus Berlin am 25. 11. 1930. Z. ärztl. Fortbildg **1931**, 377.

[3] Die ausführliche Mitteilung der Ergebnisse erfolgt später gemeinsam mit Herrn Prof. R. KUHN.

[4] Bisher 475 Versuchstiere.

der Dermatose schon in ihren Frühstadien. Im weiteren Verlauf trat bei der Mehrzahl der Tiere Haarausfall auf, besonders in der Bauchgegend und dort, wo die Haut mechanischen Insulten im höheren Grade ausgesetzt

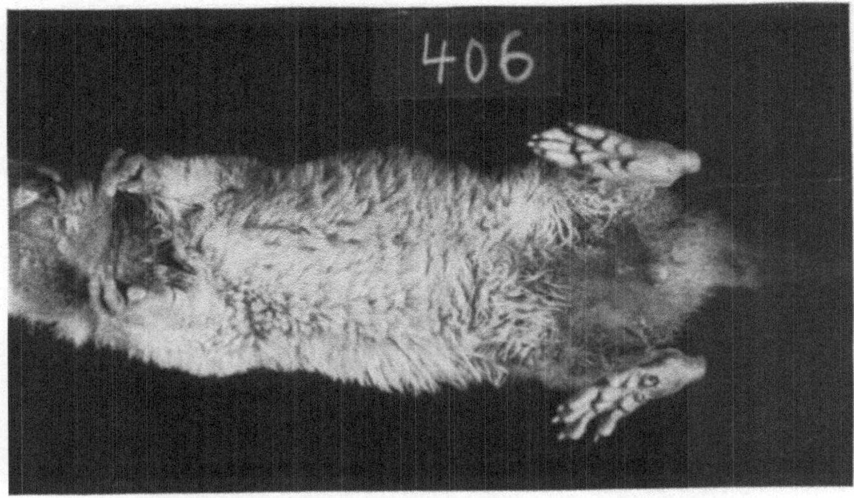

Abb. 122. Experimentelle Dermatitis seborrhoides (Anfangsstadium) bei der Ratte infolge Nährschadens.

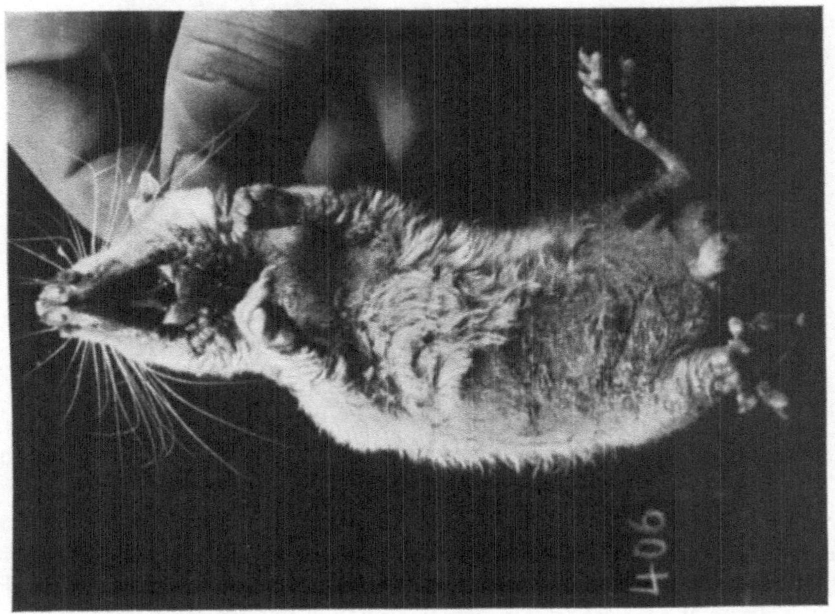

Abb. 123. Experimentelle Dermatitis seborrhoides (vorgeschrittenes Stadium).

war. Später kam es an diesen Stellen zu ausgedehnteren Desquamationen und gelblichen Auflagerungen von borkiger Beschaffenheit (Abb. 123, 124). Zuweilen breitete sich die entzündliche Rötung über die gesamte Haut aus und erschien der ganze Körper (besonders Bauch und Hals) wie von einem Schuppenpanzer überdeckt (Abb. 125). Meist traten in solchen Fällen, die sich durch starke Gewichtsabnahmen auszeichneten, Durchfälle, manchmal Hämaturie hinzu.

Das Krankheitsbild wurde von György als ausgeprägter Status seborrhoicus mit Hautentzündung und Haarausfall gedeutet, in den generalisierenden Fällen mit klein- und großblättriger Desquamation als erythrodermieähnlich — „etwa

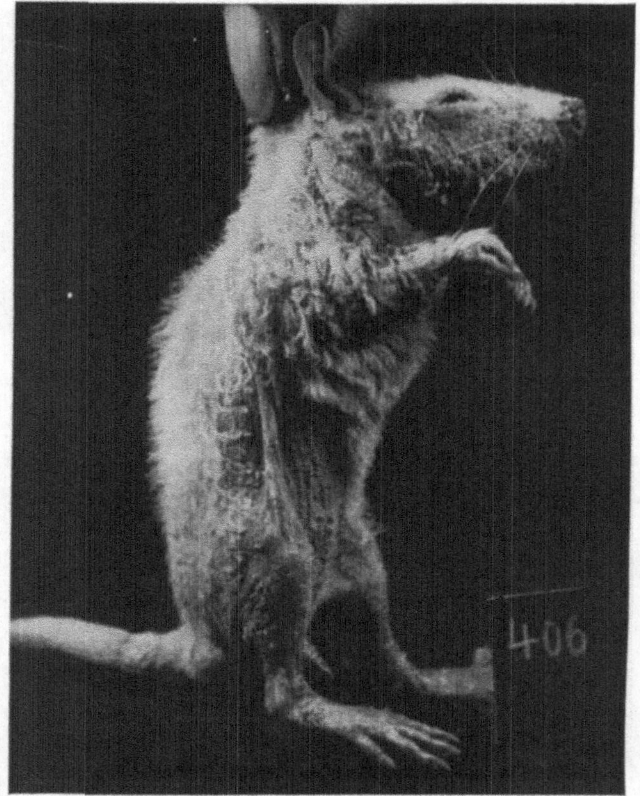

Abb. 124. Experimentelle Dermatitis seborrhoides (vorgeschrittenes Stadium).

in Analogie zu der bekannten Leinerschen Dermatitis" — angesprochen, und diese Auffassung histologisch von Herrn Prof. Gans (Frankfurt) verifiziert.

Selbstverständlich deckt sich das experimentelle Ergebnis weitgehend mit dem von Goldberger und Nachuntersuchern erzielten Krankheitsbild. Zum Teil ist es mit diesem sogar identisch. Aber was erzeugt wurde war nicht Pellagra — dies geht abgesehen von den klinischen Kriterien schon daraus hervor, daß die Kost den Faktor P—P in genügenden Mengen enthielt — sondern eben Dermatitis seborrhoides, in zahlreichen Fällen mit Übergang in Erythrodermie. Nach Zufuhr einer spezifischen Minimalsubstanz, für die György die Bezeichnung Hautfaktor (H-Vitamin) in Vorschlag brachte, heilt die Hautveränderung in einigen Tagen vollständig (Abb. 126). Diese ist demnach als Ausdruck einer alimentären Insuffizienzerkrankung aufzufassen, und da das Krankheitsbild der Ratten jenem der Säuglinge entspricht, erscheint es uns gestattet, das experimentelle Ergebnis für weitere Betrachtungen über die Pathogenese der Dermatitis seborrhoides infantum zu verwerten.

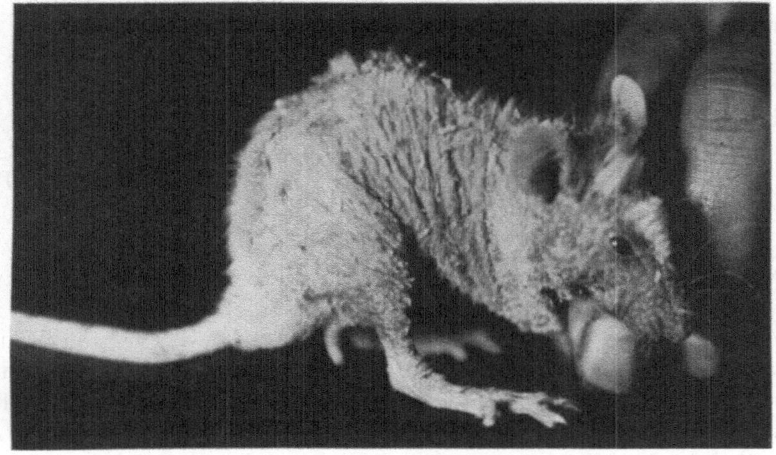

Abb. 125. Experimentelles Bild der Erythrodermie.

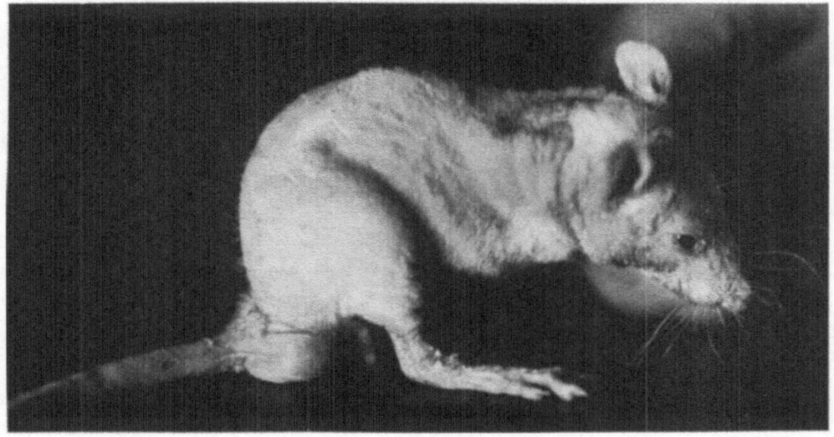

Abb. 126. Gleiches Tier, wie Abb. 125 nach achttägiger diätetischer Behandlung, in Abheilung.

Die Minimalsubstanz ist wasserlöslich, kochbeständig, O_2-empfindlich, stickstoffreich, aber allem Anschein nach analytisch S-frei. Sie ist enthalten in Leber, Hefe, Niere, Kartoffeln, in geringen Mengen auch in grünen Gemüsen und in der Milch, in der Frauenmilch weniger als in der Kuhmilch (György).

Im Lehrbuch von Finkelstein (1924, S. 848) findet sich im Abschnitt über Stoffwechselstörungen beim Säuglingsekzem folgender Passus: „Viel einleuchtender ist die Vorstellung, daß durch den krankhaften Ablauf des Stoffwechsels irgendwo und irgendwie auch die Schicksale jener Stoffe berührt werden, die mit der Vorhornung und Fettung der Deckschicht zu tun haben, in ähnlicher Weise etwa wie bei der Rachitis, der Aufbau eines normalen Knochengewebes behindert wird.“

Die gleichen Gedankengänge leiteten auch mich, als ich in meinem W.R. (1929) zur Fragestellung gelangte, ob nicht bei der Pathogenese der Dermatitis seborrhoides „an eine Dysfunktion innerer Regulationsmechanismen ähnlich unbekannter Art“ gedacht werden könnte, „wie sie, trotz D-Vitamin, auch heute noch für die Rachitis angenommen werden muß“. Dabei brauchte aber durchaus nicht etwa ein Zusammentreffen mit der Rachitis gefordert zu werden, „da sich ja die vermeinte Ätiologie nur auf den Charakter der Störung, nicht aber auf deren Auswirkungen und chemische Angriffspunkte (bei der Rachitis hauptsächlich Mineral-, hier Aminosäuren und Lipoidstoffwechsel) beziehen soll“.

Diese Vorstellungen erlangten durch die experimentellen Ergebnisse GYÖRGYs eine kräftige Stütze. Denn es ist sehr wahrscheinlich, daß es sich auch bei der Minimalsubstanz GYÖRGYs nicht um einen Nährstoff (im engeren Sinne) der Haut, als vielmehr um einen Regulator ihres Stoffwechsels handelt, der entweder direkt oder auf dem Umwege über intermediäre Vorgänge (endokriner Apparat; Leber!) wirkt. Im Hinblick auf die bedeutsame Rolle, die den Aminosäuren bei der Keratinbildung zufällt und angesichts der pathologischen Fettabsonderung, die bei Hautfaktormangel in der Nahrung experimentell zutage tritt, darf hypothetisch vermutet werden, daß die Substanz einerseits auf den Ablauf des Aminosäurenstoffwechsels, andererseits auf die Absonderung und Ausscheidung von Fett in der Haut Einfluß nimmt.

Neben dem Mangel an Hautfaktor zeichnete sich die Diät durch verhältnismäßig beträchtlichen Fettgehalt aus. Es ergibt sich die weitere Frage, ob nicht auch diesem Verhalten an sich bereits eine wesentlich mitunterstützende Rolle beim Zustandekommen der charakteristischen Hautveränderungen zugeschrieben werden müsse. Sudanophiles, zum Teil anisotropes Fett fand sich in der Rattenhaut sehr reichlich, nicht allein in den borkigen Auflagerungen, sondern auch in der Epidermis und Cutis (Prof. GANS). Die Frage muß offen gelassen werden, da Kontrollversuche mit fettreduzierter Kost (desgl. Bestimmungen des Cholesteringehaltes im Blute) bisher nicht angestellt worden sind. Bezugnehmend auf analoge Verhältnisse beim „Ekzema seborrhoicum“ bin ich jedoch geneigt, diesen fettigen Gewebsimbibitionen (schon aus rein mechanischen Gründen) pathogenetische Bedeutung beizumessen, zumal als GOLDBERGER mit seiner fettärmeren Kost wesentlich geringere Hautveränderungen beobachtete als später SHERMAN, dessen Diät durch reichlicheren Fettgehalt ausgezeichnet war. Außerdem enthielt SHERMANs Diät verhältnismäßig viel Butterfett (7%), das bei GOLDBERGER vollständig fehlte. Der Unterschied erscheint mit Rücksicht auf die Herkunft dieses Fettes (Milch!) auf den ersten Blick bemerkenswert. Ob ihm größere Bedeutung zukommt, auch diese Frage wird durch weitere, besondere Versuchsanordnungen geklärt werden müssen.

Wir nehmen demnach bei der Dermatitis seborrhoides das Vorliegen eines kombinierten Nährschadens an, der einerseits auf unzureichender Aufnahme der spezifischen Minimalsubstanz, andererseits auf übermäßiger Zufuhr von Nahrungsfett beruht [1]. Die Tatsache, daß wir der Dermatitis seborrhoides sehr häufig bei Säuglingen begegnen, die ausschließlich an der Brust ernährt werden, ist mit Rücksicht auf den sehr geringen (und wechselnden) Gehalt der Frauenmilch an der spezifischen Minimalsubstanz und ihren Fettreichtum leicht erklärlich.

Einleitend wurde mitgeteilt, daß konzentrierte Kost (fettangereicherte, unverdünnte Kuhmilch) auf die Dermatose bald offensichtlich verschlimmernd, bald eindeutig heilend einwirkt. Auch dieses unterschiedliche Verhalten kann auf Grundlage unserer oben entwickelten Vorstellungen dem Verständnis zugänglich gemacht werden. Ist der Mangel des Organismus an der Minimalsubstanz ein relativ geringer, dann wird dieser durch die Zufuhr von Vollmilch wettgemacht. Trotz gleichzeitig vermehrter Fettzufuhr heilt die Hauterkrankung ab. Besteht hingegen ein sehr erheblicher Mangel, dann reicht die konzentrierte Kost nicht aus, den Schwellenwert herbeizuführen. Die Bedingungen für die Stoffwechselstörung in der Haut bleiben die gleichen und durch die Fettanreicherung in der Nahrung kommt es nur noch zur Verschlimmerung der bisher bestehenden Hauterscheinungen.

Den „konstitutionellen Faktor" der Dermatitis seborrhoides infantum erblicken wir in einem verhältnismäßig großen Bedarf des Organismus an der spezifischen Minimalsubstanz.

Der toxische Charakter generalisierender Erythrodermien.

Die klinischen Hauptmerkmale der Erythrodermia desquamativa Leiner sind folgende:

1. Universelle Dermatitis erythematosa.
2. (Fast) obligate Dyspepsie.
3. Zeitgebundenheit an das 1. Trimenon.
4. Weitaus überwiegendes Befallensein von Brustkindern.
5. Günstige Beeinflussung durch Beifütterung beliebiger Kuhmilchmischungen.

In der Einleitung dieses Kapitels legten wir uns bereits darin fest, daß wir den Ausbruch der generalisierenden Erythrodermie als toxischen Effekt auffassen. Die weitere Anschauung, daß zu diesem Zustandekommen die besondere Stoffwechsellage der Dermatitis seborrhoides Voraussetzung ist, geht aus dem vorangehenden Abschnitt hervor. Im folgenden soll zunächst versucht werden, die Stichhaltigkeit beider Gesichtspunkte an der Hand der eben angeführten Charakteristika prüfender Betrachtung zu unterziehen.

Dermatitis erythematosa. Das einleitende Erythem ist meist diffus, flächenhaft. Der Papillarkörper wird also in breiter Ausdehnung offenbar

[1] Im Handbuch zur Erkenntnis und Heilung der Kinderkrankheiten von A. Henke (1837) begegnete ich im Kapitel über den Milchgrind auf S. 214 folgendem Passus: „I. P. Frank leitet diesen Ausschlag, wie die Tinea des Kopfes, von einem Überfluß an Nahrungsstoff her, der durch Übermaß und zu nahrhafte Beschaffenheit der Milch veranlaßt wird. Er vergleicht daher die Kopfausschläge mit den gummösen Ausschwitzungen junger Bäume, die in einem sehr fetten Boden stecken." „Offenbar ist aber nicht bei allen an diesem Ausschlag leidenden Kindern diese Fülle der Bildungstätigkeit und Vollsaftigkeit vorhanden."

vom Blutwege her getroffen. Dazu kommen die auf S. 35, 36 beschriebenen maculo-papulösen Initialeruptionen, die an das Masernexanthem erinnern. Sieht man von vereinzelten Fällen, die wir zu beobachten Gelegenheit hatten, ab, wo gewissermaßen artefiziell durch äußere Reize, Waschungen mit Teerseife (seitens der Mutter) oder Tanninbäder die Komplettierung der Hautentzündung (analog gewissen „sekundären, exfoliativen generalisierenden Erythrodermien" der Erwachsenendermatologie) hervorgerufen wurde, so kann es meines Erachtens gar keinem Zweifel unterliegen, daß hier neben den gewiß sehr bedeutsamen äußeren Einflüssen wesentlich ein endogenes Moment maßgebend ist, daß wir es also, wie schon LEINER gemeint hat, bei seiner Krankheit nicht so sehr mit einer sekundären, als vielmehr mit einer mehrminder akut ausbrechenden, primären Erythrodermie, mit einer Autotoxikose zu tun haben. Die großblätterige Desquamation ist zwar ein sehr imposantes Kennzeichen, aber doch nur eine Nebenerscheinung, zwangsläufige Folge der erythematösen Dermatitis, vergleichbar etwa der Scharlachschuppung oder den großlamellösen Salvarsandermatosen.

Dyspepsie. Das Auftreten von Durchfällen im Verlauf von Erkrankungen, die ihren Sitz außerhalb des Darmes haben (sog. parenterale Dyspepsien) ist ein im Säuglingsalter vulgäres Ereignis. Die Häufigkeit dyspeptischer Störungen bei Erythrodermiekindern brauchte demnach nicht weiter wunderzunehmen. Wenn aber LEINER bei seinem Material mehrminder schwere Dyspepsien in „fast 100%" und wir bei typischer Erythrodermie in 94% feststellen konnten, so darf das immerhin als auffallend bezeichnet werden. LEINER legte auf dieses Zusammentreffen größten Wert und vermutete in den Darmstörungen („schädliche Stoffwechselprodukte") die Ursache für die Hauterkrankung. Wir teilen diese Meinung nicht und suchen den Zusammenhang in anderer Richtung. Die Dyspepsie setzte in der Regel erst dann ein, wenn die allgemeine Ausbreitung der Dermatose erfolgte. Wie bereits auf S. 38 mitgeteilt, ließ sich anamnestisch sehr häufig eine merkwürdige Parallele des Auftretens heftigerer Darmerscheinungen mit dem Ausbruch des Generalisierungsprozesses erkennen. Zieht man weiterhin in Betracht, daß mit der Verbesserung der Stuhlbeschaffenheit gleichfalls sehr häufig das Schwinden des Erythems verbunden ist, und auch im Rattenversuch das Einsetzen von Diarrhöen (und Blutharn) gleichzeitig mit der Steigerung und Ausbreitung der Hautveränderungen beobachtet werden konnte, so liegt wohl nichts näher, als anzunehmen, daß universelles Erythem und Dyspepsie als koordinierte Folgeerscheinungen der Wirkung einer endogenen, toxischen Noxe oder eines Nährschadens (ähnlich wie bei anderen Insuffizienzerkrankungen) anzusehen sein dürften. Einen zwingenden Beweis für diesen Zusammenhang zu erbringen sind wir zwar nicht in der Lage. Jedenfalls aber sprechen die Tatsachen mehr dafür als dagegen.

Erstes Trimenon. Für die Gebundenheit der Erythrodermie an die früheste Lebensperiode sind die anatomischen Besonderheiten der Haut (Zartheit, Blutreichtum, fetaler Umbau, unvollständige Differenzierung) und die Nachwirkung von Schwangerschaftstoxinen mitverantwortlich zu machen. Maßgebend können beide Momente schon deshalb nicht sein, weil einerseits besagte Verhältnisse regelmäßig vorliegen, und andererseits die Erythrodermie bis zu ihrem Ausbruch stets eine bestimmte Zeit (mindestens 3—4 Wochen) erfordert. Die Erythrodermie ist keine Erkrankung der Neugeborenen. Beide

Tatsachen, Altersbedingtheit und Latenzzeit, lassen sich hingegen in sehr befriedigender Weise mit der so analogienreichen Annahme eines angeborenen, relativen Depotmangels (knapp bemessene Reserven) an der Minimalsubstanz erklären. Das Erbgut reicht nur für kurze Zeit aus. Ist der Organismus noch nicht in der Lage, die Substanz selbst zu bilden, oder findet, wie bei reiner Frauenmilch, keine alimentäre Ergänzung statt, so kommt es zum Ausbruch der typischen Krankheitserscheinungen.

Brustkinder. Der außerordentlich hohe Prozentsatz von Brustkindern (95% nach LEINER, 84% laut eigener Statistik) ist eines der interessantesten Merkmale der Erythrodermia desquamativa. Deshalb gab LEINER seiner Monographie den Untertitel „eine eigenartige Dermatose der Brustkinder". Für kausalgenetische Erwägungen müssen vor allem solche Befunde richtunggebend sein, die besonders auffällig sind und regelmäßig wiederkehren. Nach CZERNY-KELLER erfährt dieser Punkt die einfachste Deutung dadurch, daß die Erythrodermia desquamativa Leiner in die ersten Lebenswochen und -monate fällt, in eine Periode also, in der die meisten Kinder noch an der Brust ernährt werden. Gewiß mag dieses Moment mit in die Wagschale fallen, aber eine befriedigende Erklärung scheint uns damit nicht gegeben. Wir sind davon überzeugt, daß die Ernährung mit Frauenmilch bei diesen Kindern schädlich wirkt, und können uns der Ansicht R. LEDERERs nicht verschließen, wonach „ein schwerer Fall von Erythrodermia desquamativa die einzige strikte Indikation zur vollständigen Ablaktation an der Brust gibt" [1]. Von zweifelsfreien klinischen Beobachtungen abgesehen, wird man zu diesem Standpunkt durch die Tatsache allein geführt, daß, falls sich eine typische Erythrodermie ausnahmsweise einmal über den 4. oder 5. Lebensmonat hinaus erstreckte, es sich so gut wie ausnahmslos um solche Kinder gehandelt hat, die ausschließlich oder fast ausschließlich gestillt wurden. (Siehe u. a. den Fall WELDE aus dem Dresdener Säuglingsheim unter RIETSCHEL, M. P., 6 Monate alt, aus dem Jahre 1908, seinerzeit viel zitiert, weil er zum Exitus kam und einer der ersten war, der nach der Veröffentlichung LEINERs ausführlich mitgeteilt wurde.) Gänzlich verfehlt wäre es, anzunehmen, daß die an der Brust genährten Erythrodermiekinder mit der Frauenmilch „Giftstoffe" aufnehmen, die die Krankheit direkt erzeugen, abzulehnen aber auch der Gedanke LEINERs an die Möglichkeit „spezifischer" Wirkungen der Frauenmilch. Gegen beides spricht mit aller Entschiedenheit, daß selbst bei engster Begrenzung des LEINERschen Typus 8% überhaupt niemals einen Tropfen Frauenmilch erhalten hatten. Die Forschung erscheint demnach der Bemühungen enthoben, nach pathogenen Noxen zu fahnden, die nur in der Frauenmilch enthalten sein können. Betrachtet man beide Tatsachen (hoher Prozentsatz der Brustkinder und gelegentliches Befallensein von Flaschenkindern) unter dem Gesichtswinkel des Nährschadens im Sinne einer Insuffizienzkrankheit, so ist das Rätsel leicht zu lösen. Die Milch enthält nur geringe Mengen von der Minimalsubstanz. Immerhin ist diese in der Kuhmilch meist reichlicher enthalten als in der Frauenmilch. Ist der Bedarf kein großer, so reichen die mit der Kuhmilch zugeführten Stoffe aus.

Kuhmilchmischungen. Die günstige Wirkung der Beifütterung von Kuhmilch ergibt sich aus dem eben Gesagten von selbst. Die Art der Mischung

[1] Zum mindesten die Einführung der Zwiemilchernährung unbedingt erforderlich macht.

ist völlig gleichgültig. Hauptsache ist, daß genügend zugeführt und aufgenommen wird. Therapeutisch bevorzugt ist besonders die Beifütterung von Buttermilch oder Magermilch (fettarme Vollmilch). Angesichts der Bedeutung, die wir der Fettkomponente für das Zustandekommen der Dermatitis seborrhoides beimessen, ist der Erfolg leicht verständlich. Andererseits erzielten wir aber auch mit Buttermehlbrei oder Dubo (Vollmilch mit 17% Rohrzucker), sofern der Zustand des Säuglings diese Beinahrung gestattete, sehr befriedigende Ergebnisse. Freilich ist Zwiemilchernährung bei „schlecht gedeihenden Brustkindern" überhaupt eine vortreffliche Kost. Schon aus dem einfachen Grunde, weil damit die Vorgänge im Darm günstig beeinflußt werden. Dieser Faktor soll gewiß nicht unterschätzt werden. Wichtiger und wesentlicher erscheint uns jedoch die mit der Kuhmilchnahrung erreichte Mehrzufuhr der spezifischen Minimalsubstanz. Erhebt sich die Gewichtskurve in solider Weise nach oben, so heilt die Dermatose so gut wie regelmäßig, und zwar sehr bald ab.

Zur Ergänzung seien noch zwei weitere, mehr fakultative Erscheinungen bei Erythrodermie unter dem gleichen Gesichtswinkel in Betracht gezogen: Ödem und Anämie (s. S. 37). Beide werden nur in schwereren langwierigen Fällen, und meist erst im Abheilungsstadium beobachtet.

Beim Ödem handelt es sich entweder um allgemeine Hydropsien (äußerst selten) oder um rein lokale Wasserimbibitionen des Hautgewebes (verhältnismäßig häufig) besonders an den Unterschenkeln und Füßen, manchmal auch im Gesichte. Letzteres Verhalten ist gelegentlich auch bei Erythrodermien Erwachsener anzutreffen („Histohydrie" nach URBACH) und könnte mit der oft enorm gesteigerten Speicherungsfähigkeit der Haut für Kochsalz in Zusammenhang gebracht werden, die ähnlich wie für den Pemphigus vulgaris auch für primäre, diffuse Erythrodermien charakteristisch ist. Betreffend die Erythrodermia desquamativa Leiner liegen meines Wissens Untersuchungen darüber bisher nicht vor. Die Ödembereitschaft der Erythrodermiekinder führte ich seinerzeit auf die „Hydrolabilität", ELIASBERG auf die „hydropische Konstitution" zurück. Da es nicht bekannt ist, daß nach vollständig abgeheilter Erythrodermie bei den betreffenden Kindern eine besondere Neigung zu Wasserschwankungen und Ödemen besteht, möchte ich es vorziehen, auch das „Ödem" im gleichen Sinne zu deuten wie alle oben durchgeprüften Merkmale und als Folgeerscheinung des spezifischen Nährschadens oder als toxische Schädigung (der wasseraufnehmenden Funktion des Bindegewebes bzw. der Gefäße) aufzufassen.

Und gleiches dürfte wohl auch für die Anämie anzunehmen sein. ELIASBERG sprach sie „als eine auf angeborener konstitutioneller Minderwertigkeit beruhende Störung der Blutbereitung" an. In der gleichen Abhandlung aber heißt es: „Wir haben also eine Anämie vor uns, die bei anscheinend kräftig geborenen Säuglingen außerordentlich frühzeitig selbst bei der physiologischen Brusternährung einsetzt, hohe Grade erreichen kann, sich aber als eine gutartige, heilbare Bluterkrankung erweist." Wir erblicken darin einen gewissen Widerspruch, der leicht vermeidbar ist, wenn man das Zustandekommen der Anämie in ähnlicher Weise bewertet wie jenes des Ödems. Vielleicht sind auch die von ELIASBERG beschriebenen intravitalen Hautblutungen (ohne „lokalisierten Infekt") als in unserem Sinne toxisch bedingt anzusehen.

Die Schädigung, die der Säuglingsorganismus durch die Erythrodermieerkrankung erfährt, ist damit freilich noch nicht erschöpft, und wir möchten den häufig gemachten Fehler vermeiden, alles über einen Leisten schlagen zu wollen. So ist die Erythrodermie sehr häufig von einer auffallend starken Resistenzverminderung begleitet – ELIASBERG bringt sie mit der Ödembereitschaft in Zusammenhang – und die ständigen Dyspepsien (oft kombiniert mit Erbrechen) erschweren die Aufnahme des erforderlichen Nahrungsmaterials. Dies wirkt sich um so bedenklicher aus, als mit dem andauernden großblätterigen Desquamationsprozeß beträchtliche Verluste an sehr kostbarer Substanz (vor allem Aminosäuren und Cholesterin) verbunden sind [1]. Aber pathogenetisch spielen alle diese und ähnliche Momente nur eine untergeordnete, rein sekundäre Rolle.

Die Auffassung der Erythrodermie als „Avitaminose" – wir haben diesen Ausdruck geflissentlich vermieden – wurde bereits wiederholt ausgesprochen. Veranlassung dazu gab den betreffenden Autoren (vor allem HACKEL 1922, WITTMANN 1923) – abgesehen von der damals zeitbedingten Einstellung – die angeblich günstige Wirkung von Zitronensaft, besonders aber das gelegentliche Auftreten von Keratomalazie und die auffallende Häufung der Erkrankung „in der Zeit der großen Lebensmittelnot". Über die Zitronensafttherapie besitze ich keine Erfahrung. Zu den zwei letzten Fragen möchte ich jedoch kurz Stellung nehmen.

Hornhauterweichungen wurden bei unserem Material bisher niemals beobachtet. Doch würde uns ihr Auftreten angesichts der Schwere mancher Erkrankungsfälle nicht in Erstaunen setzen. Dies um so weniger, als bei der Sektion nicht selten schwere Leberschädigungen (hochgradige Fettleber, ELIASBERG) festgestellt wurden. Es ist ohne weiteres vorstellbar, daß es unter solchen Umständen zu ungünstigen Bedingungen für die Wirkung von Vitamin A kommen könnte, ähnlich etwa, wie bei chronischem Ikterus (mit Acholie), wovon wir uns erst kürzlich bei einem Fall von angeborener Gelbsucht mit konsekutiver Keratomalazie überzeugen konnten.

Die Häufung der Erythrodermie in der Zeit der großen Lebensmittelknappheit fanden auch wir bestätigt. Daß diese Tatsache auf Vitaminmangel in der Frauenmilch beruhen könnte, geben wir um so leichter zu, als sich unter den fehlenden Minimalsubstanzen auch der Hautfaktor befunden haben dürfte. Dazu kam, daß bei der mit der Lebensmittelnot verbundenen Milchknappheit das ausschließliche und protrahierte (überdies durch Nahrungsmittelprämien geförderte) Stillen allgemein üblich und gegebenenfalls die Zufütterung von Drittelmilch an der Tagesordnung war. Ich hätte mich zu dieser ergänzenden Bemerkung schwerer entschlossen, wenn mir nicht vor kurzem gesprächsweise zur Kenntnis gelangt wäre, daß die Erythrodermie in New York so gut wie unbekannt, die Ernährung mit Frauenmilch eine große Seltenheit, und die Zweidrittelmilch als Anfangsnahrung die Regel ist. (Persönliche Mitteilung von Prof. SCHICK.)

Wir meinen gezeigt zu haben, daß sich unsere Auffassung von der Pathogenese der Dermatitis seborrhoides und Erythrodermie mit den klinischen Tatsachen

[1] Bei Psoriasis fand ABDERHALDEN auf 100 g wasserfreie Schuppen berechnet: Glutaminsäure 6,50 g, Alanin 4,50 g, Tyrosin 3,25 g, Pyrolin 3,05 g, Phenylalanin 2,32 g, Leucin 2,25 g, Cystin 1,85 g, Cerin 0,78 g (zitiert nach G. NOBL: Psoriasis).

gut in Einklang bringen läßt. Versteht man unter Theorie eine verifizierte Hypothese, so handelt es sich in diesem Fall um keine Hypothese, sondern um eine Theorie.

Außerdem mußte aus dem Beobachtungskomplex geschlossen werden, daß der Ausbruch der Erythrodermie selbst auf dem Wirken einer toxischen Noxe beruht, die von innen her angreift. Voraussetzung zu ihrer Entstehung bildet jene Stoffwechsellage, die den schwereren Graden der Dermatitis seborrhoides eigentümlich ist. Über die Natur dieses toxischen Intermediärproduktes wissen wir allerdings nichts. Auch die Auffindung der näheren Bedingungen, unter denen die vermeinte Substanz zur Entfaltung ihrer schädigenden Wirkung befähigt wird, muß der zukünftigen Forschung vorbehalten bleiben.

Es tut uns leid, diese Abhandlungen mit einem großen Fragezeichen schließen zu müssen. Wir trösten uns aber mit einem Ausspruch, den FRIEDRICH v. MÜLLER (1915) in seiner Rede „über das Altern" getan hat: „Nur in der Forschung, nicht in der Lösung liegt das Glück."

Sachverzeichnis.

Mundhöhle. Auge. Nase und Ohr. Gewerbekrankheiten der Haut. Akute Exantheme (Übersicht). Dermatosen im Säuglingsalter. Handteller und Fußsohlen. Juckende Hautkrankheiten. Tierdermatosen. („Handbuch der Haut- und Geschlechtskrankheiten", Band XIV, 1. Teil.) Mit 217 zum Teil farbigen Abbildungen. XVI, 1003 Seiten. 1930. RM 160.—; gebunden RM 168.80

Hautkrankheiten und Mundschleimhaut. Von Professor Dr. F. Zinsser-Köln. — Die Beziehungen des Auges zu den Hautkrankheiten. Von Geheimrat Professor Dr. A. Groenouw-Breslau. — Die Hautkrankheiten an Nase und Ohr. Von Professor Dr. A. Jesionek-Gießen. — Gewerbekrankheiten der Haut. Von Professor Dr. O. Sachs †-Wien. — Akute Exantheme (Differentialdiagnostische Übersicht). Von Dozent Dr. G. Morawetz-Wien. — **Hautkrankheiten im Säuglingsalter.** Von Professor Dr. C. Leiner-Wien. — Hautkrankheiten der Handteller und Fußsohlen. Von Privatdozent Dr. O. Kiess-Leipzig. — Das Jucken und die juckenden Hautkrankheiten. Von Professor Dr. St. Rothman-Budapest. — Die Klinik der wichtigsten Tierdermatosen. Von Professor Dr. J. Heller-Berlin.

Ekzem. Dermatitis. Pruritus. Prurigo. Strophulus. Neurodermitis. Seborrhoisches Ekzem. („Handbuch der Haut- und Geschlechtskrankheiten", Band VI, 1. Teil.) Mit 150 zum großen Teil farbigen Abbildungen. VIII, 543 Seiten. 1927. RM 90.—; gebunden RM 96.—

Ekzeme und Dermatitiden. Von Professor Dr. C. Kreibich-Prag. — Prurigo. Strophulus. Pruritus. Von Dr. M. Winkler-Luzern. — Neurodermitis. Von Oberarzt Dr. A. Alexander-Berlin. — Das seborrhoische Ekzem. Von Professor Dr. F. Winkler-Wien und Professor Dr. P. G. Unna-Hamburg.

Hautkrankheiten und Syphilis im Säuglings- und Kindesalter. Ein Atlas. Herausgegeben von Professor Dr. **H. Finkelstein**, Berlin, Professor Dr. **E. Galewsky**, Dresden, und Privatdozent Dr. **L. Halberstaedter**, Berlin. Zweite, vermehrte und verbesserte Auflage. Mit 137 farbigen Abbildungen auf 64 Tafeln nach Moulagen von F. Kolbow, A. Tempelhoff, M. Landsberg und A. Kröner. VIII, 80 Seiten. 1924. Gebunden RM 36.—

Geschlechtskrankheiten bei Kindern. Ein ärztlicher und sozialer Leitfaden für alle Zweige der Jugendpflege. Unter Mitarbeit von W. Fischer-Defoy-Frankfurt a. M., F. Kramer-Berlin und E. Langer-Berlin herausgegeben von **A. Buschke** und **M. Gumpert.** Mit 10 Abbildungen. IV, 108 Seiten. 1926. RM 5.40

Hautkrankheiten. Von Dr. **Georg Alexander Rost**, o. Professor der Dermatologie und Direktor der Universitätshautklinik in Freiburg i. Br. (Band 12 der „Fachbücher für Ärzte".) Mit 104 zum großen Teil farbigen Abbildungen. X, 406 Seiten. 1926. Gebunden RM 30.—

Die Bezieher der „Klinischen Wochenschrift" erhalten einen Nachlaß von 10%.

Atlas der Haut- und Geschlechtskrankheiten. Zugleich ein Lehrbuch von Professor Dr. **W. Frieboes**, Direktor der Dermatologischen Universitätsklinik Rostock. In drei Bänden: RM 140.—; gebunden RM 180.—

Atlas I: Tafeln 1—106. (234 Abbildungen.) Mit Tafelregister, VIII Seiten. 1928.

Atlas II: Tafeln 107—210. (234 Abbildungen.) 1928.

Lehrbuch: II, 652 Seiten. 1928.

Ergänzungsband: 68 farbige Abbildungen mit einer Textbeilage: Allgemeines und Spezielles zur Hauttherapie. 32 Tafeln und 20 Seiten. 1930. RM 52.—; gebunden RM 60.—

Atlas der Hautkrankheiten. Von Hofrat Professor **G. Riehl**, Wien und Professor **Leo v. Zumbusch**, München. Zweite, mit einem erklärenden Text versehene Auflage. Mit 194 direkt nach der Natur aufgenommenen farbigen Abbildungen. 6 Seiten Text. 1926. RM 45.—; gebunden RM 60.—

Diagnostik der Kinderkrankheiten mit besonderer Berücksichtigung des Säuglings. Eine Wegleitung für praktische Ärzte und Studierende Von Professor Dr. E. Feer, Zürich. Vierte, umgearbeitete und erweiterte Auflage. (Aus „Enzyklopädie der klinischen Medizin", Spezieller Teil.) Mit 279 zum Teil farbigen Abbildungen. XIII, 377 Seiten. 1931. RM 22.60; gebunden RM 24.80

Röntgendiagnostik und Strahlentherapie in der Kinderheilkunde. Von Dr. med. Joseph Becker, Privatdozent und Oberarzt der Kinderklinik an der Universität Bonn. Mit 293 Abbildungen. VI, 302 Seiten. 1931. RM 45.—; gebunden RM 48.—

Lehrbuch der Kinderkrankheiten. Von Dr. Heinrich Lehndorff, Privatdozent für Kinderheilkunde an der Universität Wien. Dritte, vollkommen umgearbeitete Auflage. VIII, 329 Seiten. 1928. RM 10.80; gebunden RM 12.—

Lehrbuch der Säuglingskrankheiten. Von Professor Dr. H. Finkelstein, Berlin. Dritte, vollständig umgearbeitete Auflage. Mit 178 zum Teil farbigen Textabbildungen. XV, 898 Seiten. 1924. Gebunden RM 39.—

Physiologie und Pathologie der Verdauung im Säuglingsalter. Von Dr. E. Freudenberg, Professor an der Universität Marburg a. L. Mit 40 Abbildungen. V, 201 Seiten. 1929. RM 14.80; gebunden RM 16.80

Die Säuglingsernährung. Eine Anleitung für Ärzte und Studierende. Von L. F. Meyer, Professor der Kinderheilkunde, Dirigierendem Arzt am Waisenhaus und Kinderasyl der Stadt Berlin, und E. Nassau, Leitendem Arzt der Kurstätte für rachitische Kinder der Stadt Berlin. Mit 85 Abbildungen im Text. VIII, 353 Seiten. 1930. RM 25.—; gebunden RM 26.80

Physiologie des Kindesalters. Von Dr. Egon Helmreich, Privatdozent für Kinderheilkunde an der Universität Wien.

1. Teil: Vegetative Funktionen. Kraftwechsel, Stoffwechsel, Kreislauf, Blut, Atmung, Verdauungstrakt, Harntrakt. („Monographien aus dem Gesamtgebiet der Physiologie der Pflanzen und der Tiere", Band 24.) Mit 6 Abbildungen. VIII, 364 Seiten. 1931. RM 28.—; gebunden RM 29.80

2. Teil: Animalische Funktionen. Erscheint im Laufe des Jahres 1932.

Der Kraftwechsel des Kindes. Voraussetzungen, Beurteilung und Ermittlung in der Praxis. Von Dr. Egon Helmreich, Privatdozent für Kinderheilkunde an der Universität Wien. Mit einem Vorwort von Professor Dr. C. Pirquet, Vorstand der Universitäts-Kinderklinik in Wien. („Abhandlungen aus dem Gesamtgebiet der Medizin.") Mit 21 Textabbildungen und 18 Tabellen. VI, 113 Seiten. 1927. RM 6.90

Für Abonnenten der „Wiener Klinischen Wochenschrift" ermäßigt sich der Bezugspreis um 10%.